高等学校医学规划教材

（供临床、全科、基础、预防、护理、口腔、检验、药学等专业用）

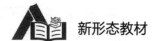 新形态教材

基础医学整合实验教程

Jichu Yixue Zhenghe Shiyan Jiaocheng

主　编　范小芳　龚永生

副主编　陈秀芳　王　萍　杨　拯　王德选

主　审　郭益民

编　者（按姓氏拼音排序）

陈秀芳（温州医科大学）　　　　　　董海艳（温州医科大学）

杜从阔（温州医科大学）　　　　　　范俊明（温州医科大学）

范小芳（温州医科大学）　　　　　　方周溪（温州医科大学）

龚永生（温州医科大学）　　　　　　胡　浩（西安交通大学）

黄　武（四川大学）　　　　　　　　黄慧聪（温州医科大学）

金宏波（哈尔滨医科大学）　　　　　李　森（温州医科大学）

李利生（首都医科大学）　　　　　　梁韶晖（温州医科大学）

林刻智（温州医科大学）　　　　　　林巧爱（温州医科大学）

楼哲丰（温州医科大学）　　　　　　马建设（温州医科大学）

申屠杨萍（温州医科大学附属第一医院）　王　萍（温州医科大学）

王德选（温州医科大学附属第二医院）　　王艳艳（哈尔滨医科大学）

王玉芳（四川大学）　　　　　　　　温　克（天津医科大学）

徐　艳（成都医学院）　　　　　　　许益笑（温州医科大学）

薛向阳（温州医科大学）　　　　　　杨　拯（成都医学院）

于　利（锦州医科大学）　　　　　　赵瑞波（哈尔滨医科大学）

高等教育出版社·北京

内容提要

随着医学科学与技术的发展,基础医学实验已不再有明显的学科界限,而是相互渗透、交叉融合,故有必要将实验教学内容进行深入整合。作为高等医学院校基于疾病的器官系统整合教材,本书试图打破基础医学学科间的界限,将教学内容从"分子－器官－系统"进行有机融合。本教材配有数字课程,数字资源内容丰富,包括教学视频、教学PPT、自测题、微视频、拓展阅读、教学资源等,有利于学生自主学习,提升教学效果。

本书不仅适用于临床医学等专业本科生,也是相关专业的研究人员在医学和生物学科研工作中的参考书。

图书在版编目（CIP）数据

基础医学整合实验教程 / 范小芳，龚永生主编 . －－
北京：高等教育出版社，2021.5

供临床、全科、基础、预防、护理、口腔、检验、药
学等专业用

ISBN 978-7-04-055782-4

Ⅰ. ①基… Ⅱ. ①范… ②龚… Ⅲ. ①基础医学－实
验－医学院校－教材 Ⅳ. ① R3-33

中国版本图书馆 CIP 数据核字（2021）第 036917 号

总 策 划　吴雪梅　杨　兵
策划编辑　初　瑞　　　责任编辑　初　瑞　　　封面设计　赵　阳　　　责任印制　耿　轩

出版发行	高等教育出版社	网　　址	http://www.hep.edu.cn
社　　址	北京市西城区德外大街4号		http://www.hep.com.cn
邮政编码	100120	网上订购	http://www.hepmall.com.cn
印　　刷	人卫印务（北京）有限公司		http://www.hepmall.com
开　　本	787mm×1092mm　1/16		http://www.hepmall.cn
印　　张	17		
字　　数	420千字	版　　次	2021年5月第1版
购书热线	010-58581118	印　　次	2021年5月第1次印刷
咨询电话	400-810-0598	定　　价	38.00元

数字课程（基础版）

基础医学整合合实验教程

主编　范小芳　龚永生

登录方法：

1. 电脑访问 http://abook.hep.com.cn/55782，或手机扫描下方二维码、下载并安装 Abook 应用。
2. 注册并登录，进入"我的课程"。
3. 输入封底数字课程账号（20 位密码，刮开涂层可见），或通过 Abook 应用扫描封底数字课程账号二维码，完成课程绑定。
4. 点击"进入学习"，开始本数字课程的学习。

课程绑定后一年为数字课程使用有效期。如有使用问题，请点击页面右下角的"自动答疑"按钮。

 Abook

基础医学整合实验教程

基础医学整合
实验教程

● 主编　范小芳　龚永生

　　基础医学整合实验教程数字课程与纸质教材一体化设计，紧密配合。数字课程内容包括教学视频、教学 PPT、自测题、微视频、拓展阅读、教学资源等内容。充分运用多种形式媒体资源，极大地丰富了知识的呈现形式，拓展了教材内容。在提升课程教学效果的同时，为学生学习提供思维与探索的空间。

用户名：　　　　密码：　　　　验证码：　　　　5360　忘记密码？　登录　注册

http://abook.hep.com.cn/55782

扫描二维码，下载 Abook 应用

"基础医学整合实验教程" 数字课程编委会

主　编　范小芳　龚永生

副主编　王　萍　马建设　陈秀芳　金宏波

编　者（按姓氏拼音排序）

前　言

　　基础医学实验教学是高等医学院校教学体系的重要组成部分，承担着立德树人，培养学生理论联系实际，掌握实践技能，提高综合分析与创新能力，提升医学生医学素养和团队协作能力等重要任务。随着医学科学与技术的发展，基础医学实验已不再有明显的学科界限，而是相互渗透、交叉融合，其核心目标是综合利用各种实验技术手段来发现和解决科学问题，故有必要将实验教学内容进行深入整合。

　　本教材试图打破基础医学学科间的界限，将教学内容从"分子－器官－系统"进行有机融合。首先，以生物医学研究常用的基本知识和基本技能训练为起点，让学生先熟悉一定的实验技术和方法后，进入经典的或综合性实验的训练，再以人类疾病模型为主线，按器官－系统以疾病为中心，以临床思维路径为导向，基础与临床贯通，将机体的功能、代谢与疾病有机整合，实现形态、分子生物学与机能课程的有机融合，并力使基础科学、临床科学与学术研究紧密交织。

　　本教材配有数字课程学习版块，数字资源内容丰富，能按需求及时更新，以保证医学教育资源的与时俱进。

　　本教材的编者为来自基础医学相关学科的教师、临床医师和科研工作者。在编者多年教学、临床和科研工作经验的基础上，编写过程中参考最新研究进展，将传统经典方法与现代新技术并重，力求内容能充分体现各自的特色和优势，并体现国内实验教学的新水平。

　　由于编者水平有限，编写时间匆促，书中难免存在疏漏和不当之处，敬请前辈、同道及广大师生批评指正。

范小芳

2021 年 3 月

目　录

第一章
绪　论

第一节　基于疾病的基础医学整合实验概述

实验教学是高等医学院校教学体系的重要组成部分，担负着培养学生理论联系实际、掌握实践技能、提高创新能力，提升医学素养和团队协作能力等方面的重要任务。整合式教学是医学教育的必然发展趋势，对学生素质的提高有着重要的推进作用。

基于疾病的基础医学整合实验（integrated experiments of basic medicine based on diseases）是运用实验仪器、设备和工具等手段，在人为控制条件下，研究机体的结构、功能代谢、疾病发生发展过程及药物和机体相互作用的规律和机制的实验课程。

基于疾病的基础医学整合实验课程打破了传统按学科设置实验课程的惯例，是一门多学科有机结合的新型独立实验课程。在培养学生科学研究基本能力训练的基础上，纵贯器官、系统的问题，以疾病动物模型为基础，辐射临床课程的部分疾病和知识点，进而将形态、功能、生化、免疫和病理的细胞与分子机制研究融入其中，是融知识、素质、能力的同步培养为一体的基础医学与临床医学间的桥梁课程。

本课程强调"学生为主体，教师为主导"的教与学关系，提倡在教师的指导下，以学生自行设计、自主全部或部分实验为核心的教学方法，力求提升学生主动获取知识的能力、实践能力、创新能力和综合分析解决问题的能力，从而培养和造就能适应新时代医学科学发展所需要的具有创新意识的医学人才。

一、基于疾病的基础医学整合实验的内容

医学科学研究是探索人体生命本质和疾病相互转化的规律，寻求防病治病和恢复健康的方法的活动过程。医学科学研究的最终对象是人，而不是动物。人体作为世界上最复杂的生物体，不仅有生理活动，还有心理活动及自主行为。人体的生命现象用简单的生物学规律很难完全得到诠释，"生物－心理－社会"医学模式的出现为医学开拓了广阔的空间，赋予了更丰富的内涵。研究生命活动的规律必然要以活着的机体、器官或组织细胞进行实验。然而，由于伦理学问题，大多数医学实验不可能在人体直接进行，需首先在动物中进行实验。医学科学研究也大量地采用了各学科发展起来的新方法、新技术，从不同的水

平、不同的侧面去揭示生命活动的规律。因此，基于疾病的基础医学整合实验的内容十分丰富，涉及多门学科和课程。

考虑到实验教学方法和形式的关联性、相似性和可操作性，目前基于疾病的基础医学整合实验主要包括基础、综合、创新三个阶段。

1. 基础知识与技能训练　包括医学科学实验常用的分子与细胞水平的实验技术及组织、器官、系统水平的实验技术。分子与细胞水平的实验技术与疾病的生物学基础理论课程同步展开。本阶段注重医德修养渗透和临床技能初步规范，强调实验技术与方法的学习和基本科学思维的训练，要求系统地掌握组织形态学常用技术、生化指标检测、细胞培养等基础实验，以及生物医学常用实验仪器设备的使用、动物实验基本操作技能等，并开展部分富有学科特色的经典实验（包括人体机能学实验、虚拟仿真实验等），初步培养学生独立的实验能力和自主学习训练的积极性。

2. 基于人类疾病动物模型的综合性实验研究和实践　以人类疾病实验动物模型为基础，实验内容更加接近临床实践，通过实验项目将各学科知识按内在的联系进行有机交叉融合，要求学生在掌握医学生物学研究与实验操作技术的同时，整合基础医学知识，形成包括生理学特征、病理生理学改变、生化指标变化、病理诊断、药物治疗在内的整体医学观念，着力培养学生综合操作、分析与解决问题的能力。

3. 探索创新性实验　旨在培养科研素质和转变医学模式理念，包括查阅文献自行选题、设定实验方案、建立团队并在实验平台内完成相应实验内容。目的是训练学生自主设计并完成实验的能力，通过基于项目的学习以了解医学生物学研究前沿技术和手段，培养学生的创新能力、团队协作能力、沟通能力、组织能力和领导能力。

二、基于疾病的基础医学整合实验常用的研究方法

基于疾病的基础医学整合实验最常用的研究方法是动物实验。通过动物实验来验证已学的医学理论，加深理解；并进一步研究和探索未知的医学规律，开展医学科学研究。

动物实验按时间的长短可分为慢性动物实验与急性动物实验两大类。

（一）慢性动物实验

慢性动物实验是在较长时间内（数日、数周或数月，甚至更长时间）对动物施以致病因素，使其逐渐致病；或在无菌条件下对动物施行手术，以暴露所要研究的器官或摘除、破坏某一器官；然后尽可能等动物接近正常活动状态后，再观察其暴露器官的某些功能，或摘除、破坏某一器官后整体功能产生的一系列变化。慢性动物实验的优点是保存了各器官的自然联系和相互作用，便于观察某一器官在正常情况下的生理功能及其与整体的关系。

（二）急性动物实验

急性动物实验可分为在体（in vivo）实验与离体（in vitro）实验。

1. 在体实验　是指在麻醉条件下对实验动物施行手术暴露器官进行观察或实验，以研究该系统或器官的功能或其对某种外加因素的反应和反应机制。此方法的优点是实验不需严格的无菌操作，条件易于控制，有利于观察器官间的相互关系和分析某一器官活动的过程和特点，操作比较简单。

2. **离体实验** 是指从动物体内取出某一器官、组织或分离某种细胞，置于适宜的人工环境下，使其在短时间内保持生理功能，观察其功能活动及影响因素。这种方法的优点是排除了无关因素的影响，可在特定的条件下观察离体器官、组织或细胞的基本生理特性。

此外，基于疾病的基础医学整合实验还涉及许多方法，如细胞培养、聚合酶链反应（PCR）、凝胶电泳、蛋白质印记法（Western blotting）、DNA印记法（Southern blotting）、RNA印记法（Northern blotting）、原位杂交、免疫组织化学等现代分子生物学技术，以及电生理、膜片钳、脑片培养、流式细胞术等。

应注意的是，各种实验所得的结果是有差别的，在解释实验结果时，不能将特定条件下所获的结果视为普遍规律；同时，不可简单地将动物实验结果完全推演到人体。

第二节　科学实验工作者应具备的基本条件

科学实验工作者应具备的能力和心理素质主要有以下几方面。

一、出色的观察能力

观察力的培养包括以下几个方面。

1. **培养观察的良好心理品质** 包括：①良好的注意力品质（注意力广度、注意力稳定性、注意力集中、注意力分配）。②形成浓厚的观察兴趣。③加强心理活动协同性。

2. **培养良好的观察习惯** 包括：①有目的、有计划观察。②重复观察。③对观察随时做全面记录。

3. **培养良好的观察类型** 观察的类型可分为分析型、综合型与分析－综合型3种。对事物的观察要既注意局部，又重视整体。

二、正确的动机和目的，实事求是的态度、严谨的学风和良好的职业道德

科学研究必须有正确的动机和目的，对科学实验工作者而言，放在首要地位的动机和目的应当是推动科学和社会的前进，促进人民群众生命安全和身体健康。这种高尚的目的会产生巨大的社会精神力量，有助于克服科研道路上的重重困难，从而取得最大的成果。

科学研究必须坚持实事求是的态度，不弄虚作假，不虚夸乱造，要严谨治学，一步一个脚印。要尊重发明权，撰写论文时，在导言、致谢、脚注、文献等部分，都应当指出哪些内容是引用某人、某书、某文献的，以示尊重他人的劳动。

三、解放思想、勇于探索的心理状态和创造性的思维方法

思维是人脑对客观现实概括的、间接的反映，是人脑反映客观现实的高级形式。思维能力是智力结构的核心，在科技创造中起着主导的、决定性的作用。

思维能力的培养应注意以下几个方面：①积累丰富的知识与经验。②培养良好的非智力因素。③建立合理的思维能力结构（分析能力、综合能力、比较能力、抽象能力与概括能力）。④全面发展思维的基本品质（思维广度、思维深度、思维灵活性、思维独立性）。⑤要善于发现问题和提出问题。⑥树立正确的世界观与人生观。

四、合理的创造性想象力

想象是人对已有表象进行加工改造，在头脑中产生没有感知过或现实生活中不存在的事物形象的心理过程。培养与发展想象力对于提高创造力十分重要。丰富的知识与经验是想象力发展的基础；记忆表象越丰富多彩，想象力越宽阔奔放；创造性想象力的发展离不开创造性思维的指引；好奇心与求知欲则是发展想象力的动力因素，而乐观与饱满的情绪能够激发创造性想象；建立合理的想象力的品质结构（想象的现实性、主动性、丰富性与独创性）是培养与发展想象力的重要保证。

五、高超精巧的操作技术

高超精巧的操作技术是科技创造实现的保证，应当重视操作能力培养，强化技能操作训练，重视操作思维的指导，还要建立合理的操作能力品质结构（操作的迅速性、准确性、协调性、灵活性）。

六、坚持不懈的进取意识

科学研究工作是一种极其复杂的、难度较高的脑力劳动，科研选题一般难度较高，科学实验实施中要经历许多失败和挫折，如果没有坚强的意志和毅力，就会在挫折与失败面前气馁，甚至失去前进的勇气。

第三节　基于疾病的基础医学整合实验的学习目的及要求

基于疾病的基础医学整合实验是为紧跟整合式医学理论课程改革的步伐而建设的一体化基础医学实验课程体系，课程内容涵盖动物、组织、细胞和分子各水平。其目的是培养医学生良好的学习习惯，初步掌握基本的科学研究方法，将所学的知识融会贯通，用到实处，并从临床应用出发去主动学习相关学科基础和专业知识。

一、学习目的

1. 掌握医学综合实验的基本理论和技能　学会本课程常用仪器设备的正确使用和维护。
2. 养成良好的科学素养　重视每次实验，养成正确的、良好的操作习惯，课中观察认真仔细，记录精确翔实，并能正确分析实验结果，写出规范的实验报告。
3. 培养综合素质　提高独立学习、独立工作、分析问题和解决问题的能力，为临床学习、工作打下较好的基础。强化献身医学、吃苦耐劳和团结协作的精神。
4. 加强科研能力的培养　学会选题、查阅文献、科研设计、实施实验、撰写小论文，养成严谨的科研作风和严密的科研思维方法。激励学生学习、探索和求知的欲望，提高其开拓创新能力。

二、学习方法与基本要求

（一）实验前

1. 课前准备：认真预习实验有关内容，积极主动获取有效的知识和技能。了解实验的目的和要求，充分理解实验原理，对实验步骤、操作方法、观察项目和注意事项做到心中有数。

2. 做好小组成员的分工，积极参与团队活动。

（二）实验时

1. 遵守课堂纪律和实验室守则，不迟到，不早退，因故缺席或早退应向指导教师请假并得到批准。

2. 进实验室必须穿着白大衣，遵守课堂纪律，实验过程中应严肃认真，不得从事与实验无关的活动。

3. 实验人员根据分组和分工，要密切配合，团结协作。

4. 要爱护公物，节约试剂与药品，精心操作。公用器材和试剂用毕后及时放回原处。发现仪器损坏或失灵，应及时报告指导教师修理或更换。注意安全，防止触电、动物抓咬伤等意外发生。

5. 仔细、认真地观察实验中出现的现象，及时、客观地记录实验结果，必要时加上文字注释，不得擅自修改实验数据或凭空臆造。

6. 结合有关理论知识对实验结果进行思考和讨论，若出现非预期结果，应分析其原因。

（三）实验后

1. 整理实验仪器和用具，关闭仪器、设备的电源开关。洗净擦干手术器械并摆放整齐。临时借用的器械或物品如数归还，如有损坏或遗失，要登记并设法寻找或适当赔偿。按规定妥善处理实验后的动物和标本。

2. 值日生认真做好实验室清洁卫生工作，关好门、窗、水、电后，方能离开实验室。

3. 整理实验数据，对实验结果进行分析讨论，认真、独立撰写实验报告并在线提交。

三、实验课程评价标准

课程成绩考核方式包括：线上学习、课堂考核、实验报告、实验设计、操作考核等（表1-3-1）。

表1-3-1 实验课程成绩构成百分比

考核方式	成绩构成						
	线上学习	发帖互动	实验报告	课堂考核	测验	实验设计	操作考核
分值	20%	5%	20%	15%	5%	15%	20%

第四节　实验分组和人员分工

以动物实验为例，在实验中，各实验小组人员作为统一的整体，必须明确分工，除各自完成任务外，还必须做到密切配合，发挥整体的力量，共同完成实验任务。

实验小组人员参照外科手术人员配置，进行手术场景"角色"扮演。一般每组实验人员为 3~4 人，可分为手术者（主刀）、第一助手、第二助手兼器械师、麻醉师兼巡回护士等角色。实验小组人员在不同实验项目中实行轮换分工，在实验前必须掌握实验原理，实验准备情况，决定实验方案。

1. 手术者（主刀）　对所进行的实验全面负责。一般站在动物的右侧或操作方便的位置，负责切开、分离、止血、结扎、缝合等操作。实验完毕后书写手术记录。在手术过程中如遇到疑问或困难时，应征询指导教师和同组其余实验人员的意见，共同解决问题。

2. 第一助手　负责取送动物和动物手术区域皮肤的处理。手术时站在手术者的对面，负责暴露手术野、止血、打结等，全力协助手术者完成手术。手术完毕后负责处理动物。如遇特殊情况，手术者因故离开，应负责完成手术。

3. 第二助手　根据手术的需要，可以站在手术者或第一助手的左侧，负责传递器械、剪线、拉钩和保持手术野清洁整齐等工作。

4. 器械师　站在手术者右侧，在手术开始之前，清点和安排好手术器械。在手术过程中负责供给和清理所有的器械和敷料，手术者缝合时，将针穿好线并正确地夹持在持针器上递给手术者。此外，在手术结束前，认真详细地核对器械和敷料的数目。

5. 麻醉师　负责实施麻醉，操作生物信号采集与处理系统，做好观察记录工作，以及观察和管理手术过程中动物的生命体征，如呼吸或循环的改变，发生变化应立即通知手术者，并设法急救。

6. 巡回护士　负责准备和供应工作，按要求保定动物，管理手术器械，准备手套，随时供应手术中需要添加的物品，清点、记录和核对手术器械、缝针和纱布等。

在实验过程中，实验小组人员要认真仔细，需有高度责任心，应视动物手术如同临床手术，但分工也不要机械教条，而应该相互尊重、相互帮助、精诚合作、默契配合，高质量地完成实验。

第五节　实验资料的收集与整理、实验报告的书写

一、实验资料的收集

在实验过程中，要采用科学严密的实验观察方法，准确、客观、全面地收集实验资料，严格控制实验误差，努力养成精心准备、认真观察、及时记录、积极思考、大胆质疑的科学作风和良好习惯。

实验过程中，应详细收集和记录的实验资料包括：①实验名称。②参加实验的人员。③实验动物一般情况。④药物与试剂情况。⑤仪器设备情况。⑥环境因素。⑦实验方法与步骤、实验进程。⑧实验过程中各项观察指标（实验数据）。⑨结果与分析。

二、实验资料的整理

实验中得到的结果数据为原始资料。原始资料包括各种描记曲线、计量资料（以数值大小来表示某种事物的变化程度的资料，如血压、心率、呼吸、体温、尿量、生化测定数据、血气测定结果等）、计数资料（通过清点数目得到的资料，如阳性反应或阴性反应数、动物死亡或存活数、细胞分类计数等）、心电图、脑电图、肌电图和某些现象的照片或文

字描述记录等。

实验结束后，应对原始记录进行及时的整理和分析，实验结果如以图片、曲线等记录在计算机上，可拷贝到 U 盘，粘贴到实验报告中。有些实验结果需统计学处理，以三线表或统计图形式表示。图或表均应有表题和图题，并在图中标注说明。

三、实验报告的书写要求

1. 实验报告的重要性　书写实验报告，可以熟悉撰写科学论文的基本格式，学会绘制图表的方法，可以应用学过的有关理论知识或查阅有关文献资料，对实验结果进行分析和解释，得出实验结论，从而使学生的应用知识、独立思考、分析和解决问题及书写能力得到提高，为将来撰写科学论文打下良好的基础。因此，应以科学的态度，严肃认真地独立完成实验报告的书写，不得盲目抄袭书本和他人的实验报告。

2. 实验报告的书写格式　实验报告应注意科学性和逻辑性，要求内容完整、文字简练、条理清晰。格式内容应包含：①姓名、学号、班级、组别、同组者人员、实验日期。②温湿度。③实验名称。④实验目的和原理。⑤实验对象。⑥材料与方法。⑦实验结果。⑧讨论与结论等。

3. 实验报告的书写注意要点

（1）材料与方法　包括实验对象（动物名称、品系与特征等）、器材（仪器、药品与试剂）及实验方法（实验分组与处理、记录方法和观察指标等）。可以择要简写，注出参见书页。如果实验仪器或方法有所改动，应做简要说明。

（2）实验结果　是实验报告中最重要的部分。根据实验目的，对原始记录进行系统化、条理化的整理、归纳和统计学处理。其表达一般有文字叙述、表和图 3 种。

1）叙述式：应将实验中所观察到和记录到的现象如实、正确、详细地记述，绝不能想当然地用主观想象或书本理论代替实验所观测得到的客观事实，描述时需有时间和顺序上的先后。

2）表格式：以表格形式记录实验的原始数据，能较为清楚地反映观察内容，有利于互相对比。每一表格应说明一定的中心问题，应有标题和计量单位。

3）简图式：一般表现为，经过编辑标注的原始记录曲线，经过统计处理的统计图、表及相关的说明文字等。如实验中描记的血压、呼吸等可用曲线图表示，也可取其不同的时项点，用直线图表示。在实验报告中，常常文字叙述、表和图 3 种形式并用。

（3）分析与讨论　分析是从理论上对实验结果的各种资料、数据、现象等进行综合分析，解释、说明实验结果，重点阐明实验中出现的一般性规律与特殊性规律之间的关系。用实验结果提示那些新问题，指出结果和结论的理论意义及其对实践的指导作用与应用价值。分析实验过程中遇到的问题、差错和教训，同预想不一致的原因，思考有何尚待解决的方法，提出在今后的实验中须注意和改进的地方。如果出现非预期的结果，应考虑和分析其可能的原因。讨论是从实验和观察的结果出发，合理地、综合性运用专业知识从理论上对其分析、比较、阐述、推论和预测。

（4）结论　是从实验结果和讨论中归纳出一般的、概括性的判断，即本次实验所发现和能证明的问题，要求证据充分、简单明了。

（5）参考文献　对实验报告有启示或帮助的参考文献应当列出。

拓展阅读 1-5-1　实验报告书写模板

通过书写实验报告，可以学习和掌握科学论文书写的基本格式、图表绘制、数据处理、文献资料查阅的基本方法，并利用实验资料和文献资料对结果进行科学的分析和总结，提高分析、综合、概括问题的能力，为今后撰写科技论文打下良好的基础。

（范小芳　龚永生）

数字课程学习

▶️ 教学视频　　⬇️ 教学 PPT　　✏️ 自测题

第二章
动物实验的基本技术

作为实验性科学，医学实验需要选择性利用整体动物、离体器官、组织、细胞、分子等水平的实验，解析生命现象的本质并解决相关问题。其中动物实验是医学实验中非常重要的部分，许多划时代的重大医学发现都与动物实验密切相关。

第一节　常用的实验动物

实验动物（laboratory animal）被称为医学实验中"活的试剂""活的精密仪器"。实验动物是指通过人工培育或人工改造，对其携带的微生物和寄生虫实行控制，遗传背景明确或来源清楚，可用于科学研究、教学、生产、检定及其他科学实验的动物。因此实验动物需具备的四个要素是：①人工培育；②严格的遗传学控制；③不同等级要求的微生物和寄生虫控制标准；④明确的应用范围。

除了上述严格符合要求的实验动物之外，在医学实验中，还在一定程度上使用非实验动物，如经济动物、野生动物等。而包括实验动物在内的这些用于实验的动物，统称为实验用动物（animal for research）。与实验动物比较，野生动物、经济动物等存在较大的个体差异，实验重复性较差。

一、实验动物的分类

（一）遗传学特征分类

1. 近交系动物（inbred strain animal）　又称为纯系动物，是指在一个动物群体中，任何个体基因组中 99% 以上的等位点纯合（近交系数 > 99%）的动物。常用的近交系动物如 C57BL 小鼠、BALB/c 小鼠、DBA/1 小鼠等。该动物主要采用全同胞兄妹交配或亲子交配的方式，连续繁殖 20 代以上而培育出的品种。近交系动物所有遗传位点均为纯合子，个体间基因型及表型相同，因此其生物学特征也比较一致，对实验反应较为一致，实验重复性好。但由于近交衰退，其生育力及适应能力均较低，繁殖难度相对较大，存在断种风险。

2. 封闭群动物（closed colony animal）　又称为远交群（outbred stock）或非近交系（non-inbred strain），是指在不外部引进新个体的前提下，以非近亲交配方式进行繁殖生产，至少连续繁殖4代以上形成的一个种群。常见的封闭群动物有昆明小鼠（KM 小鼠）、Wistar 大鼠、SD 大鼠、日本大耳兔、青紫蓝兔和新西兰白兔等。该动物个体之间具有很高的杂合性，但从整个群体来看，封闭群状态、随机交配能保证群体在一定范围内维持相对稳定的遗传特征，因此，更接近于自然状态下的动物群体结构。与近交系动物比较，封闭群动物具有较强的适应性、抗病力及繁殖能力，生产成本较低，因此广泛用于教学及科研实验。

3. 杂交群动物（hybrid colony animal） 是指由2个不同近交系动物杂交的后代群体，通常使用子一代动物，简称 F1。如杂交群动物 B6D2F1 即以 C57BL/6 为母本，以 DBA/2 为父本交配培育的子一代动物。杂交群动物具备亲代双亲的特点，可同时接受2个亲本品系的细胞、组织、器官和肿瘤的移植。虽然该动物的基因是杂合子，但个体间遗传和表型保持着高度的一致性，实验结果重复性好。同时又具备杂交优势，繁殖力和抗病力较强，又避免了近交系动物的近交衰退风险，因此广泛用于各种研究。但该动物不能用于育种，因为到子二代（F2）时，会发生遗传性状上的分离。

（二）微生物学分类

根据对实验动物的致病性，病原微生物可以分为5类：Ⅰ类，主要的人畜共患病病原体；Ⅱ类，动物的烈性传染病病原体，一般不传染人；Ⅲ类，动物的弱致病性病原体；Ⅳ类，动物的隐性感染和潜伏感染的病原体；Ⅴ类，非病原体，如双歧杆菌、乳酸杆菌等。按照微生物学质量控制标准，可以将实验动物分为四级：一级：普通级动物；二级：清洁级动物；三级：无特定病原体动物；四级：无菌动物。

1. 普通级（conventional animal，CV）动物 是指不携带人畜共患病及动物的烈性传染病病原体，即排除了Ⅰ类和Ⅱ类病原体的动物。此类动物是实验动物微生物学质量控制要求最低的动物，可能携带其他病原体。可饲养于开放环境中，饲养成本较低，但动物对实验的反应较差，主要用于教学实验，不适用于科研实验。目前，我国实验动物国家标准中已经取消了大鼠、小鼠的普通级，豚鼠、兔、犬仍保留普通级。

2. 清洁级（clean animal，CL）动物 是指除普通级动物应排除的病原体外，亦不携带对动物危害大、对科学研究干扰大的病原体，即排除Ⅰ～Ⅲ类病原体的动物。此类动物多来源于无特定病原体动物，需饲养于屏障环境。清洁级动物比普通动物健康，微生物学质量控制标准比高级动物更容易达到，是我国科学研究的标准实验动物，适用大部分的教学和科研实验。

3. 无特定病原体（specific pathogen free animal，SPF）动物 是指除清洁级动物应排除的病原体外，不携带主要潜在感染或条件致病和对科学实验干扰大的病原体的实验动物。SPF 动物排除了Ⅰ～Ⅳ类的病原体。此类动物来源于无菌动物，并严格饲养于屏障系统内。由于避免了病原体对动物实验结果的影响，目前是国际标准级别的实验动物，适用于绝大多数动物实验。

4. 无菌（germ-free animal，GF）动物和悉生（gnotobiotic animal，GN）动物 无菌动物是指体内外未检出Ⅰ～Ⅴ类任何病原微生物和寄生虫的动物。此类动物主要来源于剖宫产或无菌卵的孵化，并饲育在无菌的隔离环境中。无菌动物尤其适合一些对微生物和免疫要求较高的实验，但获得和维持均较困难，使用成本较高，且由于无菌其生理特性与人类存在一定的差别。

悉生动物是指在无菌动物体内人为植入已知菌获得的动物，亦称为已知菌动物或已知菌丛动物。悉生动物来源于无菌动物，其饲养管理方法亦与无菌动物相同。根据所植入菌落种类，悉生动物可分为单菌动物、双菌动物、三菌动物和多菌动物。悉生动物可以克服无菌动物的某些不足，抗病能力相对较强，在部分研究中可以取代无菌动物，尤其适用于微生物与宿主相互作用的动物实验。

拓展阅读2-1-1　国家标准实验动物微生物学等级

二、常用实验动物的生物学特性与应用

（一）小鼠

小鼠（mouse）属于哺乳纲，啮齿目，鼠科，小鼠属动物。该动物品种、品系繁多，可满足各类型实验的需要。小鼠繁殖周期较短，且具备产仔多、生长快等特点，比较适合于动物数量需求较高的实验。

小鼠是目前世界上使用最多、品系最多、用途最广的实验动物。小鼠的生理生化及发育过程与人类相似，小鼠基因组98%与人类基因组同源，所以亦是最好的模式生物之一，不仅可以用于直接观察和功能性研究，还可用于复制多种人类相关疾病的模型。作为目前应用最广泛的实验动物，小鼠可用于肿瘤学、免疫学、遗传学、微生物学、代谢性疾病及药物研究等各个领域。

（二）大鼠

大鼠（rat）属于哺乳纲，啮齿目，鼠科，大鼠属动物。该动物静息状态下较温顺，易于捉取，但受激惹状态下易怒，有咬手的风险。大鼠体型适中，给药容易，采样便捷，在医学实验中应用广泛，应用数量仅次于小鼠。

目前全球通用的实验大鼠有SD、Wistar等品系动物。SD大鼠的身长约等于尾长，Wistar大鼠的身长大于尾长。大鼠心血管系统反应较敏感，比较适用于药物对心血管的作用研究。由于大鼠无胆囊、胆总管粗大且肝再生能力强，因此是肝胆外科研究的常用动物。此外，大鼠亦可用于行为学实验研究、神经－内分泌反应研究、营养缺乏性疾病研究、炎症研究等方面。

（三）豚鼠

豚鼠（guinea pig）属于哺乳纲，啮齿目，豚鼠科，豚鼠属动物，又名天竺鼠、荷兰猪。该动物性情温顺，极少伤人，但胆小易惊、对外界刺激极为敏感，孕鼠易受惊流产，妊娠周期明显长于其他啮齿类动物，繁殖率相对较低。

豚鼠在医学实验的应用数量较大鼠、小鼠略少，但在部分实验中仍发挥重要作用。如在免疫学研究中，豚鼠是最容易致敏的动物，是过敏性实验的首选实验动物，同时亦可用于抗组胺药、平喘药的研究。豚鼠对多种致病菌和病毒敏感，借此可建立各种感染模型，用于感染性疾病的研究。豚鼠的耳部结构使其对声波敏感，适用于噪声对听力的影响及药物的耳毒性研究。豚鼠的皮肤与人类相似，适用于皮肤刺激性研究。豚鼠不能合成维生素C，因而可用来做维生素C缺乏试验。

（四）家兔

家兔（rabbit）属于哺乳纲，兔形目，兔科，穴兔属动物。常用的家兔品种包括新西兰白兔、日本大耳兔、青紫蓝兔等。该动物性情温顺、繁殖率高、抗病能力强。

家兔耳缘静脉便于给药及取血，在医学实验教学中应用较多。该动物颈部的减压神经、迷走神经、交感神经独立行走，便于观察减压神经的作用。家兔胸腔左、右两侧互不相通，开胸操作时，只要保持纵隔膜完整，不需要进行人工呼吸，适用于开胸及心脏实验。作为刺激性排卵动物，家兔适用于避孕药的研究。由于家兔体温变化十分灵敏，可用于药物的致热原检测。家兔皮肤对刺激也较为敏感，皮肤反应接近人，可用于皮肤毒性或皮肤刺激性实验研究。家兔是制备免疫血清的理想动物，常用于免疫学研究如抗血清及诊断血清的研制。此外，该动物亦可用于眼科、糖尿病、缺氧、弥散性血管内凝血（DIC）、休克、离体肠平滑肌等实验研究。

（五）犬

犬（dog）属于哺乳纲，食肉目，犬科，犬属动物。犬的嗅觉、听觉灵敏，善近人，对外界环境适应能力较强。

犬易于驯养，短期训练后能较好地配合实验的需要，因此比较适于周期较长的慢性实验，如药物慢性毒性研究、条件反射研究等。与其他小型动物比较，犬体型相对较大，解剖生理特点与人比较接近，可广泛用于实验外科学方面的研究。犬的消化系统与人相似，可用于消化生理的研究。由于犬具有发达的神经系统及心血管系统，可用于神经活动的研究（如大脑皮质定位试验）及心血管系统研究（如心肌梗死、动脉粥样硬化、失血性休克等）。与其他中小型动物比较，犬价格相对较贵，因此在教学实验中使用相对略少。

（六）小型猪

小型猪（miniature pig，sus scorfa domestica）与家猪同属于哺乳纲，野猪科，猪属动物。

小型猪的解剖结构、生理和病理过程与人类非常相似，且由于应用犬、猴等动物受到越来越多的限制，小型猪已成为生物医学研究中应用最为广泛的非啮齿类大型实验动物之一。我国实验用小型猪的培育起始于 20 世纪 80 年代初期，目前在全国范围内已建立起多个广泛应用的品系。小型猪作为异种器官移植最可能的供体已成为研究热点，且具有其他实验动物不可替代的优越性，故对其的研究和开发利用受到生物医药界的普遍关注。

拓展阅读2-1-2　小型猪动脉粥样硬化模型研究进展

（七）非人灵长类

非人灵长类动物属于哺乳纲，灵长目。

非人灵长类动物在形态和功能上有很多与人相似的部分，是很重要的实验动物，其中猕猴属最为重要。非人灵长类动物可用于脑功能、血液循环、血型、呼吸生理、内分泌、生殖生理、神经生理、行为学及老年学等研究。猕猴可用于复制动脉粥样硬化模型、慢性气管炎模型等；是某些人类传染病病原体的易感动物，在肠道杆菌病和结核病研究中是良好的动物模型；可用于人的疟原虫感染研究，如恶性疟原虫、间日疟原虫、三日疟原虫；是制造和鉴定脊髓灰质炎疫苗时唯一的实验动物。猴对镇静剂的依赖性与人较接近，戒断症状较明显并易于观察，新镇静剂进入临床前要用猴进行实验。

拓展阅读2-1-3　蛙的生物学特性与教学应用

三、实验动物的选择原则

实验动物品系众多，各品系动物生物学特性差异较大，实验动物的合理选择将直接影

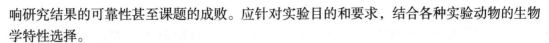

响研究结果的可靠性甚至课题的成败。应针对实验目的和要求，结合各种实验动物的生物学特性选择。

（一）相似性原则

医学科学研究的目的在于治疗人类的疾病，所以应尽量选用与人体结构、功能、代谢及疾病特点具有相似性的实验动物。

1. 结构与功能的相似性　一般来说，实验动物越高等，进化程度越高，其功能、结构越复杂，反应就越接近人类。猴、狒狒、猩猩、长臂猿等灵长类动物是最近似人类的理想动物，但是灵长类动物较难获得、价格昂贵，对饲养条件的要求特殊，所以在实际应用中可选择一些进化程度不是很高但某些组织器官的结构或移植性病理特点与人类相似的实验动物。例如，果蝇的生活史短（12 d 左右），饲养简便，染色体数少（只有 4 对），多线染色体制作容易，是遗传学研究的绝好材料，而同样方法若以灵长类动物为试验材料，其难度可想而知。

2. 代谢的相似性　进行某些疾病研究时，选择与人类代谢性相似的实验动物，可更好地反映人类的疾病变化。例如，以高胆固醇膳食饲喂兔、大鼠、猪、犬、猴等动物时，均可诱发动物的高脂血症或动脉粥样硬化。

3. 疾病特点的相似性　实验动物有许多自发或诱发性疾病能局部或全部反映与人类类似的疾病过程及特点，可用于研究人类相关的疾病。例如，通过遗传育种的方法，把动物培育成疾病的模型动物以供研究，如遗传性高血压大鼠、糖尿病小鼠等。

4. 生态或健康状况的相似性　找到与人类生态情况相似的替代模型非常重要。例如，SPF 是正常的健康无病动物，能排除疾病或病原体的背景性干扰，而无菌动物、悉生动物是一种超常生态模型，仅用于特殊研究目的。

（二）标准化原则

标准化原则即选用遗传学质量标准化、微生物质量标准化、实验条件标准化的标准化实验动物。

（三）特异性原则

特异性原则为选用解剖和生理特点符合实验目的与要求的实验动物。

（四）简单原则

简单原则为选用结构简单又能反映研究指标的实验动物。

（五）道德伦理与"3R"原则

3R 原则是指在动物实验过程中通过坚持 replacement（替代）、reduction（减少）和 refinement（优化）等原则来解决实验动物的伦理问题。

1. 替代（replacement）　替代原则指使用低等级动物（牛蛙、昆虫）替代高等级哺乳动物，或不使用动物而采取其他方法达到与动物实验相同的目的。例如，用不具备生命的细胞、组织、器官替代实验动物，以及采用计算机仿真、模拟动物实验等其他手段达到与动物实验相同的目的。

2. 减少（reduction）　减少原则指如果某一研究方案中必须使用实验动物，又没有可行的替代方法，则应尽量减少实验动物的使用数量，或利用一定量的动物获得多组数据。

3. 优化（refinement）　优化原则指对必须使用的实验动物，尽量减低非人道方法的使用频率或危害程度。优化实验操作技术方法，防止或减少实验动物不必要的应激、痛苦和伤害，采取痛苦最少的方法处置动物。

体外实验的进步与发展，为"3R"原则提供了空间和条件。近年来，亦有学者提出了包括 refuse（拒绝）的 4R 原则。

四、实验动物选择中应注意的问题

（一）种属的选择

不同种属的实验动物对同一种因素的反应性存在一定的相似性及特殊性。实验研究中应选择对受试因素最敏感的实验动物作为实验对象。例如，豚鼠易于致敏，因此适用于过敏性实验研究；犬的呕吐反应敏感，适用于呕吐实验研究，而草食动物家兔、豚鼠呕吐反应不明显，大鼠、小鼠则无呕吐反应，因此不宜选用；机体致热反应或热原检测应选择家兔；药物或其他物质的致癌作用研究，通常选择大鼠或小鼠。总之，在选用实验动物时，应尽量选用与人类各方面功能相近的动物。

（二）品系的选择

同一种属的实验动物，不同品系对同一刺激可能具有不同反应。例如 DBA/2 小鼠对声音的刺激非常敏感，可引起听源性癫痫发作，甚至死亡，而 C57BL 小鼠却不会出现这种反应。在选择实验动物时，应尽量选择患有类似人类疾病的近交系或突变系动物。

（三）个体的选择

相同品系的实验动物对同一刺激因素的反应也存在着个体差异。因此，在实验动物选择上还需要注意年龄、性别、生理状态和健康状况等相关因素。

1. 年龄 随着年龄的变化，动物的生理生化功能及反应性均发生相应的变化。因此，需要根据实验目的、实验周期的长短选用适龄实验动物。一般而言，急性实验通常选择成年实验动物；慢性实验、实验周期长时，可选用年幼的实验动物。实验动物年龄与体重一般呈正相关，因此成年动物可按体重来估计，一般为：小鼠 20～30 g，大鼠 180～250 g，豚鼠 450～700 g，家兔 2.0～2.5 kg，犬 9～15 kg。

2. 性别 实验证明，不同性别的动物对同一刺激因素的敏感性亦不一致，在很多药物反应中存在一定的性别差异。因此，在实验研究中，如对实验动物性别无特殊要求，通常选择雌、雄各半做实验。但计划生育调节药的研究往往选择雌性实验动物或雄性实验动物进行研究。热板法观察镇痛药镇痛作用的实验中，应选择雌性实验动物，以避免外生殖器受刺激而对实验结果产生影响。

3. 生理状态 动物的特殊生理状态如妊娠、哺乳时，对外界因素的反应也不同于普通生理状态。因此，通常不选择此类动物用于一般性实验研究，除非为了研究对妊娠及产后的影响，而选择性使用处于某特殊生理状态的实验动物。

4. 健康状况 健康状况较差的动物对各种刺激的反应性不同于健康动物，因此健康状况对实验结果也会有一定程度的影响。例如，营养状况差的家兔不宜建立动脉粥样硬化模型，食量不足的低体重犬麻醉时间可能会相对延长。为避免健康状况对实验结果的干扰，一定要选用健康实验动物进行实验。

通常可参照以下外部特征来判定哺乳动物的健康状况。①一般状态：发育良好，眼睛有神，运动自如，反应灵活，食欲良好。②头部：眼结膜无充血，瞳孔清晰，眼、鼻处无分泌物，呼吸均匀，无啰音，无鼻翼扇动，不打喷嚏等。③皮毛：柔软，清洁，有光泽，

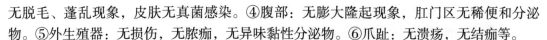

无脱毛、蓬乱现象，皮肤无真菌感染。④腹部：无膨大隆起现象，肛门区无稀便和分泌物。⑤外生殖器：无损伤，无脓痂，无异味黏性分泌物。⑥爪趾：无溃疡，无结痂等。

5. 微生物等级　按微生物学质量控制标准分类，我国将实验动物分为普通级（一级）、清洁级（二级）、SPF 级（三级）和无菌或悉生动物（四级）4 个级别。各级动物具有不同的特点，分别适用于不同的研究目的，选用时应考虑微生物对实验结果的影响。

6. 遗传背景　采用遗传学控制方法培育出来的近交系动物、突变系动物、杂交系动物存在遗传均质性，反应一致性好，获得的实验结果精确可靠。封闭群动物具有群体的遗传学特征，但是动物之间存在个体差异，其反应的一致性不如近交系动物。

五、实验动物的福利与保护

动物实验对医学生掌握必要的实验技能、更直观地学习理论知识、进行科学研究探索起着不可替代的作用。但实验过程中，尤其是一些建立疾病模型的伤害性操作，是否会给实验动物造成不安、痛苦等实验动物的伦理问题日益受到广泛关注。实验人员应从伦理和道德层面认真对待实验动物福利，尊重并珍惜包括实验动物在内的一切生命，合理地保护实验动物，科学地进行动物实验研究。保护实验动物不仅是对实验动物的尊重，同时也直接关系实验结果的真实可靠。目前，世界各国已经相继颁布了关于实验动物保护的法案，规定科学研究中涉及动物实验的内容必须通过动物伦理委员会的审查。我国于 2018 年也颁布了《实验动物　福利伦理审查指南》。

（一）实验动物的福利

目前，国际公认的动物福利为最早由英国农场动物福利委员会（Farm Animal Welfare Council，FAWC）提出的动物福利 5 项基本原则，即五项自由。

1. 免于饥渴的自由　保障有新鲜的饮水和食物，以维持健康和活力，即生理福利。

2. 免于不适的自由　提供舒适的栖息环境，即环境福利。

3. 免于痛苦、伤害和疾病的自由　保障享有预防和快速的诊治，即卫生福利。

4. 表达主要天性的自由　提供足够的空间、适当的设施和同类的社交伙伴，即行为福利。

5. 免于恐惧和焦虑的自由　保障良好的条件和处置，不造成动物的精神压抑和痛苦，即心理福利。

（二）实验动物的保护

1. 捉拿实验动物应方法得当、动作轻柔，不得戏弄或虐待实验动物，以防止引起实验动物的不安、惊恐、疼痛和损伤。

2. 在对活体实验动物进行手术时，需进行有效麻醉。未达到理想麻醉状态前，不能进行手术。

3. 实验结束处死实验动物应实施适合的安乐死。确认实验动物死亡后，需妥善处置尸体。

4. 在不影响实验结果判定的情况下，应尽早选择"仁慈终点"，尽可能缩短实验动物承受痛苦的时间。

5. 部分经典的动物实验可以虚拟仿真实验来替代传统的动物实验，以减少实验动物的使用。

6. 确定 4 月 24 日为世界实验动物日（The World Lab Animal Day）。

拓展阅读 2-1-4　实验动物福利伦理审查的标准化与我国新国标解读

分析与思考

1. 简述选择实验动物应遵循的 3R 原则。
2. 简述实验动物的遗传学特征分类。

（温克　尹永强）

第二节　实验动物的捉拿、保定与编号方法

捉拿和保定是动物实验操作技术的基本功。捉拿与保定各种实验动物的原则是：保证实验人员的安全，防止实验动物意外性损伤，禁止对实验动物采取粗暴动作。实验动物对于非条件性的各种刺激会进行防御性反抗，在捉拿、保定时，首先应慢慢友好地接近实验动物，并注意观察其表情，让实验动物有一个适应的过程。捉拿的动作力求准确、迅速、熟练，力求在实验动物感到不安之前捉拿好。因实验动物的大小种类不一，捉拿与保定的方法不尽相同。

一、实验动物的捉拿与保定方法

（一）小鼠

1. 单手法　只用左手，先用拇指和示指捏住小鼠尾巴中部，然后用另外三个手指夹住小鼠的尾巴根部握入手掌；放松拇指和示指，用示指和拇指捏住小鼠头部两边疏松的皮肤，完成捉拿保定（图 2-2-1）。

2. 双手法　右手抓取鼠尾中部，将其置于可供其抓握的笼盖或粗糙表面，向后上方轻拉鼠尾，趁小鼠向前爬时，迅速用左手拇指和示指抓住小鼠两耳及颈背部皮肤，翻转仰卧于左手大鱼际肌上，并用无名指和小指夹持其背部皮

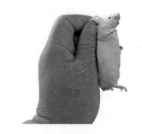

图 2-2-1　小鼠的捉拿（单手法）

肤和尾部，将其保定于左手中，此时小鼠身体呈一直线。需尾静脉取血或注射时可将小鼠保定在金属保定器内。

微视频 2-2-1　小鼠捉拿方法

（二）大鼠

大鼠的捉拿基本同小鼠，若是灌胃、腹腔注射、肌内注射和皮下注射时，可采用与小鼠相同的手法。用右手抓住鼠尾中部并提起，迅速放在笼盖上或其他粗糙面上，将鼠尾向后拉，左手顺势按在大鼠躯干背部，稍加压力向头颈部滑行，以左手拇、示指捏住鼠耳头颈部皮肤，余下三指紧捏住背部皮肤，置于左手掌心中，调整大鼠在手中的姿势后即可操作（图 2-2-2）。对于周龄较大的大鼠，可采取从肩部后方捉拿的方法。张开左手虎口，将拇、示指插入大鼠的腋下，虎口向前，滑动手部，用拇指、示指固定前肢及头部，其

余三指及掌心握住大鼠身体中段，并将其仰卧位保定于左手掌中，之后调整左手拇指位置，紧抵在下颌骨上（但不可过紧，否则会造成窒息），即可进行后续实验操作。

捉拿大鼠前最好戴上防护手套。捉拿大鼠特别注意不可抓取尾尖，也不能让大鼠悬在空中时间过长，否则易激怒大鼠和易致尾部皮肤脱落。

▶ 微视频 2-2-2　大鼠捉拿方法

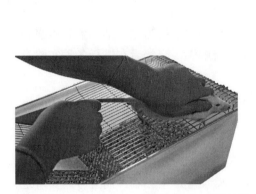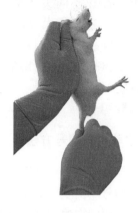

图 2-2-2　大鼠的捉拿

（三）豚鼠

捉拿时先用手掌扣住豚鼠背部，抓住其肩胛上方，拇、示指环扣颈部，另一只手托住臀部（图 2-2-3）。不可过分用力抓捏豚鼠的腰腹部，否则容易造成肝破裂、脾淤血引起死亡。

▶ 微视频 2-2-3　豚鼠的抓取、保定方法

（四）家兔

一般用右手抓住家兔颈背部皮肤，轻轻提起，以左手托住其臀部，让其体重重量的大部分集中在左手上（图 2-2-4）。

保定分为盒式、台式和马蹄形 3 种，可根据实验需要采取保定的方式。如做兔耳缘静脉注射时，可用兔盒保定；如要做颈部、腹部手术等实验时，需将家兔保定在兔手术台上，四肢用棉绳保定，头用兔头保定夹保定或用粗棉线保定门齿（图 2-2-5）。如做腰背

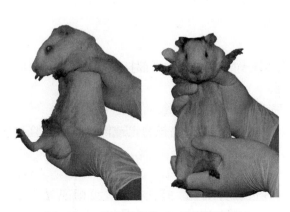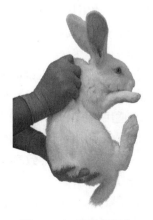

图 2-2-3　豚鼠的保定（正面及侧面观）　　　　　图 2-2-4　家兔的捉拿

部，尤其是颅脑部位的实验，用马蹄形保定器保定，可使兔取仰卧位和俯卧位。

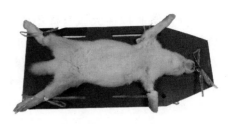

图 2-2-5　家兔的保定

▶▶ **微视频 2-2-4　家兔的抓取、保定方法**

（五）犬

抓取时需用特制的钳式长柄夹夹住犬颈部，套上脖套和铁链。根据不同实验要求将犬保定。不管做何种实验，都一定要把犬嘴捆绑好。方法：用较宽的纱布带从下颌绕到上颌打第一个结，再绕向下打第二个结，最后再绕到头颈后打第三个结，在这结上再打个活结，麻醉后应及时解绑。麻醉后在进行各种实验及手术时应将头部、四肢均保定好。

◆ **拓展阅读 2-2-1　蛙、蟾蜍抓取保定方法**

二、实验动物的编号方法

实验动物饲养繁殖分笼及随机分组实验动物时需进行编号标记。在对实验动物标记的同时，应保证编号不对实验动物生理或实验反应产生影响，而且号码要清楚、易认、耐久和适用。目前常用的方法主要有染料标记法、耳标牌法、耳孔法和剪趾法等。

（一）染料标记法

用棉签或毛笔将 3%～5% 苦味酸溶液（染成黄色）或 5% 中性红（染成红色）涂于实验动物体表不同部位。用黄色表示个位数，红色表示十位数。标记的原则是先左后右，从上到下，从前到后。例如：1 号——左前肢，2 号——左腹部，3 号——左后肢，4 号——头顶部，5 号——背正部，6 号——尾部，7 号——右前肢，8 号——右腹部，9 号——右后肢等（图 2-2-6）。

1. 适用情况　一般适用于白色大鼠 / 小鼠短期的实验。

2. 优缺点　优点：方法简单，动物不受到伤害。缺点：由于动物之间被毛互相摩擦，尿、水浸湿被毛等

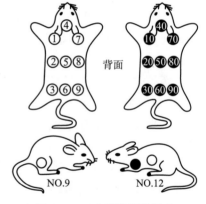

图 2-2-6　小鼠染料编号法

原因可能导致编号颜色变浅甚至消失，在实验过程中需补涂染料，使编号清晰。染料中含有有毒成分会被动物舔食吸收可能导致中毒。

（二）耳标牌法

选用刺激性小的不锈钢金属耳环，用编号钳在实验动物耳部打耳标，可指定号码与字母组合。需在完全发育的耳朵上才可应用。

1. 适用情况　可用于长期实验及各种毛色的实验动物。

2. 优缺点　优点：方便快捷，编号范围广。缺点：易被自己或同笼其他实验动物损坏，一旦丢失，容易导致实验结果错乱。

（三）耳孔法

用耳号钳在耳上打洞或者用剪刀在耳边缘剪缺口。打孔（缺）可标记为左耳代表十位数，右耳代表个位数。在耳缘内侧打一孔，按前中后分别标为 1、2、3；若在耳

缘部打一个缺口，按前中后分别标为 4、5、6，若是双缺口，则分别标为 7、8、9。右耳中部打一孔表示 100号，左耳中部打一孔表示 200 号（图 2-2-7）。

1. 适用情况 可用于长期实验及各种毛色的实验动物。

2. 优缺点 优点：可编号的数目多，剪下的组织可用于基因型鉴定。缺点：需在完全发育的耳朵上才可应用，操作繁琐，实验动物受到损伤。应用此法时常用消毒滑石粉涂抹在耳孔（缺）局部，以防止孔缺愈合。

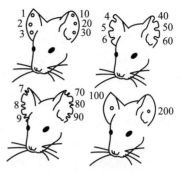

图 2-2-7 小鼠耳孔编号法

（四）剪趾法

大鼠/小鼠的新生鼠可根据前肢 4 趾、后肢 5 趾的切断位置来表示，后肢从左到右表示为 1～10 号，前肢从左到右表示为 20+～90+ 号。切断趾时，应切断其一段趾骨，不能只断趾尖，以防止伤口痊愈后辨别不清（图 2-2-8）。

1. 适用情况 适用于 3 日龄以上，7 日龄以下，基因敲除鼠的实验编号。

2. 优缺点 优点：简单易操作，可同时获得基因型分析样品。缺点：编号范围小，实验动物易受到损伤。

（五）文身编号法

通过蘸有少量碳素墨水或文身染料的针头，在啮齿类实验动物耳部、前后肢或尾部等刺入皮下，在受刺部位留有标记。

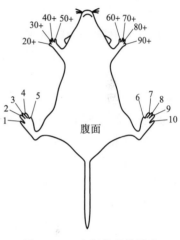

图 2-2-8 小鼠剪趾编号法

（范小芳）

第三节 实验动物的麻醉

实验动物的麻醉（anesthesia）是利用特定药物对中枢神经系统产生广泛抑制作用，使实验动物的意识、感觉、反射和肌肉张力部分或全部暂时性丧失，在实验中服从操作，以保障实验动物的安全，确保实验顺利进行。常用的麻醉方法有全身麻醉和局部麻醉，前者又可分为吸入性麻醉与非吸入性麻醉。

◆ 拓展阅读 2-3-1 常用实验动物麻醉与镇痛法

一、全身麻醉

（一）吸入性麻醉

吸入性麻醉药一般分为 2 种：①挥发性麻醉药：氯仿、氯乙烷、三氯乙烯、氟烷、七氟醚、恩氟烷、地氟烷和异氟烷等。②气体麻醉药：环丙烷和一氧化二氮等。吸入性麻醉具有以下优势。

1. 麻醉状态实时调整，麻醉苏醒平稳迅速。

2. 麻醉剂输出浓度及麻醉深度可控。

3. 吸入式麻醉剂几乎不参与实验动物的肝肾代谢。

4. 无创操作，愈后风险低，保障实验动物福利。

异氟烷是目前实验室常用的挥发性麻醉药。常用异氟烷发酵罐装置，用于诱导麻醉的气体浓度一般为 2% ~ 3.5%，小鼠维持麻醉时一般浓度为 1.5% ~ 2%，大鼠维持麻醉时一般浓度为 2% ~ 3%。

◆ 拓展阅读2-3-2 小动物气体麻醉简要操作步骤

（二）非吸入性麻醉

常见的非吸入性麻醉药有乌拉坦、戊巴比妥钠、赛拉嗪（又名甲苯噻嗪）、氯胺酮 + 赛拉嗪、舒泰（替来他明 + 唑拉西泮）等。常用的给药方式有腹腔注射和静脉注射 2 种。腹腔注射麻醉一般将麻醉药总量一次性注入，如达不到所需的麻醉程度，可再次追加剂量，但一次追加的剂量不能超过总量的 1/5。静脉注射麻醉作用起效快，与腹腔注射麻醉比较，没有明显的兴奋现象。在静脉注射麻醉时，不可将药物一次性快速推入，应缓慢注射麻醉药总量的 2/3 左右，同时观察动物的呼吸、角膜反射、骨骼肌紧张度和疼痛反应，达到实验所需麻醉状态时，立即停止注射。

1. 大鼠　戊巴比妥钠 30 ~ 50 mg/（kg·BW）腹腔注射，或乌拉坦 1 ~ 1.2 g/（kg·BW）腹腔、肌内注射，或水合氯醛 300 mg/（kg·BW）腹腔注射，氯胺酮 40 ~ 75 mg/（kg·BW）+ 甲苯噻嗪 5 ~ 10 mg/（kg·BW）腹腔、肌内注射。如果要求实验结束后动物苏醒存活，不主张使用乌拉坦及水合氯醛，因为乌拉坦麻醉时间过久，可达 6 ~ 8 h，容易导致死亡；而水合氯醛副作用大，且没有止痛作用，麻醉苏醒后，易致肠痉挛，造成死亡。

2. 小鼠　戊巴比妥钠 30 ~ 90 mg/（kg·BW）腹腔注射，氯胺酮 90 ~ 150 mg/（kg·BW）+ 甲苯噻嗪 7.5 ~ 16 mg/（kg·BW）肌内、腹腔注射。

3. 家兔　20% 乌拉坦 5 mL/（kg·BW）静脉注射，腹腔注射 7 mL/（kg·BW）；或戊巴比妥钠 35 ~ 40 mg/（kg·BW）腹腔注射；或盐酸赛拉嗪注射液（速眠新Ⅱ号）0.1 ~ 0.2 mL/（kg·BW）肌内注射。

4. 犬　戊巴比妥钠 35 mg/（kg·BW）腹腔注射；或乌拉坦 70 mg/（kg·BW）腹腔注射；或 α- 氯醛糖 75 mg/（kg·BW）静脉注射；或盐酸赛拉嗪注射液 0.08 ~ 0.15 mL/（kg·BW）肌内注射。

另外，舒泰（替来他明 + 唑拉西泮）是复合麻醉剂，由美国实验室在 20 世纪 60 年代末研制成功，常见规格为 20 mg/mL、50 mg/mL、100 mg/mL。在国外目前已被广泛应用于小动物临床麻醉及野生动物的麻醉，在国内小动物临床麻醉上也得到了广泛的应用。舒泰的安全范围广，如犬的临床剂量为肌内注射 7 ~ 15 mg/（kg·BW），而致死量为 100 mg/（kg·BW）。其优点是麻醉起效快，镇痛、镇静效果良好，对肝肾无明显毒性，安全范围广。缺点是麻醉维持时间短，使心率大幅上升，使呼吸道分泌增加，易造成呼吸道阻塞或异物性肺炎。

二、局部麻醉

局部麻醉是利用某些药物有选择性地暂时阻断神经末梢、神经纤维及神经干的冲动传

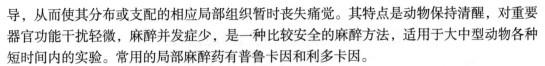

导，从而使其分布或支配的相应局部组织暂时丧失痛觉。其特点是动物保持清醒，对重要器官功能干扰轻微，麻醉并发症少，是一种比较安全的麻醉方法，适用于大中型动物各种短时间内的实验。常用的局部麻醉药有普鲁卡因和利多卡因。

1. 普鲁卡因　为无刺激性的快速局部麻醉药，毒性小，见效快，但穿透力较差，一般不用作表面麻醉，最常用的是浸润麻醉。常用浓度为 1%~2% 的溶液阻断神经纤维传导。

2. 利多卡因　见效快，组织穿透性好，可用于表面麻醉及其他多种麻醉方式。通常用 0.5%~1% 的浓度，阻断神经纤维传导及黏膜表面麻醉浓度为 1%~2%。

三、麻醉深度的评估

实验动物麻醉深度的评估可以通过肉眼观察和刺激反应来判断，主要有以下几种方法。

1. 观察呼吸的频率和深度　对于一般实验，实验动物麻醉后呼吸应当规则且平稳，不宜过快或者过慢。

2. 观察刺激反应　通过观察止血钳或镊子夹脚趾、尾巴、皮肤等部位时的反应，可以判断实验动物是否已经完成麻醉。完全麻醉的实验动物，对于以上这些刺激无反应。

3. 反射活动　通过闭眼反射、闭颌反射、刺激耳部的摇头反射等来评估麻醉的深度。

4. 观察耳朵、鼻子、爪子和嘴黏膜的颜色变化　实验动物麻醉后若这些部位出现发绀或者惨白的症状，说明麻醉过深。

5. 常规检测指标　如脉搏及血氧饱和度、心电图、血压、体温等。

四、麻醉的注意事项

1. 麻醉药的选择要根据具体的实验手术要求、不同的动物种属来决定。

2. 静脉注射麻醉药的速度应缓慢，给药浓度要适中，以免麻醉过急导致实验动物强烈反应甚至死亡。

3. 实验动物麻醉后体温易下降，应注意保温。实验动物正常体温可根据肛门体温来衡量。例如，兔的正常体温是 38.4℃±1.0℃，大鼠的正常体温为 39.3℃±0.5℃。此外，还应注意有无分泌物阻塞呼吸道。

4. 麻醉过浅或麻醉剂量给予不足时，动物会出现挣扎、呼吸急促、尖叫等兴奋表现，一般可通过腹腔或肌内注射的方式追加麻醉药，一次追加的剂量不可超过总量的 1/5。

5. 麻醉过量的处理方法。应根据不同情况，积极采取措施。呼吸慢而不规则，但血压或脉搏正常的，可先张开动物口腔，拉出舌尖到口角外，随即进行人工呼吸，还可皮下注射苏醒剂。常用的苏醒剂有尼克刹米［2~5 mg/（kg·BW）］、洛贝林［0.3~1.0 mg/（kg·BW）］及咖啡因［1 mg/（kg·BW）］。呼吸停止但仍有心搏的，应进行人工呼吸直至呼吸恢复，同时给予苏醒剂。呼吸、心搏均停止的，人工呼吸的同时，还应做心脏按压。此外，心内注射强心剂 1∶10 000 肾上腺素，皮下注射苏醒剂，同时静脉注射 5% 温热的葡萄糖溶液。

拓展阅读2-3-3　实验动物麻醉镇痛指南（美国加利福尼亚大学伯克利分校）

（范小芳）

第四节　实验动物的给药途径与方法

实验动物的常见给药方法有：注射法、摄入法、涂布法和吸入法，其中前 2 种较常见。实验前应核对动物编号及组别。

一、注射法

1. 皮下注射法（subcutaneous injection，Sc） 通常选择背部皮下，一般需 2 人合作。操作时，一人保定动物，一人以左手拇指和示指提起皮肤，右手持 5 ~ 6 号针头水平刺入皮下进行注射，推送药液使注射部位隆起。拔针时，以手指捏住针刺部位，可防止药液外漏（图 2-4-1）。小鼠注射部位通常在背部皮肤，大鼠可选择背部或大腿外侧皮下，豚鼠选用两后肢体内侧，兔可选择背部或耳根部。

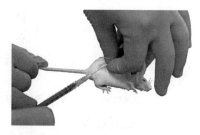

图 2-4-1　小鼠皮下注射法

注射量：大鼠 1 mL/100 g，小鼠 0.1 ~ 0.3 mL/10 g。

2. 皮内注射法（intradermal injection） 先将需注射的部位局部脱毛、消毒，用左手拇指和示指绷紧皮肤，在两指之间，用卡介苗注射器（0.25 ~ 1 mL）连 4½ 针头刺入皮内，当针头不能左右摆动时，即表明针头在皮内，回抽无回血后，即可缓慢注射，皮肤表面出现白色橘皮样隆起，若隆起可维持一定时间，则证明药液确实注射在皮内。

注射量：小鼠每穿刺部位为 0.1 mL/ 次。

3. 腹腔注射法（intraperitoneal injection，IP） 左手保定动物，将头部朝下，腹部向上使内脏移向横膈，避免伤及内脏，右手持 5 号针头的注射器从下腹两侧向头部方向刺入，并以 45° 角刺入腹肌（通过腹肌进入腹腔后感觉抵抗力消失），回抽针栓，如无血或尿液，则可注射（图 2-4-2）。控制针头与腹部的角度不宜太小，否则易误入皮下；针头亦不宜刺入太深或太近上腹部。

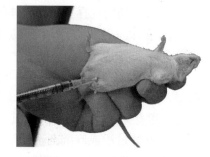

图 2-4-2　小鼠腹腔注射法

若实验动物为家兔或犬时，注射部位为腹白线旁开 1 cm 处为宜。

注射量：小鼠 0.1 ~ 0.25 mL/10 g，大鼠以不超过 2 mL 为宜。

▶▶ 微视频 2-4-1　小鼠腹腔注射

4. 肌内注射法（intramuscular injection，IM） 小鼠肌内注射方法：因小鼠肌肉较少，一般不采用肌内注射，若有需要可注射于股部肌内，多选后腿上部外侧。操作时，左手保定小鼠，同时将小鼠左、右侧后肢拉直，将注射器的针头刺入后肢大腿外侧的肌肉内，缓慢注入药液（图 2-4-3）。

注射量：小鼠每腿一般为 0.2 mL。

5. 静脉注射法（intravenous injection，IV） 大鼠 / 小鼠尾静脉注射方法：将动物保定于保定器内，使尾巴露出，鼠尾用电灯温烤或浸入 45 ~ 60℃ 温水中 5 min 使其血管扩张。

操作时，左手拉住鼠尾尖部，选择尾巴侧面较为充盈的血管，右手持针，在尾尖部至中部部位以 3°～5° 角（几乎平行）刺入尾静脉，刺入的深度应浅表。针头插入血管内，不仅易被推动，推注药液无阻力，并且此时药液将静脉冲洗如一条白线，没有尾部皮肤肿胀或冒水滴的表现。尾静脉注射时必须从近尾端静脉开始，可重复注射数次，注射量为 0.1～0.2 mL/（10 g·次）。鼠尾静脉有 3 条，左右两侧及背侧各 1 条，背侧静脉容易移动，一般常用左右两侧。采集结束后用纱布或棉签按压止血。

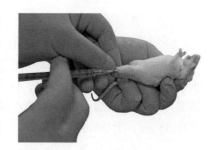

图 2-4-3　小鼠肌内注射法

▶微视频 2-4-2　小鼠尾静脉注射

（1）家兔耳缘静脉注射　首先将家兔置于保定箱内（或由 1 人保定），小动物剃毛刀剃除耳缘静脉注射部位的被毛，左手示指和中指轻压耳根部，拇指小指夹住耳边缘部分，以左手无名指放在其下作垫，待静脉显著充盈后，右手持注射器刺入静脉（第一次进针点要尽可能靠远心端，以备反复应用），顺着血管平行方向推进 1 cm 后，放松对耳根处血管的压迫。左手拇指和示指

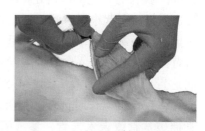

图 2-4-4　家兔耳缘静脉注射

移至针头刺入部位，将针头与兔耳固定，缓慢将药液注入，拔出针头，压迫针眼片刻即可（图 2-4-4）。

药液注毕后，用棉球按压刺口处，再抽出针头，轻轻揉压数分钟止血。注射量为 0.5～2.5 mL/kg。

▶微视频 2-4-3　家兔耳缘静脉注射

（2）大鼠舌下静脉注射　将大鼠麻醉后，用鼠板保定大鼠，用止血钳将大鼠舌稍微拉出，露出舌下静脉，用左手持止血钳（或镊子）固定舌尖部，右手持连有 4 号针头的注射器，在舌下静脉近中部向舌头基底部方向进针，刺入舌下静脉血管，使针头与血管平行。慢慢向前推进，当进针顺利时，表示针头已进入舌下静脉，可以慢慢推注药液。注射完毕将针头抽出，用干棉球压迫注射部位止血。

▶微视频 2-4-4　大鼠舌下静脉注射

二、摄入法

摄入法是经消化道给药，有自动口服给药、强制灌胃给药（intragastric injection，IG）和经直肠给药等方式。

（一）自动口服给药

将药物放入饲料或溶于饮水中，由动物自动摄入体内。优点：操作简便，不会因操作失误而致动物死亡。缺点：①由于动物间饮水和摄食量的不同，因此不能保证用药的剂量准确性；②放入饲料或溶于饮水中的药物容易分解，难以做到平均添加。因此，该方法仅适用于动物疾病的防治、药物毒性观测、某些与食物有关的人类疾病动物模型的复制等。

（二）强制灌胃给药

强制灌胃给药能准确掌握给药量、给药时间、发现和记录症状出现时间及经过。但每天强制性给药会对动物造成一定程度的机体损伤和心理影响。因此，在操作时必须谨慎，准确掌握灌胃技术。灌胃前，应大致测试一下从口腔至胃（肋弓下缘）的长度，以估计胃管（导尿管或圆头针头）插入深度。成年动物插管深度一般是：小鼠 3 cm，大鼠 5 cm，家兔 15 cm，犬 20 cm。

1. 大鼠 / 小鼠灌胃法　左手仰持小鼠，使其头颈部充分伸直，但不宜抓得太紧，以防窒息。右手拿起连有灌胃管的注射器，小鼠灌胃管长 4 ~ 5 cm，直径约 1 mm。操作时，先从口角处将灌胃针插入口腔内，针头轻压舌根，引起小鼠吞咽反射，然后用灌胃针向后上方压迫小鼠头部，使口腔与食管呈一直线，再将灌胃针从舌背面紧沿上腭进入食管，继续入针时应无阻力，针头到达胃部后注入药液（图 2-4-5）。竖直拔出针头，完

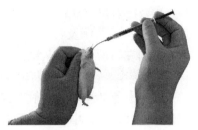

图 2-4-5　小鼠灌胃法

成灌胃操作。操作时，若感到阻力或动物挣扎时，应停止进针或将针拔出。应避免灌胃管插破食管或误入气管。参考灌注液量一般为 0.1 ~ 0.25 mL/（10 g·BW），最大不超过 0.5 mL/（10 g·BW）。

▶▶微视频 2-4-5　小鼠灌胃法

大鼠灌胃操作方法基本同小鼠。大鼠灌胃管长 6 ~ 8 cm，直径 1.2 mm，尖端为球状的金属灌胃管，一次灌注量不宜超过 2 mL/ 只。

2. 家兔灌胃法　将家兔置于合适的保定器内。操作者在将开口器由兔嘴角插入，由前向后旋转，横放在兔上下颌之间，固定在舌面上。导管经开口器中央的小孔插入，慢慢沿上腭壁插入食管 15 ~ 18 cm 达胃内。插管过程中应随时观察兔的反应，防止导管插入气道或盘旋于咽部。完成后将另一端的导管端放入清水中片刻，观察水中有无气泡溢出。若无气泡逸出，即可套上已抽好药液的注射器，将药液慢慢注入，如遇到阻力可能因导管入胃端的管口被贴住胃壁，可稍移动导管位置。药液灌毕，宜再注入 2 ~ 3 mL 蒸馏水或少量空气，使导尿管内的药液全部进入胃内。抽出导尿管时用手紧捏连接注射器一端的管口，动作应轻缓，拔出后再移去开口器。

注意事项：给药前实验兔应先禁食；插管时注意动物的反应，若动物反应剧烈，或出现呼吸困难等情况要及时拔出插管，重新操作。灌胃量不宜超过 20 mL。

（三）经直肠给药

经直肠给药操作时，事先将导尿管涂上润滑剂，动物取蹲位，助手以左臂及左腋轻轻按住实验动物的头部及前肢，以左手拉住实验动物尾巴露出肛门，右手轻握后肢。实验者将导尿管缓慢插入肛门。切记不能粗暴用力，家兔插管深度以 7 ~ 9 cm 为宜。

药物灌入后，应抽取一定量生理盐水将导尿管内的药物全部冲入直肠内，然后将导尿管在肛门内保留一会再拔出。

（范小芳）

第五节 实验动物的用药剂量计算

给动物实验用药时，首先需要解决 2 个问题：①给药剂量：剂量太小，作用不明显，剂量太大，又可能引起动物中毒致死。②药物浓度：配成何种浓度的药液和给予多少毫升。

一、给药剂量的确定

为了某一目的准备给某种实验动物给药时，首先应该查阅该药物的相关文献，可参考前人的经验确定给药剂量。如果查不到治疗剂量，可用小鼠进行预实验，大致确定中毒剂量或致死剂量（LD_{50}），然后用小于中毒量的剂量，或取致死量的若干分之一为应用剂量，一般可取 1/10 ~ 1/5。如果知道其他动物的剂量或人用剂量，则需要换算。

（一）按千克体重换算方案

已知 A 种动物每千克体重给药剂量，欲估 B 种动物每千克体重给药剂量时，可查表 2-5-1，找出折算系数（W），再按下式计算：B 种动物的给药剂量（mg/kg）＝ W × A 种动物的给药剂量（mg/kg）。

例如，已知某药对小鼠的最大耐受量为 50 mg/kg（20 g 小鼠用 1 mg），需折算为犬的用量。查 A 种动物为小鼠，B 种动物为犬，交叉点为折算系数 W=0.21，故犬给药剂量为 0.21 × 50 mg/kg=10.5 mg/kg。

注意：求 B 动物的给药剂量，要用 A 动物的给药剂量 × A 对应 B 的 W 值。

表 2-5-1 动物与人体的每千克体重剂量折算系数

折算系数 W		A 种动物或成年人						
		小鼠 0.02 kg	大鼠 0.2 kg	豚鼠 0.4 kg	兔 1.5 kg	猫 2.0 kg	犬 12 kg	成年人 60 kg
B种动物或成年人	小鼠 0.02 kg	1.0	1.6	1.6	2.7	3.2	4.8	9.01
	大鼠 0.2 kg	0.7	1.0	1.14	1.88	2.3	3.6	6.25
	豚鼠 0.4 kg	0.61	0.87	1.0	1.65	2.05	3.0	5.55
	兔 1.5 kg	0.37	0.52	0.6	1.0	1.23	1.76	2.30
	猫 2.0 kg	0.30	0.42	0.48	0.81	1.0	1.44	2.70
	犬 12 kg	0.21	0.28	0.34	0.56	0.68	1.0	1.88
	成年人 60 kg	0.11	0.16	0.18	0.304	0.371	0.531	1.0

（二）按体表面积换算方案

1. 按每千克体重占有体表面积相对比值计算 各种药物的每千克体重占有体表面积相对比值（简称体表面积比值）见表 2-5-2。例如，已知某药物大鼠（A 种动物）灌胃的剂量为 250 mg/kg，试粗略估计犬（B 种动物）灌胃给药时可以试用的剂量。

按照剂量（mg/kg）×B 种动物每千克体重占有体表面积的相对比值 /A 种动物每千克体重占有体表面积的相对比值计算。实验用大鼠的体重一般在 200 g 左右，其体表面积相对比值（A）为 0.47，实验用 10 kg 犬的体表面积相对比值（B）为 0.16，于是，犬的适当

表 2-5-2　不同种类动物间剂量换算时的常用数据

动物种类	Meeh-Rubner 公式的 K 值	体重（kg）	体表面积（m²）	mg/kg-mg/m² 转换因子	每千克体重占有体表面积相对比值
小鼠	9.1	0.018	0.006 6	2.9	
		0.020	0.006 7	3.0	1.0
		0.022	0.007 1	3.1	（0.02 kg）
		0.024	0.007 6	3.2	
大鼠	9.1	0.10	0.019 6	5.1	
		0.15	0.025 7	5.8	0.47
		0.20	0.031 1	6.4	（0.20 kg）
		0.25	0.076 1	6.9	
豚鼠	9.8	0.30	0.043 9	6.8	
		0.40	0.053 2	7.5	0.40
		0.50	0.061 7	8.1	（0.40 kg）
		0.60	0.069 7	8.6	
家兔	10.1	1.50	0.132 3	11.3	
		2.00	0.160 8	12.4	0.24
		2.50	0.186 0	13.4	（2.0 kg）
猫	9.0	2.00	0.157 1	12.7	
		2.50	0.165 8	13.7	0.22
		3.00	0.205 9	14.6	（2.5 kg）
犬	11.2	5.00	0.327 5	15.3	
		10.00	0.519 9	19.2	0.16
		15.00	0.681 2	22.0	（10.0 kg）
猴	11.8	2.00	0.187 8	10.7	
		3.00	0.245 5	12.2	0.24
		4.00	0.297 3	13.5	（3.0 kg）
人	10.5	40.00	1.239 8	32.2	
		50.00	1.438 6	34.8	0.08
		60.00	1.624 6	36.9	（50.0 kg）

试用剂量为：250×0.16/0.47＝85 mg/kg。

2. 按人和动物间体表面积折算的等效剂量比值表计算　人和动物间体表面积折算的等效剂量比值见表 2-5-3，12 kg 犬的体表面积为 200 g 大鼠的 17.8 倍。该药大鼠需给药 250×0.2＝50 mg。于是，犬的适当试用剂量为：50×17.8/12＝74 mg/kg。

表 2-5-3　人和动物间按体表面折算的等效剂量比值

动物	小鼠（20 g）	大鼠（200 g）	豚鼠（400 g）	家兔（1.5 kg）	猫（2.0 kg）	猴（4.0 kg）	犬（12 kg）	人（70 kg）
小鼠（20 g）	1.0	7.0	12.25	27.8	29.7	64.1	124.2	378.9
大鼠（200 g）	0.14	1.0	1.74	3.9	4.2	9.2	17.8	56.0

动物	小鼠 （20 g）	大鼠 （200 g）	豚鼠 （400 g）	家兔 （1.5 kg）	猫 （2.0 kg）	猴 （4.0 kg）	犬 （12 kg）	人 （70 kg）
豚鼠（400 g）	0.08	0.57	1.0	2.25	2.4	5.2	4.2	31.5
家兔（1.5 kg）	0.04	0.25	0.44	1.0	1.08	2.4	4.5	14.2
猫（2.0 kg）	0.03	0.23	0.41	0.92	1.0	2.2	4.1	13.0
猴（4.0 kg）	0.016	0.11	0.19	0.42	0.45	1.0	1.9	6.1
犬（12 kg）	0.008	0.06	0.10	0.22	0.23	0.52	1.0	8.1
人（70 kg）	0.002 6	0.018	0.031	0.07	0.078	0.16	0.82	1.0

二、药物浓度的表示方法

药物浓度是指一定量液体或固体制剂中所含主药的分量。表示混合物组成标度的量可分为 4 类：分数、质量浓度、比例浓度和浓度。在医疗工作和动物实验中最常用的是分数和质量浓度，有时也用比例浓度和浓度。

（一）分数

由于药物或溶液的量可以用体积或重量表示，因此分数有不同的表示方法。

1. 质量分数　即每 100 g 制剂中含药物的克数，适用于固体药物。例如，10% 氧化锌软膏，表示 100 g 中含氧化锌 10 g。

2. 体积分数　即每 100 mL 溶液中含药物的毫升数，适用于液体药物。例如，75% 乙醇溶液，表示 100 mL 中含无水乙醇 75 mL。

（二）质量浓度

质量浓度即每升溶液中含药物的克数或毫克数，单位为 g/L 或 mg/L。如原来的 5% 葡萄糖即每 100 mL 含葡萄糖 5 g，此浓度最常用。

（三）比例浓度

比例浓度即药物的克数或毫克数与溶液的体积比，常用于表示稀溶液的浓度。例如，1∶5 000 高锰酸钾溶液，表示 5 000 mL 溶液中含高锰酸钾 1 g；1∶1 000 肾上腺素，表示质量浓度为 1 g/L 的肾上腺素。

（四）浓度或物质的量浓度

物质的量浓度即每升溶液中所含溶质的摩尔数。例如，0.1 mol/L NaCl 溶液，表示1 000 mL 中含 NaCl 5.844 g（NaCl 相对分子质量为 58.44）。

例 1：向盛有 20 mL 台氏液的麦氏浴皿管内加入质量浓度为 0.1 g/L 盐酸肾上腺素 0.2 mL，浴槽内肾上腺素的最终浓度是多少？

解：

$$肾上腺素最终浓度 = \frac{0.1 \times 10^{-3}\,g/mL \times 0.2\,mL}{20\,mL} = 10^{-6}\,g/mL$$

例 2：欲配制体积分数为 70% 的乙醇 100 mL，需取 95% 乙醇多少毫升？

解：代入公式：高浓度 × 高浓度量 = 低浓度 × 低浓度量

$$95 \times X = 70 \times 100$$

得出 X=73.7 mL

即取体积分数为 95% 的乙醇 73.7 mL 加水至 100 mL。

三、剂量的计算

（一）药物的剂量

动物实验所用药物的剂量，一般按 mg/（kg·BW）或 g/（kg·BW）计算。应用时需从已知药液浓度换算出相当于每千克注射的药液量，以便于给药。

例 1：小鼠体重 20 g，腹腔注射戊巴比妥钠 40 mg/（kg·BW），药液质量浓度为 1%（10 g/L），应注射多少量（mL）？

计算方法：小鼠每千克体重需戊巴比妥钠的量为 40 mg，1% 的溶液每毫升含药物 10 mg，则戊巴比妥钠溶液的注射量应为 4 mL/（kg·BW），现小鼠体重为 0.02 kg，应注射 1% 戊巴比妥钠的量 =4×0.02=0.08 mL。

例 2：给体重 2.5 kg 的家兔静脉注射氨基甲酸乙酯 1 g/（kg·BW），药液质量浓度为 20%，应注射多少量（mL）？

计算方法：家兔每千克体重需氨基甲酸乙酯 1 g，药液浓度为 20%，则氨基甲酸乙酯溶液的注射量应为 5 mL/（kg·BW），现家兔体重为 2.5 kg，应注射 20% 氨基甲酸乙酯溶液用量 =5×2.5=12.5 mL。

（二）浓度

在动物实验中，有时需根据药物的剂量及某种动物给药途径的药液容量，然后配制相当的浓度，以便于给药。

例：大鼠口服氢氯噻嗪剂量为 5 mg/（kg·BW），规定灌胃所需药量为 10 mL/（kg·BW），应配制的质量浓度是多少？

计算方法：5 mg/（kg·BW）相当于 10 mL/（kg·BW），因此 1 mL 需含 0.5 mg 药物，现换算成质量浓度每 100 mL 含 50 mg，故应配成 0.05%（0.5 g/L）的氢氯噻嗪。

四、常用抗凝剂的种类、浓度与配制方法

医学实验中经常需采集动物的血液或对动物进行全身抗凝，因此必须根据实验目的选择适当的抗凝剂，才能获得预期的结果。对于抗凝剂的一般要求是：用量少、溶解度大、干扰小。

（一）体内抗凝

体内抗凝常用 1% 肝素钠溶液进行静脉注射，一般剂量为：大鼠为 2.5～3.0 mg/200～300 g，兔为 10 mg/（kg·BW），犬为 5～10 mg/（kg·BW）。

注意事项：①静脉注射肝素钠溶液不能超量，否则易引起出血；②体内抗凝不可用枸橼酸钠或草酸钾溶液，否则会引起低钙血症。

（二）体外抗凝

1. 肝素（heparin）

（1）取血试管的抗凝　取 1% 肝素钠溶液 0.1 mL 于干净试管内，旋转试管，使溶液均匀浸湿试管内壁，80～100℃烤干，每管能抗凝 5～10 mL 血液。一般 8 U/mL 肝素即可达到抗凝目的。

注意事项：①取血注射器和试管必须干净，否则易引起溶血；②应沿着试管壁缓缓注入血液，注完后应轻轻滚动试管，充分混匀。

（2）动脉插管的抗凝 取0.3%～0.5%的肝素钠溶液充满压力换能器及连接的动脉插管，用于动脉放血和实验动物的血压测定。

（3）静脉插管的抗凝 用0.1%肝素钠溶液充管即可。

0.1%（100 U/mL）肝素钠溶液的配制方法：取1支肝素钠注射液（含125 mg/2 mL），加入生理盐水至125 mL即可配制成0.1%肝素钠溶液。

2. 枸橼酸钠（sodium citrate）

（1）取血试管的抗凝 配制成3.8%的水溶液，0.1 mL枸橼酸钠溶液可抗凝血液1 mL。

注意事项：因其抗凝血作用较弱而碱性较强，不适用于供化验用的血液样品。

（2）动脉插管的抗凝 兔用4%～5%，犬用7%～8%的枸橼酸钠溶液充满压力换能器及连接的动脉插管，用于实验动物的血压测定。

3. 草酸钾（potassium oxalate） 常用于全血抗凝。配制成2%的水溶液，0.1 mL草酸钾可抗凝1～2 mL血液。

注意事项：不适用于测定钾、钙含量，此外草酸钾对乳酸脱氢酶、碱性磷酸酶及淀粉酶有抑制作用。

4. 草酸盐（sodium oxalate） 取草酸铵1.2 g，草酸钾0.8 g，加4%甲醛溶液1.0 mL，加蒸馏水至100 mL。0.5 mL草酸盐溶液可抗凝血液5 mL。本溶液可供血细胞比容测定用。

5. 乙二胺四乙酸二钠盐（EDTA–Na$_2$） 每0.8 mg可抗凝血液1 mL。除不能测定血浆中的钙、钠及含氮物质外，适用于多种抗凝。

（范小芳）

第六节 实验动物的常用取血方法

实验研究中，经常要采集实验动物的血液进行常规检查或某些生理化学分析，故必须掌握血液的正确采集、分离和保存的操作技术。取血方法的选择，主要取决于实验的目的和所需血量及动物种类。

一、鼠类常用取血方法

（一）大鼠/小鼠

1. 割（剪）尾尖取血 将动物保定后，用温水擦拭（45～50℃）使鼠尾血管扩张，在取血部位涂上凡士林，用手术刀割破尾动脉或尾静脉，血液即可自行流出。也可在麻醉后，将尾尖剪去1～2 mm（小鼠）或5～10 mm（大鼠），然后自尾部向尾尖部按摩，使血液从断端流出。如不麻醉，取血量较小。用此法每只鼠可取血10余次。小鼠可每次取血约0.1 mL，大鼠约0.4 mL。

2. 尾静脉取血 先将鼠尾用温水擦拭，消毒，使鼠尾充血。用7号或8号注射针头，刺入鼠尾静脉取血。每次取血后，应逐渐向近心端进针以再次取血。

▶️ 微视频 2-6-1 　小鼠尾静脉取血

3. 眼眶静脉窦取血　取血者的左手拇指、示指从背部较紧地握住小鼠或大鼠的颈部（大鼠取血需戴上纱手套），应防止动物窒息。取血时左手拇指及示指轻轻压迫动物的颈部两侧，阻断颈外静脉回流血液。用磨钝的 7 号针头的 1 mL 注射器（或内径 0.6 mm 左右的硬质毛细玻管），沿内眦眼眶后壁向喉头方向刺入（深度为小鼠 2 ~ 3 mm，大鼠 4 ~ 5 mm），当感到有阻力时稍后退，边退边抽。取血毕，拔出针头，可左右两眼轮换取血。此法需在麻醉状态下进行，术后涂抹眼膏。体重 20 ~ 25 g 的小鼠每次可取血 0.2 ~ 0.3 mL，体重 200 ~ 300 g 大鼠每次可取血 0.5 ~ 1.0 mL。

▶️ 微视频 2-6-2 　小鼠眼眶静脉窦取血

4. 颈外静脉或颈总动脉取血　对大鼠或小鼠施行颈部手术与颈外静脉或颈总动脉分离术。分离血管后，可用注射器穿刺取血或行插管取血。

5. 股静脉或股动脉取血　对大鼠或小鼠分离股部血管后，可用注射器直接抽出所需血量，或行插管取血。一般小鼠取血 0.2 ~ 0.3 mL，大鼠取血 0.4 ~ 0.6 mL。

6. 后腔静脉取血　供一次大量取血用。大鼠或小鼠深度麻醉后，仰卧位保定，腹正中线做一纵切口，打开腹壁后，用棉花将肠袢推向鼠的左侧，完全暴露后腔静脉，术者右手持穿刺针，针尖斜面向上，沿血管走向水平进针，朝向心端刺入深度约 5 mm。用盛有抗凝剂的注射器直接穿刺取血，也可事先肝素化后取血（大鼠仰卧时，切开小腿前部皮肤，暴露皮下静脉，由此注入肝素）。

▶️ 微视频 2-6-3 　小鼠后腔静脉取血

7. 腹主动脉取血　将大鼠或小鼠麻醉仰卧位保定，同后腔静脉取血，从腹正中线打开腹腔，暴露腹主动脉，穿刺点在腹主动脉分叉处向心端 1 ~ 3 mm 处为最佳。大鼠可用 7 号针头注射器取血，小鼠可用 4、5 号针头注射器取血。小鼠约可取血 1 mL，大鼠约可取血 10 mL。

▶️ 微视频 2-6-4 　小鼠腹主动脉取血

8. 摘眼球取血　此法常用于鼠类大量取血。将大鼠或小鼠麻醉后，用左手保定，轻压取血侧眼部皮肤，使眼球充血突出，右手用镊子或止血钳迅速摘除眼球，让血液流入试管中。小鼠可取血 0.6 ~ 1 mL，大鼠可取血 5 ~ 8 mL。

9. 断头取血　紧握住大鼠或小鼠的颈部皮肤，头朝下，用剪刀迅速剪掉头部，让血液流入试管。小鼠可取血 0.8 ~ 1.2 mL，大鼠可取血 5 ~ 10 mL。

10. 心脏取血　小鼠持续吸入麻醉，仰卧位保定，使小鼠身体成一直线。用左手示指沿肋骨下缘向上滑寻找到剑突，下压剑突下方使腹腔内的肠道脏器组织向小鼠尾部移动。取出注射器，将针头斜面对准注射器刻度，并拧紧针座。左手大拇指按压住鼠尾，右手持 1 mL 的注射器紧贴小鼠剑突胸骨后沿纵轴线水平进针，当针芯进入小鼠心室后，可见注射器针座随心脏有节律的跳动，此时即可抽取到小鼠右心室的血液。小鼠左心室采血手法相同，在小鼠左侧胸肋角处进针即可。此法小鼠可取血 0.6 ~ 0.9 mL。

▶️ 微视频 2-6-5 　小鼠右心室采血

（二）豚鼠

1. 耳缘剪口取血　将豚鼠耳部消毒，用刀片沿血管方向割破耳缘，在切口边缘涂抹 20% 的枸橼酸钠溶液，防止凝血，则血可自动流出。操作时，使耳充血效果较好。此法能取血 0.5 mL 左右。

2. 足静脉取血　保定豚鼠，将其右或左后肢膝关节伸直，脚背消毒后，找出足静脉，左手拉住豚鼠的趾端，右手将注射针刺入静脉，拔针后立即出血，呈半球状隆起。若反复取血时，两后肢可交替使用。

3. 股动脉取血　将豚鼠仰卧位保定、麻醉后，行股部手术，分离股动脉后，可用注射器直接抽出所需血量，或行插管取血。一次可取血 10 ~ 20 mL。

4. 心脏取血　取血方法与小鼠右心室取血一致。成年豚鼠每周取血以不超过 10 mL 为宜。

二、家兔常用取血方法

1. 耳缘静脉取血　为最常用的取血法之一，常可多次反复取血用，因此，保护耳缘静脉，防止发生栓塞特别重要。将家兔保定，拔去耳缘静脉局部的被毛，消毒，用手指轻弹兔耳，使静脉扩张，用针头刺耳缘静脉末端，或用刀片沿血管方向割破一小切口，血液即流出。此种取血法一次最多可取血 5 ~ 10 mL。

2. 耳中央动脉取血　兔耳中央有一条较粗的、颜色较鲜红的中央动脉。用左手固定兔耳，右手持注射器，在中央动脉的末端，沿着与动脉平行的向心方向刺入动脉，即可见血液进入针管。由于兔耳中央动脉容易痉挛，故抽血前必须让兔耳充分充血，取血时动作要迅速。取血所用针头不宜太细，一般用 6 号针头。针刺部位从中央动脉末端开始，不要在近耳根部取血。此法一次抽血可达 15 mL。

3. 后肢胫部皮下静脉取血　家兔保定后，在胫部外侧浅表皮下，可清楚见到皮下静脉。用左手两指固定好静脉，右手取带有 5½ 号针头的注射器于内皮下静脉平行方向刺入血管，即可取血。一次可取 2 ~ 5 mL。

4. 股静脉、颈静脉取血　对家兔要施行做股静脉和颈静脉暴露分离手术。

（1）股静脉取血　注射器平行于血管，从股静脉下端向心方向刺入，即可取血。若连续多次取血，取血部位宜尽量选择靠离心端。

（2）颈静脉取血　注射器由近心端（距颈静脉分支 2 ~ 3 cm 处）向头侧端顺血管平行方向刺入，一直引深至颈静脉分支叉处，即可取血。此处血管较粗，很容易取血，取血量也较多，一次可取 10 mL 以上。

5. 心脏取血　家兔仰卧，在第三肋间胸骨左缘 3 mm 处注射针垂直刺入心脏，血液随即进入针管。

注意事项：①取血动作应迅速，缩短在心脏内的留针时间和防止血液凝固；②如针头已进入心脏但抽不出血时，可以前后进退调节针头的位置；③不可使针头在胸腔内左右摆动以防伤及心、肺。一次可取血 20 ~ 25 mL。

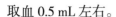 拓展阅读 2-6-1　实验动物体液采集方法

三、取血时的注意事项

1. 取血场所应有充足的光线，夏季室温最好保持在 25 ~ 28℃，冬季室温以 15 ~ 20℃ 为宜。

2. 取血器具和采血部位一般需要进行消毒。

3. 取血用的注射器和试管必须保持清洁干燥。

4. 若需抗凝全血，在注射器或试管内需预先加入抗凝剂。

（范小芳）

第七节 动物实验常用外科手术器械的使用

动物实验所用的手术器械分为一般手术器械和显微手术器械。本节介绍常用手术器械的正确握持方法及用途。

（一）手术刀

由刀柄和刀片组成，主要用于切开皮肤或脏器。根据手术部位与性质不同，可以选用大小、形状不同的手术刀。常用的持刀方法有反挑式、握持式、执笔式、执弓式（图2-7-1）。装载刀片时，用持针器夹持刀片前端背部，使刀片的缺口对准刀柄前部的刀棱，稍用力向后拉动即可装上。使用后，用持针器夹持刀片尾端背部，稍用力提取刀片向前推即可卸下。正确的刀片装卸方法见图2-7-2。

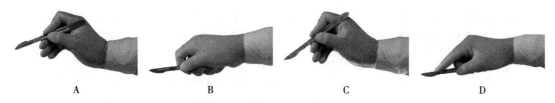

A   B   C   D

图2-7-1 常用的手术刀持刀方法

A. 反挑式；B. 握持式；C. 执笔式；D. 执弓式

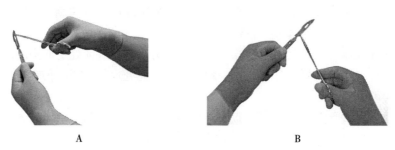

A   B

图2-7-2 手术刀刀片正确装卸方法

A. 刀片的装载；B. 刀片的卸下

传递手术刀时，传递者应握住刀柄与刀片衔接处的背部，将刀柄尾端送至术者的手里，不可将刀刃指着术者传递，以免造成损伤（图2-7-3）。

（二）剪刀

根据其结构特点有尖、钝，直、弯，长、短各型。

1. 手术剪 供剪切敷料、人体表皮组织或软组织用。

2. 组织剪 供剪切组织用。组织剪多为弯剪，锐利而精细，用来解剖、剪断或分离

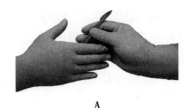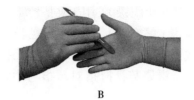

图 2-7-3 手术刀正确传递法

A. 手背面视角；B. 手掌面视角

剪开组织。通常，浅部手术操作用直剪，深部手术操作用弯剪。

3. 线剪 供剪、拆缝合线用。线剪多为直剪，又分为剪线剪及拆线剪，前者用来剪断缝线、敷料、引流管等，后者用于拆除缝线。线剪与组织剪的区别在于组织剪的刃锐薄，线剪的刃较钝厚。所以，决不能图方便以组织剪代替线剪，以致损坏刀刃，造成浪费。

4. 显微剪 供显微手术时精细修剪血管、神经组织或分离组织间隙用。

5. 眼科剪 又称眼科手术剪、眼用手术剪，是剪切眼部软组织用的器械。在通常情况下，直头用于剪切表层组织，弯头用于剪断较深组织或用作分离。尖头可用于软组织细微剪断、修饰和刺开。

正确把持法：拇指和无名指分别插入剪刀柄的两环，中指放在无名指指环的剪刀柄上，示指压在轴节处起稳定和向导作用。常见的剪法姿势见图 2-7-4。

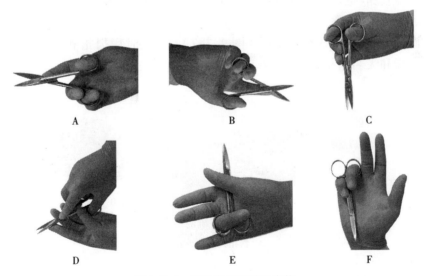

图 2-7-4 几种常见的剪法姿势

A. 正剪法；B. 反剪法；C. 垂剪法；D. 扶剪法；E. 推剪法（1）；F. 推剪法（2）

剪刀的传递：术者示、中指伸直，并做内收、外展的"剪开"动作，其余手指屈曲对握（图 2-7-5）。

（三）手术镊

主要有以下几种。

1. 有齿镊（组织镊） 用于夹持较坚硬的组织，如皮肤、筋膜、肌腱等。

2. 无齿镊（解剖镊） 用于夹持黏膜、血管和神经等较脆嫩的组织。

3. 虹膜镊 用于夹持和分离精细组织。

正确的持镊姿势：拇指对示指与中指，把持二镊脚的中部，稳而适度地夹住组织（图 2-7-6）。

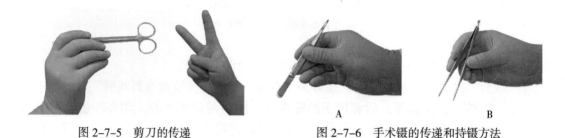

图 2-7-5 剪刀的传递 　　图 2-7-6 手术镊的传递和持镊方法

A. 传递；B. 持镊方法

（四）止血钳

1. 直头止血钳、无齿止血钳 主要用于手术野浅部止血，也可用于浅部的组织分离。有齿止血钳主要用于强韧组织的止血、提起切口处的皮肤等，不能用于皮下止血。

2. 弯头止血钳 主要用于手术深部组织或内脏止血，不宜夹持血管、神经及脆弱的组织。

3. 蚊式止血钳 适用于分离小血管、神经周围的结缔组织及小血管止血，不宜夹持大块或坚硬组织。

持止血钳的方法与手术剪相同（图 2-7-7）。开放时用拇指和示指持住止血钳一个环口，中指和无名指持住另一环口，将拇指和无名指轻轻用力对顶一下，即可开放（图 2-7-8）。

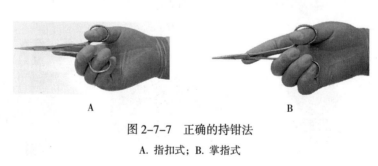

图 2-7-7 正确的持钳法

A. 指扣式；B. 掌指式

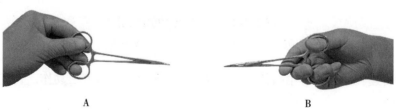

图 2-7-8 止血钳的打开

A. 左手；B. 右手

止血钳的传递：术者掌心向上，拇指外展，其余4指并拢伸直，传递者握止血钳前端，以柄环端轻敲术者手掌，传递至术者手中（图2-7-9）。

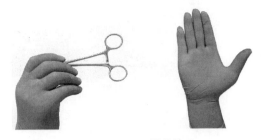

图2-7-9　止血钳的传递

（五）持针钳

专用于夹持缝针进行缝合用。外形类似止血钳，但持针器的头端齿槽较短且内口有槽，也有些无槽。

有多种持法，指扣式为传统执法，用拇指、无名指套入钳环内，以手指活动力量来控制持针钳关闭，并控制其张开与合拢时的动作范围（图2-7-10）。

持针钳的传递：传递者握住持针钳中部，将柄端递给术者（图2-7-11）。

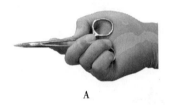
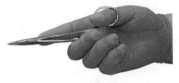
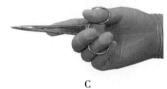

A　　　　　　　　　　　B　　　　　　　　　　　C

图2-7-10　持针钳持握方法

A. 把抓式；B. 单扣式；C. 指扣式

（六）动脉夹

用于夹闭、阻断动脉血流。

（七）颅骨钻

开颅时钻孔用。钻孔后用于扩大手术范围。用法为右手握钻，左手固定骨头，钻头与骨面垂直，顺时针方向旋转，到内骨板时要小心慢转，防止穿透骨板而损伤脑组织。

（八）气管插管

为玻璃或金属材质，分为"Y"型或"T"型，一端插入气管，一端和呼吸换能器相连，用于观察呼吸运动的变化。

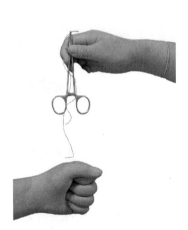

图2-7-11　持针钳的传递

（九）玻璃分针

适用于钝性分离的实验，分离要沿着组织间隙进行，这样分离容易，出血少，视野干净，清楚。在分离神经血管时常用，不易损伤神经和血管。

（十）咬骨钳

适用于咬开骨质，在颅脑手术或骨科手术中常用。

（十一）缝针与缝线

适用于缝合各种组织。缝针有圆针和三棱针2种，又有直型和弯型之别，而且其大小不一。圆针多用于缝合软组织，三棱针用于穿皮固定缝合，弯针用于缝合深部组织。持针钳夹持缝针方法见图2-7-12。

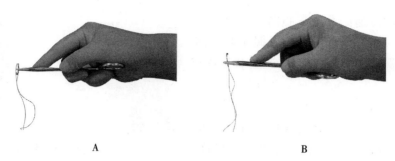

A   B

图 2-7-12　持针钳夹持缝针方法

A. 圆针；B. 三棱针

（十二）手术拉钩

适用于在手术过程中拉开动物的胸腔等。

（十三）三通开关

可按实验需要改变液体流动的方向，便于静脉给药和输液。改变三通阀的位置，可以改变不同方向的通阻，三通的各种连通情况见图 2-7-13。

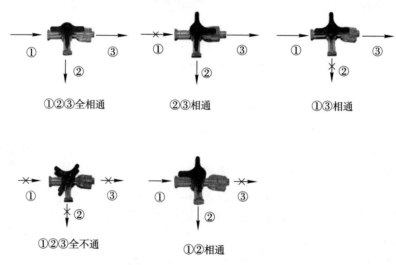

图 2-7-13　三通的各种连通

（十四）一次性医用无菌输液器头皮针

常用于家兔耳缘静脉麻醉，一般选择 7 号头皮针。进针时针头与皮肤成 10°～15° 夹角，针头斜面向上，右手持针，左手绷紧皮肤，直接通过皮肤刺入静脉（图 2-7-14），见回血后推注药液。

◆ 拓展阅读 2-7-1　常用的蛙类手术器械

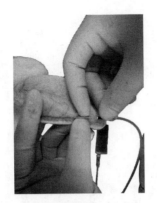

图 2-7-14 头皮针的使用方法

（范小芳 郭勇）

第八节 动物实验手术的打结方法

手术打结是动物实验中的常用技术，本节主要介绍常用的打结方法。

一、结扎的种类

1. 单结 是外科结扣的基本组成部分，易松脱、解开，仅用于暂时阻断。

2. 方结 外科手术中最常使用的结扣。它由 2 个相反方向的单结扣重叠而成，适用于较少的组织或较小的血管及各种缝合的结扎。

3. 三重结或多重结 在完成方结之后再重复一个或多个单结，使结扣更加牢固。适用于直径较重要的血管及张力较大的组织间缝合后的结扎。

4. 外科结 在做第一个结时结扎线穿绕 2 次以增加线间的接触面积与摩擦力，再做第二个结时不易松动或滑脱，打此种结较费时，仅适用于结扎大血管。

5. 假结 由同一方向的 2 个单结组成，结扎后易于滑脱，不应采用。

6. 滑结 尽管其结扣的构成类似于方结，但是由于操作者在打结拉线时双手用力不均，一紧一松或只拉紧一侧线头而用另外一侧线头打结，这样完成的结扣并非方结而是极易松脱的滑结。

结的种类见图 2-8-1。

二、打结方法

1. 单手打结法 为最常用的打结方法，操作简便迅速，左、右手均可打结，虽然各人打结习惯不同，但基本动作是一致的。右手打结法见图 2-8-2。

▶▶ 微视频 2-8-1 右手打结法

2. 双手打结法 除用于一般结扎外，对深部或组织能力较大的缝合结扎较为方便可靠。双手打结便于做外科结，如深部或组织张力较大的缝合结扎。

3. 持钳打结法 用持针钳或止血钳绕长线、夹短线进行打结，方便易行。适用于深部结扎或线头较短用手打结有困难时，或为节省缝线和穿线时间（图 2-8-3）。缺点是缝

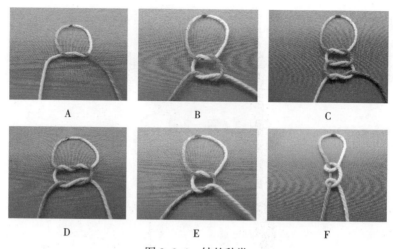

图 2-8-1　结的种类

A. 单结；B. 方结；C. 三重结；D. 外科结；E. 假结；F. 滑结

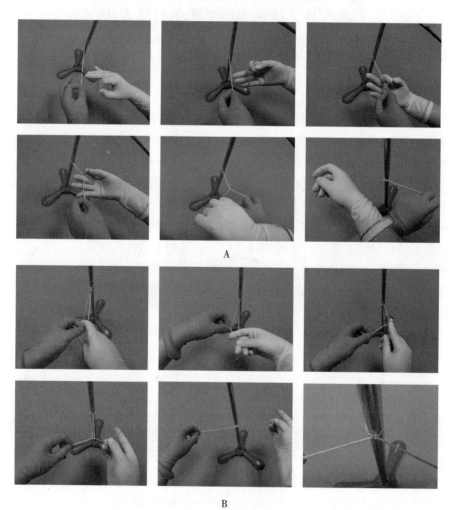

图 2-8-2　右手打结法

A. 第一个结；B. 第二个结

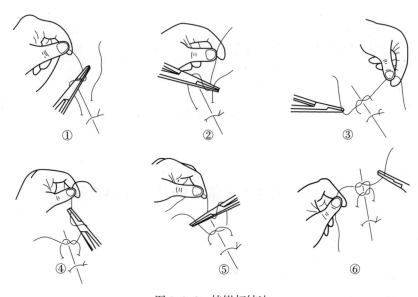

图 2-8-3 持钳打结法

合有张力时不易扎紧。

▶▶ 微视频 2-8-2 持钳打结法

三、打结的注意事项

1. 无论用何种方法打结，相邻 2 个单结的方向必须相反，否则易打成假结而松动。

2. 打结时，两手用力点和结扎点三点应在一条直线上，如果三点连线成一定的夹角，在用力拉紧时易使结扎线脱落或折断。在收紧线结时，两手用力要均匀，如果一手紧一手松，则易成滑结而滑脱。应注意的是，结扎的组织不应被过度牵拉和撕扯，以免损伤周围组织。

3. 根据打结处的深度和结扎对象选择合适长短和粗细的结扎线。打结前用生理盐水浸湿，以增加线的韧性及摩擦力，既易拉紧又不易折断。打结时，必须顺着线的穿行方向用力拉紧，否则极易折断结扎线。

4. 深部打结时，因空间狭小而使两手难以同时靠近结扎处，此时可以在打结后以一手拉住线的一端，另一线端可用另外一只手的示指在近结扣处反向推移，均匀用力收紧结扣。遇张力较大的组织结扎时，往往在打第二结时第一结扣已松开，此时可在收紧第一结扣以后，助手用一把无齿镊夹住结扣，待收紧第二结扣时再移除镊子。

四、术中剪线

打结完成后，打结者将双线尾并拢提取稍偏向左侧，助手用左手托住微微张开的线剪，将剪刀近尖端顺着缝线向下滑至线结的上缘，再将剪刀向上倾斜适当的角度，然后将缝线剪断（图 2-8-4）。倾斜的角度越大，遗留的线头越长；角度越小，遗留的线头越短。一般而言，倾斜 45° 左右剪线，遗留的线头较适中，为 2～3 mm。

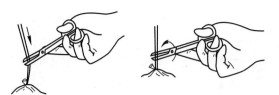
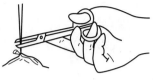

图 2-8-4　剪线方法

（范小芳　张昌静）

第九节　动物实验常用的基本外科操作

一、备皮

备皮前，先将麻醉的实验动物保定于手术台上，确定备皮部位与范围。备皮方法有剪毛法、拔毛法和剃毛法等。

（一）剪毛法

用左手拇指、示指及中指等绷紧待手术部位皮肤，右手持弯手术剪平贴于左手指绷紧的皮肤，逆着毛的朝向剪毛，可先粗剪再细剪。切忌用手提起被毛，以免剪破皮肤。备皮范围应大于皮肤切口的长度，剪下的毛随手放入盛水的容器中浸湿或放入塑料袋中，待剪毕后扎紧放入垃圾桶内，以免乱飞。

（二）拔毛法

兔耳缘静脉注射或取血时及给大鼠 / 小鼠做尾静脉注射时，用拇指与示指将所需实验部分的被毛轻轻拔去，也可用胶布或医用橡皮膏在去毛部位反复轻贴轻拉去毛。

（三）剃毛法

剃毛法是指用剃毛刀剃去实验动物被毛。如果实验动物被毛较长，先要用剪刀剪短，再用刷子蘸温肥皂水将剃毛部位浸湿，然后用手绷紧皮肤，用剃毛刀顺被毛方向剃毛。如果采用小动物电动剃毛刀，可逆被毛方向剃去。此法适用于暴露外科手术区。

（四）脱毛法

脱毛法是指用化学药品脱去实验动物的被毛，适用于无菌手术前的准备及观察实验动物局部皮肤血液循环和病理变化。可用市场上的脱毛化妆品，家兔首先将被毛剪短，然后用镊子夹棉球或纱布团蘸脱毛剂，在已剪去被毛的部位薄薄的涂一层，2～3 min 后即可用温水轻轻洗去脱落的被毛。大鼠 / 小鼠可不剪毛，直接涂上脱毛剂，6～7 min 后，用温水洗去脱下的被毛。

二、皮肤的基本操作

（一）皮肤切开方法

常用的皮肤切开方法有剪口法和切口法。切口位置一般是颈部（喉头与胸骨之间沿颈部正中线）、腹部、胸部和股三角等，切口长度视实验动物种类和具体需要而定。例如，颈部手术时，一般犬为 10 cm，兔、猫为 5～7 cm，大鼠或豚鼠为 2.5～4 cm。

1. 剪口法　术者左手持止血钳提起预剪口处一侧中部皮肤，助手右手持止血钳，在术者已提起皮的对侧提起对应位置皮肤，术者右手持手术剪在被提起皮肤两点中间，分别向上、下剪开皮肤至所需切口长度。

2. 切口法　术者用左手拇指和其他 4 指将预定切口皮肤绷紧，将刀刃与皮肤垂直，用力要得当，一次切开皮肤全层，切缝整齐而不偏斜。切开皮肤及皮下组织时，一般要求按解剖层次逐层切开，注意止血，避免损伤深层的重要组织器。然后按钝性分离法分离肌肉至所需长度。

（二）组织分离方法

1. 锐性分离法　指使用刀、剪等锐性器械做直接切割的方法，该法用于皮肤、黏膜、各种组织的精细解剖和紧密粘连的分离。

2. 钝性分离法　指使用刀柄、止血钳、剥离器或手指等分离肌肉、筋膜间隙的疏松结缔组织的方法。软组织分离要求按解剖层次逐层分离，保持视野干净、清楚。原则上以钝性分离为主，必要时也可使用刀、剪。

（1）结缔组织的分离　用止血钳插入撑开，做钝性分离。对薄层筋膜，确认没有血管时可使用刀剪。对厚层筋膜，因其往往内含血管而不易透见，不要轻易使用剪刀。使用止血钳做钝性分离时，应慢慢地分层，由浅入深，避开血管。若需用锐器，应事先用 2 把止血钳做双重钳夹（有时甚至结扎），再在两钳之间切断。

（2）肌肉组织的分离　应在整块肌肉与其他组织之间，一块与另一块肌肉分界处，顺肌纤维方向做钝性分离（顺着切口方向扩张止血钳，分离皮下组织与肌膜等，然后并拢止血钳，刺入肌层，扩张止血钳沿肌纤维方向钝性分离肌肉至所需长度。也可先用并拢止血钳刺一小口后，再用两小指插入肌肉，两手分别向上、下用力钝性撕开肌肉直至所需长度）。肌肉组织内含小血管，若需切断，应事先用止血钳做双重钳夹，结扎后才可剪断。

（3）血管、神经的分离　顺其直行方向，用玻璃分针小心分离，切忌横向拉。分离过程中不可用手术刀、剪刀等锐利器械，以免损伤神经。

◆ 拓展阅读 2-9-1　家兔外科基本手术方法

（三）止血方法

1. 预防性止血　术前 1~2 h 使用一些能提高血液凝固性的药物，以减少术中出血。常用的预防性止血剂有 10% 氯化钙溶液、10% 氯化钠溶液。

局部麻醉时，配合应用肾上腺素，即在 1 000 mL 普鲁卡因溶液中加入 0.1% 肾上腺素 2 mL，利用其收缩血管的作用，达到减少手术部位出血的目的。在四肢末梢、阴茎、尾部手术时，为避免出血过多，可在手术部位的上方缠止血带，待手术部位彻底止血后松开。

2. 术中止血　为避免肌组织出血，在分离肌肉时，若肌纤维走向与切口一致，应钝性分离；切记不能用剪刀剪开或用手术刀切开肌肉，否则大量出血易导致手术视野血肉模糊。若肌纤维走行与切口不一致，则应采取两端结扎、中间切断的方法。

（1）压迫止血　手术中出血一般可先用灭菌纱布或拧干的温热盐水纱布按压片刻，切勿用干纱布擦拭，以减少组织损伤。

（2）钳夹止血　用止血钳在与血流方向垂直夹住血管断端，停留一段时间后取下止血钳。

（3）结扎止血　常用于压迫无效或较大血管的出血。出血点用纱布压迫后，用止血钳逐个夹住血管断端，要夹准、夹牢，但应尽量少夹周围组织，再用丝线结扎止血。结扎时，先竖起止血钳，将结扎线绕过钳夹点之下，再将钳放平后钳尖稍翘起，打第一个结时，边扎紧边轻轻松开止血钳，再打第二个结。

（4）烧烙止血　以烧热的烙铁烧血管的断端，使血液和组织凝固，从而达到止血的目的。

（5）药物止血　当内脏出血时，可用纱布吸净积血，然后将止血粉、云南白药或凝血酶等涂撒在创面上，稍加压 5 ~ 10 s 即可止血。

（四）缝合方法

缝合方法很多，但主要有间断缝合、连续缝合和毯边缝合（图 2-9-1），还有减张缝合、褥式缝合、荷包缝合和"8"字形缝合等。间断缝合是最常用缝合方法，一般组织均可采用；连续缝合常用于缝合腹膜及胃肠道等，速度较快，并有一定的止血作用；毯边缝合常用于皮片移植缝合、胃肠吻合时缝合后壁全层等，边缘对合整齐，有一定止血作用；褥式缝合常用于胃肠道、血管等处的缝合；减张缝合常用于缝合皮肤，可与其他缝合并用，其特点是缝线的进出孔距创缘较远（2 ~ 4 cm），或在打结前装上纱布圆枕，以减少组织张力，防止组织被缝线撕裂；荷包缝合常用于缝合胃肠道小穿孔及包埋阑尾残端等；"8"字形缝合常用于缝合筋膜、腱膜、肌肉等。

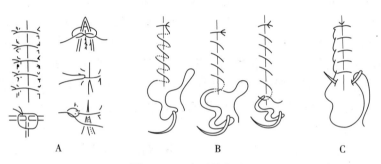

图 2-9-1　主要缝合法

A. 间断缝合；B. 连续缝合；C. 毯边缝合

（五）拆线方法

外部创口缝线经一定时间后（7 ~ 14 d），均需拆除。根据创口缝合情况，可决定分次拆除或一次拆除。拆线前，在缝合处，尤其在缝线和针孔上，需用碘伏和乙醇消毒。拆线时，需注意拆线的方法（图 2-9-2）。

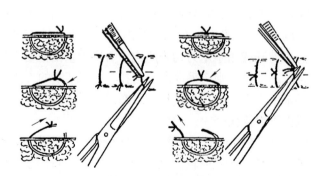

图 2-9-2　拆线的方法

三、基本外科手术

以下以家兔为实验对象，进行各种基本外科手术操作步骤说明。

（一）颈部手术

1. 迷走神经、减压神经、交感神经及颈总动脉分离与插管术　血管与神经都是易受损伤的组织，在分离时应细心、轻柔，且不可用有齿镊子进行剥离，也不可用止血钳或镊子夹持。分离时应掌握先神经后血管、先细后粗的原则。注意保持局部的自然解剖位置，不要把结构关系弄乱。如需切断血管分支，应采用两端结扎中间剪断的方法。分离完毕后，在神经或血管的下方穿以浸过生理盐水的丝线备用，然后盖上温热生理盐水纱布，防止组织干燥。

（1）颈部备皮、切开　20%乌拉坦5 mL/kg麻醉后，将家兔仰卧位保定，颈前区备皮，正中切开皮肤6～7 cm（甲状软骨下缘与胸骨上缘1 cm之间），用止血钳分离皮下组织，钝性分离胸舌骨肌与胸骨甲状肌，暴露气管。

（2）找到颈总动脉鞘　用左手拇指和示指捏住一侧的颈部皮肤和肌肉，其余3指从皮肤的外面顶起并略向外翻，暴露与气管平行的血管神经束和呈红色较大的颈总动脉，手指触之有搏动感。仔细辨认三根神经与血管，最粗的是迷走神经，交感神经其次，减压神经最细（图2-9-3）。一般情况下减压神经位于迷走神经与交感神经之间，常与交感神经紧贴在一起，但位置变异较大。

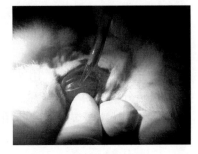

图2-9-3　家兔的迷走神经、交感神经、减压神经

（3）神经分离　用浸湿生理盐水的棉球顺着血管走向轻轻拭去血液后分开鞘膜，用玻璃分针顺神经和血管的走行方向分离各条神经2～3 cm。分离后，用温生理盐水浸湿过的细丝线穿线备用。分离过程中不可用手术刀、剪刀等锐利器械，以免损伤血管神经。

（4）颈总动脉分离　用蚊式止血钳或玻璃分针顺着血管走行小心地钝性分离颈总动脉3～4 cm，在其下穿2条细丝线备用，用一根结扎动脉远心端，将近心端用动脉夹夹住，另一根线打一活结于动脉夹与远心端结扎线之间。

颈总动脉在甲状腺附近有一较大分支为甲状腺前动脉，故分离时应选在距甲状腺以下较远的部位开始，防止将该分支切断引起出血。

（5）颈总动脉插管　结扎颈总动脉远心端，待血管内血液充盈后，用动脉夹夹闭近心端，以左手小拇指从血管背后轻扶血管。右手持眼科剪，在距远心端结扎处0.5 cm的动脉壁上以45°角剪一"V"形小口（剪开动脉壁管径1/3左右），然后将动脉导管向心方向插入1～2 cm，用细线将动脉与导管一起固定结扎，然后用远心端的细线将导管再次固定。

注意：动脉导管插管前导管内须预先充满0.3%肝素钠溶液，并将三通开关置于45°角的关闭状态。

▶ 微视频2-9-1　家兔备皮、颈总动脉分离插管术

▶ 微视频2-9-2　家兔迷走神经、交感神经、减压神经分离术

2. 气管分离与插管术

（1）颈部备皮、切开　家兔麻醉后仰卧位保定，自甲状软骨下缘，沿正中做一长 5 ～ 7 cm 的皮肤切口，暴露胸骨舌骨肌。

（2）气管分离　用止血钳插入左右胸舌肌之间，做钝性分离。将肌肉向两边拉开，暴露气管。用弯头止血钳将气管与背后的结缔组织分开，穿粗线备用。

（3）气管插管　提起结扎线，用手术剪在甲状软骨下 2 ～ 3 cm 处的两个气管软骨环之间，横向剪开气管前壁（横切口不宜超过气管直径的 1/3），再在剪口处向头侧剪一 0.5 cm 纵向切口，即在气管上做"⊥"形切口。将气管插管沿胸部方向插入气管腔内，用备好的粗线将其固定结扎，并将线绕过气管插管分叉处后再次结扎，以防插管脱出。

注意：如气管内有血液或分泌物，先用小棉球擦净，再做气管插管。

▶▶ 微视频 2-9-3　家兔气管分离插管术

3. 颈外静脉分离与插管术　兔颈外静脉管径较粗，颜色较深，位于颈部左右两侧皮下，分布很表浅。

（1）颈部备皮、切开　家兔麻醉后仰卧位保定，颈前区备皮，正中切开皮肤 6 ～ 8 cm，用左手拇指和示指提起切开的一侧皮肤，其余手指从皮肤的外面向上顶起，将皮肤外翻，即可看到呈暗紫色的静脉。

（2）颈外静脉分离　用玻璃分针或钝头止血钳沿血管走行方向将颈外静脉周围的结缔组织轻轻分离，由于静脉壁比较薄，分离时不可用力牵拉，分离长度约 2 cm 即可，穿 2 根温热生理盐水浸湿的细线备用。

（3）颈外静脉插管　动脉夹夹闭静脉游离段的近心端，待血管充盈后结扎静脉的远心端。左手提起结扎线，右手用眼科剪在静脉上靠近远心端结扎处，成 45° 剪一"V"形小口（约为静脉管径的 1/3 或者 1/2），然后将充满 0.1% 肝素钠溶液的静脉导管向心脏方向插入导管。将备用线打一个结，取下动脉夹，把导管慢慢向右心房方向送入 2 ～ 3 cm。细丝线结扎静脉，并固定在导管上，再次用远心端细线与导管一起固定结扎（图 2-9-4）。

▶▶ 微视频 2-9-4　家兔颈外静脉分离插管术

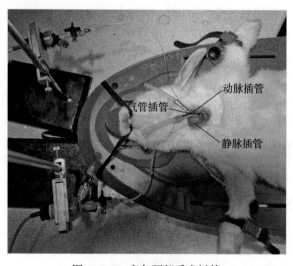

图 2-9-4　家兔颈部手术插管

（二）胸部手术

由于家兔解剖学上的特点为左右两侧胸腔不通，心脏又在两侧胸膜腔之外的纵隔中，故很多心脏实验都利用此特点进行。

1. 结扎左冠状动脉分支

（1）胸部备皮　家兔麻醉后仰卧位保定，左侧胸部手术区域备皮。

（2）冠状动脉分支结扎　用剪刀剪开左侧的胸部皮肤，止血钳钝性分离左侧的胸大肌，暴露左侧第2、3、4肋，分别在左第2、3、4肋间隙距离胸骨左缘约0.5 cm处进针穿线，每个肋间隙同一进针点穿2根0号缝合线结扎，于结扎线之间胸肋关节处剪断第2、3、4肋骨。将线用力拉向两侧，拉开胸腔，暴露心脏。用眼科镊轻轻提起心包，并用眼科剪剪开。仔细辨认左冠状动脉前降支和左心室支，用缝合针（圆针）穿线结扎血管。通过心电图了解结扎位置是否正确。

在使用剪刀时，要注意向上挑起，以防剪破胸膜。手术中应尽量减少出血，如出血较多时，先用止血钳将出血点夹住，再用线结扎止血。

2. 夹闭后腔静脉

（1）胸部备皮　家兔麻醉后仰卧位保定，右侧胸部手术区域备皮。

（2）后腔静脉夹闭　用手术剪将右沿胸骨右沿做6～7 cm的长切口，钝性分离骨骼肌，暴露第7～9肋骨。用长止血钳从9、10肋间隙垂直插入胸腔，然后倒向，向上从6、7肋间隙穿出并夹紧。再如上法平行夹上另一把长止血钳，用粗剪刀于两钳之间剪断第7～9肋骨。将两钳向两侧拉开，暴露心脏，于其背下方找到后腔静脉，用套上胶管保护的纹式止血钳或动脉夹将后腔静脉的大部分或全部夹闭。

（三）腹部手术

输尿管插管、膀胱插管和尿道插管是引流、收集尿液的方法，由此可以观察神经、体液、药物对尿量和尿液成分的影响。

1. 输尿管插管术

（1）腹部备皮　家兔麻醉后仰卧位保定，剪去耻骨联合上腹部的部分被毛。

（2）分离输尿管　做耻骨联合上缘向上的下腹部正中切口，长3～4 cm。再用手术剪沿腹白线剪开腹壁及腹膜，注意勿伤腹腔内脏器官。寻找膀胱，并将其翻出腹外，于膀胱三角仔细辨清输尿管（注意与输精管、输卵管区别），用玻璃分针将输尿管周围组织分离干净，分离输尿管约2 cm。

（3）输尿管插管　在输尿管下方穿2根线备用，用其中一根线将输尿管近膀胱端结扎。左手小指垫在输尿管下，用眼科剪在结扎线处稍靠上剪开输尿管管径的1/3～1/2，切口呈"V"形，将充满生理盐水的插管向肾方向插入输尿管，用另一根线结扎固定，调整插管位置，使其与输尿管保持相同走行，防止插管尖端翘起与输尿管形成夹角，影响尿液顺利流出。术毕，用温热生理盐水纱布（37℃左右）覆盖腹部切口，以保持腹腔温度。若需长时间收集尿液，可用止血钳夹住腹腔切口（双侧）关闭腹腔。

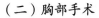 微视频2-9-5　家兔输尿管插管术

2. 膀胱插管术　如前述打开腹腔暴露膀胱，看到膀胱后，用止血钳轻轻提起膀胱移至腹外（不可过度牵拉膀胱，以免诱发排尿反射），在膀胱顶部血管较少处用2把止血钳相距0.5 cm对称夹住膀胱提起，用手术剪在膀胱顶部剪一纵形小口，插入膀胱插管，将膀

胱壁与插管结扎固定。膀胱插管插入不宜过深，以免管壁堵塞输尿管入口。完成上述操作后，将膀胱插管平放在耻骨处，使引流管自然下垂，收集尿液。手术完毕后，用温热生理盐水纱布覆盖腹部切口。

▶▶微视频 2-9-6　家兔膀胱插管术

3. 尿道插管术　雄兔比雌兔容易操作。先选择合适的导尿管（常用 8 号），在其头端长度约 12 cm 涂上液体石蜡或者凡士林（减小摩擦），然后将导尿管从尿道口插入，见尿后再进一点，用线或胶布固定导尿管。中途若发现无尿流出，可将导尿管改变方向，或向外、向内进退一些以保证尿流通畅。

（四）股部手术

股动脉、股静脉和股神经是位于股三角内的皮肤和一层筋膜之下，其腹侧面又被缝匠肌后部的内侧缘所覆盖。股三角是上面以腹股沟韧带为界，外侧以缝匠肌的内侧缘为界，内侧以长收肌的内侧缘为界，所形成一个局部三角形结构的区域。

（1）股部备皮　家兔麻醉后仰卧位保定，股部手术区域备皮，在后肢股三角区腹股沟处股动脉搏动最明显的地方切开皮肤。

（2）股动脉、股静脉和股神经的分离　用眼科镊或玻璃分针分离皮下分离筋膜，即可暴露肌肉层的股三角解剖学的特征。仔细分离深筋膜后，血管、神经即完全暴露。股静脉位于内侧，股神经位于外侧，股动脉位于中间。股动脉虽然居中，但因位置靠背侧，常被股神经、股静脉部分掩盖，需将股静脉稍向内移分离后，再分离股动脉。细心分离股部血管鞘膜、分离血管间的结缔组织，游离股动脉表面的神经，逐一分离神经、血管至需要的长度，在其下方穿 2 根细线备用。

（3）股动脉插管　将股动脉远心端结扎，待血管内血液充盈后，助手将近心端细线提起阻断血流，实验者右手持眼科剪，在动脉壁上以 45° 角剪一倒 "V" 形小口（剪开动脉壁管径 1/3 左右），实验者左手用 6 号弯头钩针挑起动脉切口，右手顺势将动脉导管向心方向插入 0.5～1 cm，用近心端细线将动脉与导管一起固定结扎，然后再次用远心端的细线将导管固定。用温热生理盐水纱布覆盖切口。

（4）股静脉插管　插管原理、要求与方法与股动脉基本类同。主要用于输血、补液和给药。

当寻找到股三角部位内的血管后，要辨别股动脉与股静脉：①动脉血管的颜色较为鲜红或淡红色，静脉血管的颜色为暗红或紫红色。②动脉血管看似刚劲，有弹性，有明显的搏动现象；静脉血管看似单薄、无搏动感。

注意：股静脉壁薄易损，必须用玻璃针小心仔细分离。

（五）开颅术

将家兔麻醉后俯卧位保定于兔台上，剃去头部的毛发，从眉间至枕部沿矢状线切开皮肤及骨膜，用刀柄向两侧剥离肌肉并刮去颅顶骨膜。用颅骨钻钻开颅骨，用小咬骨钳扩大创口，暴露一侧大脑上侧面，注意勿伤硬脑膜及矢状窦，出血时以骨蜡或止血海绵止血。术毕放松家兔的头及四肢，以便观察躯体运动效应。

注意：暴露大脑皮质时，需用小镊子夹起硬脑膜，仔细剪去，暴露出大脑皮质，滴上少许温热液体石蜡，以防皮质干燥。

四、实验动物的急救措施

当实验进行中因麻醉过量、大失血、过强的创伤、窒息等各种原因，发现实验动物心搏减弱甚至停止、血压急剧下降甚至测不到，呼吸极慢而不规则甚至呼吸停止，角膜反射消失等临床死亡症状时，应立即进行急救。急救的方法可根据实验动物的情况而定。对大鼠、兔、猫、犬常用的急救措施如下。

1. 窒息 由于麻醉致咽部肌肉松弛且未做气管插管导致的窒息，可将实验动物的舌头向一侧拉出，多可缓解。由于气管插管扭曲，其斜面贴于气管壁造成的气道阻塞，可将气管插管旋转 180°，即可缓解。由于气管分泌物过多造成的气道阻塞，常伴有痰鸣音，易于判断，可通过气管插管将一细塑料管插入气管，用注射器将分泌物吸出，必要时可拨出气管插管，吸出分泌物后再重新插入。

2. 人工呼吸 用双手按压实验动物胸廓进行人工呼吸。如有电动人工呼吸器，可行气管插管后，再连接人工呼吸器进行人工呼吸。一旦实验动物恢复自主呼吸，即可停止人工呼吸。

采用人工呼吸机时，应调整其容量：大鼠为 50 次 /min，每次 8 mL/kg，即 400 mL/（kg·min）；兔和猫为 30 次 /min，每次 10 mL/kg，即 300 mL/（kg·min）；犬为 20 次 /min，每次 100 mL/kg，即 2 000 mL/（kg·min）。

3. 注射强心剂 可以静脉注射 0.1% 肾上腺素 1 mL，必要时直接做心脏内注射。肾上腺素具有增强心肌收缩力，使心肌收缩幅度增大，加速房室传导速度，扩张冠状动脉，增强心肌供血、供氧及改善心肌代谢，刺激高位及低位心脏起搏点等作用。

当实验动物注射肾上腺素后，如心脏已搏动但极为无力时，可从静脉或心腔内注射 1% 氯化钙 5 mL。钙离子可兴奋心肌紧张力，而使心肌收缩加强，血压上升。

4. 注射呼吸中枢兴奋药

（1）尼可刹米 可直接兴奋延髓呼吸中枢，使呼吸加速加深；对血管运动中枢的兴奋作用较弱，在实验动物抑制情况下作用更明显。可静脉一次注射 25% 尼可刹米 1 mL。

（2）山梗茶碱 可刺激颈动脉体的化学感受器，反射性地兴奋呼吸中枢，对呼吸中枢还有轻微的直接兴奋作用。作为呼吸兴奋药，比其他药物作用迅速而显著。可使实验动物呼吸迅速加深、加快，血压亦同时升高。可静脉一次注射 1% 山梗茶碱 0.5 mL。

5. 注射高渗葡萄糖液 一般常采用经实验动物股动脉逆血流加压，快速、冲击式地注入 40% 葡萄糖溶液。可刺激实验动物血管内感受器，反射性地引起血压呼吸的改善。注射量根据实验动物种类而定，如犬可按 2 ~ 3 mL/kg 计算。

（杨拯 范小芳 马建设）

第十节 实验动物的安乐死术

实验动物安乐死（euthanasia）是指对于那些已完成实验任务或生产淘汰或处于濒死状态实验动物实施的在无疼痛状态下死亡的手段，是以人道的方法处死实验动物的过程。

应合理选择安乐死术的时机，在必须处死实验动物时尽可能采取减少其痛苦的方法。

同时，应注意保证实验人员的安全，通过对呼吸、神经反射、肌肉松弛等生命体征的观察来确认实验动物是否已经死亡，要妥善处理好尸体并要注意环保，避免污染环境。

（一）大鼠／小鼠的处死方法

1. 颈椎脱臼法 此法将实验动物的颈椎脱臼，断离脊髓致死，为大鼠／小鼠最常用的处死方法。操作者用左手拇指、示指用力向下按住鼠颈，同时右手抓住鼠尾用力向后上方拉，造成脊髓与脑髓离断而死亡，但对 200 g 以上的大鼠不建议使用该方法。

2. 断头法 操作者用左手按住鼠背，拇指夹住右腋窝，示指和中指夹住左前肢，右手用大剪刀或断头器在颈部垂直将鼠头剪断。

3. 放血处死法 将鼠的颈总动脉或股动脉剪破，使其急性大出血而死亡。

4. 化学药物致死法 静脉输注氯化钾、过量 CO_2 麻醉等均可使大鼠／小鼠致死。氯化钾的致死量为：25% 氯化钾溶液 0.6 mL/ 只，静脉注射。

从动物伦理学角度，应尽量采取静脉输注氯化钾或 2 倍剂量过量麻醉药的处死法。

（二）犬、兔、猫、豚鼠的处死方法

1. 空气栓塞法 是指用注射器将空气快速注入实验动物静脉内，使其全身血管发生气体栓塞而死亡。一般兔、猫可注入空气 20~40 mL，犬为 90~160 mL。

2. 放血处死法 实验动物要先麻醉后再切断颈动脉或股动脉快速放血致死，期间要保持放血切口的通畅（可用湿纱布擦去切口周围的血液和血凝块）。因施行此法时实验动物十分安静，对脏器无损伤，故对于采集病理标本或保留新鲜脏器是较好的选择。

3. 麻醉药过量处死法 是指快速过量注射非挥发性麻药使实验动物中枢神经过度抑制，导致死亡。例如，家兔的戊巴比妥钠注射法首选剂量为 100 mg/kg。

◆ 拓展阅读 2-10-1 实验动物安乐死指南

（范小芳）

数字课程学习

▶️ 教学视频　　📥 教学 PPT　　📝 自测题

第三章
医学实验常用技术

第一节 细胞培养技术

细胞培养就是指在体外模拟体内环境（无菌、适宜温度、酸碱度和一定营养条件等），使之生存、生长、繁殖并维持主要结构和功能的一种方法。细胞培养可分为原代培养和传代（继代）培养。

细胞培养可以直接观察活细胞的形态结构和生命活动，且通过细胞培养既可以获得大量细胞，又可以借此研究细胞的信号转导、细胞的合成代谢、细胞的生长增殖等。细胞培养更具有特殊的作用和价值，肿瘤的细胞免疫疗法、单克隆抗体制备、基因工程药物或疫苗的研究与生产等，都通过细胞培养来实现，是现代生物技术的重要组成部分。

实验 1 细胞原代培养技术

【实验原理】

原代培养是获取细胞的主要手段。将各种组织从动物的机体中取出，经各种酶（常用胰蛋白酶）、螯合剂（常用 EDTA）或机械方法处理，分散成单细胞，置于合适的培养基中培养，使细胞得以生存、生长和增殖，这一过程称原代培养。

整体动物心肌细胞的增殖能力在出生后仅能维持较短时间，小鼠在出生 3 周后 DNA 合成所需的酶的活性及心肌细胞的增殖能力就明显降低至成年鼠水平。小鼠心肌细胞的原代培养一般选用出生后 1～10 d 的乳鼠心脏，尤以出生 1～4 d 的乳鼠较好；此时，心肌细胞已分化充分，适用于各种研究；而出生 4 d 以后的乳鼠心脏中分离出来的心肌细胞较慢发育成为有自律性搏动的心肌细胞。

【实验材料】

1. 实验对象   出生 1～4 d 的乳鼠，雌雄不拘。

2. 实验器材   培养箱，超净工作台，离心机，水浴箱，培养瓶，培养皿，青霉素瓶，吸管，移液管，无菌镊子，剪刀，眼科剪，大头针。

3. 实验试剂   DMEM/F12 培养液：添加终浓度为 10% 的胎牛血清（FCS）、100 U/mL 青霉素和 100 U/mL 链霉素；消化液：胰蛋白酶（效价为 1∶250）0.08%、胶原酶Ⅱ（活力为 150 U/mg）0.05%，用 pH 7.2 ~ 7.8 的 D-Hanks 溶液配制，−20 ℃ 保存；D-Hanks 溶液（pH 7.2 ~ 7.8）：KCl 0.4 g，KH_2PO_4 0.06 g，NaCl 8.00 g，$NaHCO_3$ 0.35 g，$Na_2HPO_4 \cdot 2H_2O$ 0.09 g，酚红 0.01 g，用蒸馏水定容至 1 L，121 ℃ 湿热灭菌 15 min 后备用；75% 乙醇，碘伏。

【实验步骤】

1. 取出生后 1 ~ 4 d 的乳鼠 2 只，按常规麻醉处死后用 75% 乙醇消毒皮肤，将乳鼠转移至超净工作台中，再用大头针固定乳鼠的头及四肢，剪开胸部皮肤，更换无菌镊子及剪刀，开胸取出心脏。

2. 将心脏放入盛有 D-Hanks 溶液的培养皿（或青霉素瓶）中，剪去心房，剪开心室，用 D-Hanks 溶液冲洗 3 次，去除残留积血，将心脏放入培养皿中，滴加少量 DMEM/F12 培养液，用眼科剪把心脏剪成 1 mm^3 大小的碎片。

3. 将一只心脏的碎片放入培养皿中，用吸管把心脏碎片（植块）均匀放置，每小块间距 0.5 cm 左右，滴入少量 DMEM/F12 培养液，量以植块不会浮起来为宜，再放入培养箱内静止 2 ~ 4 h 后，小心补加培养液至没过植块表面，加液时要避免冲散植块，防止植块浮起来。

4. 将另一只心脏的碎片转移至 15 mL 离心管中，用移液管量取 5 mL 消化液，加入离心管中，于 37℃ 的水浴箱中消化，每隔 1 min 左右轻轻颠倒混匀几次，总共消化 10 min，用吸管轻轻吹打 1 min 后，用移液管量取 2 mL DMEM/F12 培养液并加入离心管中，终止消化。

5. 将装有细胞悬液的试管置于离心机中，1 000 r/min 离心 5 min，弃上清，沉淀中加入培养液 2 mL，用吸管吹打制成细胞悬液，置细胞培养皿中。

6. 将上述培养皿均置于培养箱中（37℃，5% CO_2）培养。

【观察项目】

1. 每日观察，发现细胞游出后及时拍照记录，每隔 3 ~ 5 d 换液一次。

2. 在培养箱中（37℃，5% CO_2）培养 48 h 后可见搏动的单层心肌细胞。

3. 观察是否有细菌、真菌的污染，一旦发现污染，及时清除，防止蔓延。

【注意事项】

1. 自取材开始，保持所有组织细胞处于无菌条件。

2. 植块接种后 1 ~ 3 d，游出的细胞数量很少，植块粘贴不牢固，在观察和移动过程中要注意动作轻巧，尽量不要引起液体的振荡导致植块浮起来。

分析与思考

如何判断培养的细胞被细菌、真菌污染？

（李东　楼哲丰）

实验 2　细胞传代培养技术

【实验原理】

原代细胞培养成功以后，需要进行传代（继代）培养，否则细胞会因生存空间不足或密度过大，营养障碍，影响细胞生长。将培养的细胞分散，以1∶2或1∶3以上的比率转移到另外的容器中进行培养的过程称为传代培养。传代培养是一种将细胞种保存下去的方法，同时也是利用培养细胞进行各种实验的必经过程。悬浮型细胞直接分瓶培养，贴壁细胞需经消化后才能分瓶培养。

细胞培养的最大优点是得以研究均一性较好的活细胞，并在人为严格控制的环境条件下进行实验，避免了体内实验时的许多复杂因素，研究的内容便于观察记录，研究费用相对比较经济，因此成为生物学研究（分子生物学、遗传学、免疫学、肿瘤学、细胞工程等）的重要手段。细胞培养也存在一定的不足，主要是体外培养的细胞与体内相应的细胞存在差异，尤其是反复传代、长期培养的细胞甚至发生染色体非二倍体改变。

【实验材料】

1. 实验对象　Hela细胞株。

2. 实验器材　超净工作台，倒置相差显微镜，CO_2培养箱，离心机，移液管，细胞培养瓶，无菌巴氏滴管，细胞计数板，离心管，废液缸，隔离衣，鞋套，帽子，口罩，手套，75%乙醇棉球等。

3. 实验试剂　75%乙醇，0.25%胰蛋白酶溶液，RPMI 1640培养基（添加终浓度为10%的胎牛血清、100 U/mL青霉素、100 U/mL链霉素、1~4 mmo/L谷氨酰胺），D-Hanks工作液（或PBS缓冲液）。

【实验步骤】

1. 实验准备

（1）实验前30 min，打开超净工作台的空气循环器和紫外灯，打开无菌室空气循环器和无菌室紫外灯。

（2）实验前，关闭无菌室紫外灯，打开日光灯，将需要的物品从传递窗送入无菌室。

（3）按标准流程穿隔离衣、鞋套，戴帽子、口罩和手套后进入无菌室。

（4）关闭超净工作台内的紫外灯，打开日光灯。

（5）将消毒过的所用物品放入超净工作台中，有条理地安排物品放置位置，必要时用75%乙醇棉球擦拭物品，正式操作开始前用75%乙醇棉球擦拭双手。

2. 贴壁细胞传代培养过程

（1）吸弃细胞培养瓶中的旧培养液。

（2）用移液管量取2~3 mL的D-Hanks液（或PBS缓冲液），加入培养瓶中，轻轻振荡漂洗细胞，吸弃D-Hanks液。

（3）加入2 mL左右的0.25%胰蛋白酶溶液，室温（有条件的或难消化的细胞，最好置37℃温箱）消化3~5 min，消化的同时在倒置显微镜下观察，待细胞单层收缩突起出现空隙时，用手轻轻拍打培养皿的边缘，再用倒置相差显微镜观察细胞是否完全脱落。

（4）待细胞完全脱离后，加入1~2 mL含血清的培养基终止反应。

（5）用无菌巴氏滴管吹打，以使细胞完全散开为止，肉眼看不到瓶壁白色薄膜。

（6）将细胞悬液用无菌巴氏滴管转移到15 mL无菌离心管中，置于离心机中，1 000 r/min离心5 min。

（7）弃上清，沉淀的细胞中加入5 mL左右的细胞培养基，轻轻吹打混匀细胞，制成细胞悬液。

（8）取适量混合液体滴加入细胞计数板中，在显微镜下进行细胞计数，按 25 cm² 培养瓶中接种 1.25×10^5 个细胞的密度传代（5×10^3 个细胞 /cm²），吸出适当体积的细胞悬液加入新的培养瓶中，再用细胞培养液补充至 5 mL 左右；并在培养瓶上做好标记（操作者、细胞名称、日期等）。

3. 实验收尾

（1）实验结束后，尽快将细胞培养瓶置于 CO_2 培养箱中，并将培养瓶中的细胞轻轻摇匀，在 37℃、5% CO_2、饱和湿度条件下培养；细胞培养 24 h 后，即可观察培养液的颜色及细胞的生长情况。

（2）将试剂放回原处，及时清理桌面、台面、地面，整理好用过的实验器材，并将实验台面用 75% 乙醇消毒。

（3）打开超净工作台的紫外灯。

（4）通过传递窗将废液缸和垃圾带出无菌室。离开无菌室后打开无菌室紫外灯，关闭循环风系统和空调。

（5）30 min 后关闭所有紫外灯，并检查无菌室。

【观察项目】

1. 首先要观察培养细胞是否污染，观察培养基颜色的变化及混浊度。

2. 观察细胞是否生长。

3. 观察细胞的形态特征并判断其所处的生长阶段和细胞密度。

4. 观察细胞生长是否均匀。

【注意事项】

1. 第一次开始培养某种细胞时，一定要用该细胞的名称进行检索，得到关于该细胞的详细信息，包括需要使用的培养基、血清、添加剂、通常的消化时间、CO_2 浓度要求、传代时间等。对于特定的细胞（如原代培养的细胞），需要查阅相关文献来获得更准确的培养方法。

2. 细胞培养过程中应该每天观察，发现形成的单层细胞相互汇合至整个瓶底的 80% 被覆盖时要立即进行传代培养，否则细胞会因生存空间不足或密度过大，营养障碍，漂浮生长或背景较脏等影响生长。

3. 传代时不同的细胞消化时间不同，因而要根据显微镜下状态观察及时进行处理，以免因消化过头而产生过多的细胞碎片，影响细胞生长。

4. 细胞培养所用试剂、耗材、器材的清洗与消毒要彻底，各种溶液的灭菌要仔细，并在无菌实验检测阴性后才能使用；操作室及剩余的无菌器材要定期清洁、消毒、灭菌。

5. 进入细胞间开始细胞培养时，必须按照严格的无菌操作实验。

（1）进入无菌室前，务必确认紫外灯已关闭。

（2）必须用 75% 乙醇擦拭双手和工作区域，只要接触过生物安全柜之外的物品，必须再次对手套进行消毒。

（3）在将容器、培养瓶、培养板和培养皿放入细胞培养箱之前，必须用 75% 乙醇擦拭其外部。

（4）确定所有需要用到的溶液和耗材都放在伸手可及的位置。为了方便单手开启瓶盖，实验开始前可以把所有瓶盖旋松（超净台内）。

（5）使用时方可打开无菌器材的包装，并应始终位于工作区域内。

（6）无菌培养瓶、试剂瓶、培养皿等物品使用时方可揭开盖子，不得将其长时间开放暴露于环境中，取下盖子时应将盖子开口朝下放在工作台面上，瓶盖应当倒放在远离自己的地方，以避免瓶盖被误操作所污染，操作完成后尽快盖上盖子；不要从敞开的容器口上方经过，以避免衣服上掉落不明物体污染细胞。

（7）尽量不要从试剂瓶或培养瓶中直接倾倒培养基和试剂溶液，如果溶液沾在瓶口，要用 75% 乙醇棉球仔细清洁瓶口周围（不要接触到瓶口）后在火焰上简单烧灼。

（8）实验操作时要注意及时更换巴斯德吸管、移液枪枪头和移液管，切勿一根管子做到底；一旦发现接触了非洁净或者无法确定洁净的物品时，必须直接丢弃；不同细胞或不同试剂间吸液，必须换吸管（枪头），避免交叉污染。

（9）进入细胞培养间后关好门，坐下来尽量少走动，以免影响生物安全柜的风帘。

（10）实验操作时尽量减少谈话，打喷嚏或咳嗽时绝对不能对着工作区，以免造成不必要的污染。

（11）实验完毕应及时收拾，保持实验室清洁整齐，最后用 75% 乙醇清洁台面。

6. 防止细胞交叉污染

（1）在进行多种细胞培养操作时，所用器具要严格区分，最好做标记以便于辨别。按顺序进行操作，一次只处理一种细胞，多种细胞多种操作一起进行时易发生混乱。

（2）在进行换液或传代操作时，沾有细胞的移液枪头和移液管不要触及试剂瓶瓶口，以免把细胞带到培养基中污染其他细胞。

（3）所有细胞一旦购置，或从别处引入，或自己建立，必须及时保种冻存，以便万一发生污染时，可重新复苏保存的细胞，继续培养。

附：

1. PBS 贮存液配制　NaCl 8.5 g、KCl 0.2 g、KH$_2$PO$_4$ 0.27 g、Na$_2$HPO$_4$·12H$_2$O 2.85 g（或 Na$_2$HPO$_4$·2H$_2$O 1.13 g）溶于 100 mL 双蒸水中。

2. PBS 应用液配制　取贮存液 50 mL 加双蒸水 450 mL 即可，经 103 kPa（121.3℃）灭菌 15 min，置室温或 4℃保存备用。

3. D-Hanks 工作液配制　Na$_2$HPO$_4$·12H$_2$O 0.152 g，KH$_2$PO$_4$ 0.06 g，KCl 0.4 g，NaCl 8 g，NaHCO$_3$ 0.35 g，D- 葡萄糖 1 g，0.1% 酚红液 1 mL，溶解后定容到 1 000 mL，103 kPa（121.3℃）灭菌 15 min。

4. 消化液配制　称取 0.25 g 胰蛋白酶（效价为 1∶250），加 100 mL 无 Ca^{2+}、Mg^{2+} 的 Hanks 液溶解，滤器过滤除菌，短期使用可在 4℃保存，也可小瓶分装后冻存备用。用前可在 37℃下复温。

胰蛋白酶消化液中也可加入终浓度为 0.02% 的乙二胺四乙酸（EDTA），以增加胰蛋白酶的消化作用，同时减少胰蛋白酶对细胞的损伤作用。

5. 100× 青、链霉素溶液配制　青霉素 G 钠盐（理论效价：1 670 μg/mg）600 mg，硫酸链霉素（理论效价：1 000 μg/mg）1 000 mg，溶于 100 mL 双蒸水中，抽滤除菌，小瓶分装，-20℃保存，1 年有效。

6. 100× 谷氨酰胺（200 mmol/L）溶液配制　谷氨酰胺 2.922 g 溶于三蒸水至 100 mL，充分搅拌溶解后过滤除菌，小瓶分装，-20℃保存。

分析与思考

1. 试述传代培养的步骤和注意事项，并指出哪些是关键步骤。
2. 细胞传代培养的目的是什么？
3. 贴壁细胞和悬浮细胞在传代方法上有何不同？
4. 如何估计是否需要传代及如何确定传代的方式？
5. 细胞消化传代时，为什么加消化液前先要用 D–Hanks 液（或 PBS 缓冲液）漂洗细胞？

（李东　楼哲丰）

实验 3　细胞计数与活力的测定

【实验原理】

细胞培养技术中，细胞计数是一项基本功，它是了解培养细胞生长状态、测定培养基、血清和药物等物质生物学作用的重要手段，可以通过细胞计数来评价细胞的增殖能力。由于细胞在体外培养存在接触抑制和密度依赖，细胞计数对于标准化培养条件及需要精确定量的实验来说也非常关键。

常用的细胞计数方法主要有显微镜计数法和电子细胞计数仪法。当待测细胞悬液中细胞均匀分布时，通过测定一定体积悬液中的细胞数量，即可换算出每毫升细胞悬液中的细胞数目。显微镜计数法是经典的细胞计数方法，它借助改良牛鲍氏血细胞计数板，在显微镜下，通过 10× 物镜观察计数板四角 4 个大方格中的细胞数，计算出单位体积的细胞数量。

改良牛鲍氏血细胞计数板的基本构造如图 3-1-1 所示，它的支持柱高于计数室平台 0.1 mm，由网格线围成的正方形区域为细胞计数区，最大正方形边长 3 mm，分为 9 个大方格，每个大方格边长 1 mm，面积 1 mm²，若覆以盖玻片并充满液体（液体厚度 0.1 mm），液体的体积为 0.1 mm³。

在细胞群体中活细胞所占的百分比称为细胞活力。检测细胞存活的方法主要包括染色

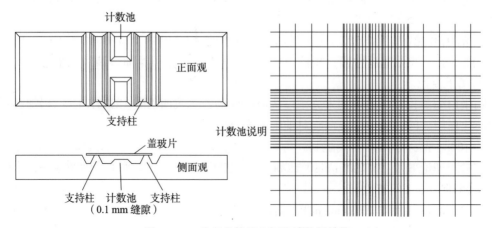

图 3-1-1　改良牛鲍氏血细胞计数板结构

排除法（锥虫蓝）、克隆（集落）形成试验、胸腺嘧啶核苷（^{3}H–TdR）掺入法、细胞内酶测定法（MTT、XTT 及 CCK–8 等）和荧光染料法（PI、7–AAD 和 EB/AO）等。

细胞活力的测定方法中，最简便常用的方法是锥虫蓝染色显微镜计数法。锥虫蓝（trypan blue）又称台盼蓝，是一种阴离子型染料，这种染料不能透过活细胞正常完整的细胞膜，故活细胞不着色，但死亡细胞的细胞膜通透性增加，可使染料通过细胞膜进入细胞内，使死亡细胞着色呈蓝色，通过细胞计数的方法可以判断细胞存活率（或死亡率）。

MTT 法是由 Mosmann 在 1983 年建立，其原理是活细胞内线粒体琥珀酸脱氢酶可以将 MTT［3–（4,5–二甲基 –2–噻唑）–2,5–二苯基溴化四氮唑噻唑蓝］还原成蓝紫色的甲臜（formazane）颗粒并沉积于细胞内或细胞周围，而死细胞无此功能。甲臜经 DMSO 溶解后为紫色溶液，可用酶标仪在 570 nm 波长下测定 OD 值，在一定细胞数范围内，溶液颜色的深浅与细胞数成正比。MTT 法简单、快捷、准确性高，能避免形态学计数误差大、重复性差的缺点。

【实验材料】

1. 实验对象　Hela 细胞。

2. 实验器材　显微镜，载玻片，盖玻片，酶标仪，血细胞计数板，试管，吸管，96 孔细胞培养板。

3. 实验试剂　70% 乙醇，0.4% 锥虫蓝溶液，0.5% MTT，RPMI 1640 培养基（含 10% 胎牛血清、青霉素、链霉素、谷氨酰胺），甲臜溶解液。

【实验步骤】

细胞按常规消化，加培养液至 5 mL。

1. 细胞计数

（1）准备血细胞计数板。使用 70% 乙醇将盖玻片和血细胞计数板清洁干净，将盖玻片润湿（使用水或呼一口气，目的是使盖玻片与血细胞计数器接触更紧密，易于粘连），并覆盖至血细胞计数板上。

（2）将细胞悬液吸出少许，滴加在盖玻片边缘，此时液滴将在虹吸的作用下进入盖玻片下方的计数池，使悬液充满盖玻片和计数板之间。

（3）静置 3 min 后显微镜下观察，选用 10× 物镜，计算计数板四角 4 个大方格内细胞总数，对压线的细胞采用"数上不数下，数左不数右"的原则。然后按下式计算：细胞数 /mL=4 大格细胞总数 /4 × 稀释倍数 ×10^4。

2. 锥虫蓝染色

（1）将 0.5 mL 细胞悬液加入试管中。

（2）加入 0.5 mL 0.4% 锥虫蓝溶液，染色 2～3 min。

（3）吸取少许悬液涂于载玻片上，加上盖玻片。

（4）镜下取几个任意视野分别计死亡细胞和活细胞数，计细胞活力。

死亡细胞能被锥虫蓝染色，镜下可见深蓝色的细胞，活细胞不被染色，镜下呈无色透明状，折光性强。活力测定可以和细胞计数结合进行，但要考虑到溶液对原细胞悬液的加倍稀释作用。

3. MTT 法测定细胞相对数和相对活力

（1）将消化后的细胞用培养液做 10 个倍比稀释，每个稀释度为 0.5 mL。

（2）在 96 孔细胞培养板中加入每个稀释度的细胞悬液 50 μL，每个浓度做 3 个复孔。

（3）每个细胞孔中加入 20 μL MTT 液，振摇均匀。

（4）37℃下保温 2 ~ 4 h。

（5）加入 100 μL 甲臜溶解液，振荡混匀 10 min。

（6）酶标仪 570 nm 比色，甲臜溶解液调零点。

【注意事项】

1. 细胞计数

（1）每次取细胞前，需要混匀细胞悬液。

（2）镜下偶见由 2 个以上细胞组成的细胞团，应按单个细胞计算，若细胞团占 10% 以上，说明分散不好，需重新制备细胞悬液。

（3）细胞数少于 20 个 /0.1 mm³ 或多于 50 个 /0.1 mm³ 时，说明细胞稀释不当，需重新稀释细胞悬液，计算结果时要乘稀释倍数。

（4）细胞悬液不要滴入过多，否则会溢出流入两侧槽内，使盖玻片浮起，体积改变，影响计数结果。

（5）计数板盖玻片为专用，不能用普通盖玻片代用。

2. 细胞活力测定

（1）用锥虫蓝染细胞时，时间不宜超过 3 min，否则部分活细胞也会着色，导致实验误差。

（2）选择适当的细胞接种浓度。一般 96 孔细胞培养板的 1 个孔里长满贴壁细胞时，约有 10^5 个细胞，但由于不同细胞的体积不同，细胞数差异较大。在进行 MTT 实验前，必须测定不同细胞接种浓度时的细胞生长曲线，以保证在实验设定的时间内细胞不会生长过密或过稀，保证 MTT 结晶形成的颜色深浅合适，且与细胞数呈良好的线性关系。

（3）血清、培养基中的酚红等都会干扰 MTT 测定，测定对象为贴壁细胞时，加 MTT 溶液前，尽量吸尽孔内培养液，并设与试验孔平行不加细胞只加培养液的空白对照。

（4）MTT 法只能用来检测细胞相对数和相对活力，不能测定细胞绝对数。因此，如果要测定增殖力（活细胞占总细胞数的百分率），还需要用细胞计数法测出总细胞数。

附：

1. 0.4% 锥虫蓝染液配制　锥虫蓝 4 g 加双蒸水至 100 mL。过滤除菌，4℃保存。使用时，用 PBS 缓冲液稀释至 0.4%。

2. 0.5% MTT 溶液配制　MTT 0.5 g，溶于 100 mL 的磷酸盐缓冲液或无酚红的基础液中。过滤除菌，分装后 4℃避光保存。

3. 酸化异丙醇配制　异丙醇中加入 HCl 使异丙醇终浓度达 0.04 mol/L，常温或 4℃下保存。

4. 甲臜溶解液（pH5.0）配制　十二烷基硫酸钠（SDS）10 g、异丁醇 5 mL、醋酸钠 5.4 g，用乙酸调节 pH 至 5.0，再加水稀释至 100 mL，常温或 4℃下保存。

分析与思考

1. 试述影响细胞计数准确性的操作有哪些。

2. 试述 2 种导致细胞活力测定方法误差的操作。

（李东　楼哲丰）

实验 4　细胞的冻存与复苏

【实验原理】

不加任何保护剂直接冻存细胞时，细胞内、外环境中的水都会形成冰晶，容易导致细胞内发生机械损伤、电解质升高、渗透压改变、脱水、pH 改变、蛋白变性等，进而引起细胞死亡。向培养液中加入保护剂，可使冰点降低。在缓慢的冻结条件下，能使细胞内的水分在冻结前透出细胞。贮存在 –130℃以下的低温中，能减少冰晶的形成。

细胞复苏时速度要快，使之迅速通过细胞最易受损的 –5 ~ 0℃，细胞仍能生长，活力受损不大。目前常用的保护剂为二甲亚砜（DMSO）和甘油，它们对细胞无毒性，分子量小，溶解度大，易穿透细胞。

【实验材料】

1. 实验对象　Hela 细胞。

2. 实验器材　冰箱，液氮罐，培养箱，冻存管（塑料螺口专用冻存管或安瓿瓶），离心机，离心管，胶头滴管，安瓿瓶，标签，水浴箱，封口膜，75% 乙醇棉球等。

3. 实验试剂　培养液，含保护剂的培养基（冻存液），75% 乙醇。

【实验步骤】

1. 冻存

（1）在所冻存细胞适配培养液中加入终浓度为 10% 的 DMSO、20% ~ 50% 的胎牛血清，配制成冻存液，置于冰箱中 4℃预冷备用。

（2）常规消化对数生长期的细胞，用胶头滴管将细胞悬液收集至离心管，置于离心机中，1 000 r/min 离心 10 min，弃上清液。

（3）沉淀加预冷冻存液，轻轻混匀后置冰浴，再行细胞计数，并按计数结果用冻存液调整细胞浓度至 $5 \times 10^6 ~ 1 \times 10^7/mL$。

（4）将悬液分至冻存管中，每管 1 ~ 1.5 mL。

（5）用封口膜封严冻存管口，如用安瓿瓶则火焰封口。封口一定要严，否则复苏时易出现爆裂。

（6）贴上标签，标明细胞种类、冻存日期、操作人。

（7）冻存。标准的冻存程序为降温速率 1 ~ 2℃/min，当温度达 –25℃以下时，可增至 5 ~ 10℃/min；到 –100℃时，则可迅速浸入液氮中。也可将装有细胞的冻存管置于 4℃ 10 min，再放入冰箱中 –20℃冷冻 30 min，然后放入冰箱中 –80℃过夜，取出冻存管，移入液氮罐内长期储存。

2. 复苏

（1）水浴箱内加入 2/3 体积的温水，加热至 37℃。

（2）从液氮中取出冻存管，迅速完全置于温水中并不断搅动，至冻存管中仅残留少量冰块时取出，迅速用 75% 乙醇棉球擦拭冻存管外部。

（3）打开冻存管，将细胞悬液吸到离心管中，滴加 10 倍体积的培养液（滴加速度先慢后快），混匀。

（4）离心 1 000 r/min 5 min，弃上清液。

（5）细胞沉淀加 10 mL 培养液，吹打均匀，再离心 1 000 r/min 5 min，弃上清液（此步可省略）。

（6）加适当培养液后将细胞转移至培养瓶中，37℃培养箱静置培养。

（7）次日观察生长情况，更换一次培养液，继续培养。

【注意事项】

1. 取细胞的过程中应戴好防冻手套、护目镜，此项尤为重要，因细胞冻存管可能漏入液氮，解冻时冻存管中气温急剧上升，可导致爆炸。

2. 定期检查液氮，随时补充，绝对不能挥发干净，一般 30 L 的液氮能用 1～1.5 个月。

3. DMSO 在常温下对细胞的毒副作用较大，因此，必须在 1～2 min 使冻存液完全融化，并及时加入培养基稀释 DMSO，DMSO 的浓度 < 0.5% 时对一般细胞影响可忽略。

4. 复苏后第 2 天换液。

5. 冻存最佳时机为细胞增殖旺盛的对数生长期。

6. 冻存时细胞浓度低于 $1 \times 10^6/mL$ 时，复苏很难成功。

7. 冻存管的盖子一定要拧紧，否则复苏水浴时会渗水，造成污染。

8. 冻存管放入冰箱中 -80℃保存时，应置于厚壁泡沫塑料盒，或塞入大量干棉花的容器内。

9. 细胞放在冰箱中 -80℃保存的时间不宜超过 6 个月。储存在液氮中，温度达 -196℃，理论上储存时间是无限的。

10. 每支冻存管都标上细胞的名称、冻存时间，并记录在册。

分 析 与 思 考

试述细胞冻存的操作步骤。

（李东　楼哲丰）

实验 5　细胞周期的测定

【实验原理】

细胞周期指细胞一个世代所经历的时间，从一次细胞分裂结束到下一次分裂结束为一个周期。细胞周期是反映细胞增殖速度的重要参数，研究细胞周期的变化对肿瘤的认识及药物研发有着重要的作用。

细胞周期分为间期与分裂期（M 期）2 个阶段。间期又分为 3 期：即 DNA 合成前期（G_1 期）、DNA 合成期（S 期）与 DNA 合成后期（G_2 期）。某些细胞在分裂结束后暂时离开细胞周期，停止细胞分裂进入休眠期（G_0 期），执行一定生物学功能（图 3-1-2）。细胞周期内，G_1 到 S 和 G_2 到 M 这两个阶段最为重要，细胞处在分子水平复杂活跃变化的时期，容易受环境条件的影响，如果能够人为调控，将对深入了解生物的生长发育和控制肿瘤生长等有重要意义。

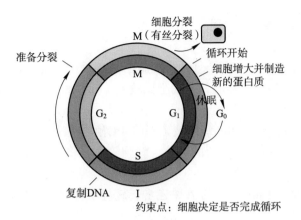

图 3-1-2　细胞周期示意图

测定细胞周期的方法很多，有放射性核素标记法、流式细胞仪法、基于细胞成像的荧光检测法等。流式细胞术碘化丙啶（propidium iodide，PI）染色法的原理是：由于细胞周期各时相的 DNA 含量不同，通常正常细胞的 G_0/G_1 期具有二倍体细胞的 DNA 含量（2N），而 G_2/M 期具有四倍体细胞的 DNA 含量（4N），而 S 期的 DNA 含量介于二倍体和四倍体之间。PI 可以与 DNA 结合，其荧光强度直接反映了细胞内 DNA 含量。因此，通过流式细胞术 PI 染色法对细胞内 DNA 含量进行检测时，可以将细胞周期各时相区分为 G_0/G_1 期，S 期和 G_2/M 期，获得的流式直方图对应的各细胞周期可通过专业软件计算各时相的细胞百分率（图 3-1-3）。

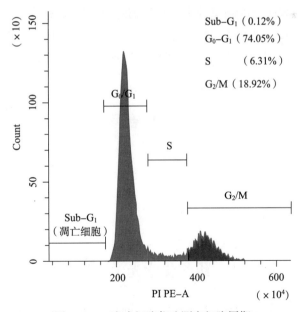

图 3-1-3　流式细胞仪法测定细胞周期

【实验材料】

1. 实验对象　Hela 细胞。

2. 实验器材　流式细胞仪，离心机，离心管，水浴箱，300 目尼龙网等。

3. 实验试剂　RNA 酶，PI 溶液，70% 乙醇，预冷 PBS 缓冲液。

【实验步骤】

1. 收集细胞　收集（5~20）×10⁵ 个细胞于离心管中，置于离心机中，若细胞比较小（如淋巴细胞）1 600 r/min 离心，若细胞比较大（如肿瘤细胞）1 400 r/min 离心，离心 5~10 min，弃上清。

2. 洗涤　加入 1 mL 预冷 PBS 缓冲液（提前 4℃预冷）洗涤 1 次，离心弃上清。

3. 固定前处理　利用管底残留的液体，轻弹管底，将沉淀重悬成细胞悬液，避免细胞成团。

4. 细胞固定　加入 1 mL 预冷的 70% 乙醇，轻轻吹打混匀，4℃固定 12 h 或过夜，完成固定后离心弃上清。

5. 洗涤　加入 1 mL 预冷 PBS 缓冲液洗涤 1 次，1 400 r/min 离心 10 min，弃上清。

6. RNA 酶消化　1 400 r/min 离心 5 min，吸尽上清后，加入 100 μL RNase A 并充分悬浮细胞，置于水浴箱中，37℃水浴 30 min。

7. PI 染色　加入 400 μL 的 PI 溶液并充分混匀，避光孵育 30 min。

8. 过滤　用 300 目的尼龙网对细胞悬液进行过滤，避免有成团细胞堵塞通道。

9. 上机检测　用流式细胞仪在激发波长 488 nm 波长处检测红色荧光，低速获取细胞，采用分析软件进行 DNA 含量分析。

【注意事项】

1. 培养细胞应在无菌环境。

2. 染液等物质有一定毒性，应注意防护。

3. 本实验上机检测所需细胞量较多，收集细胞时应尽量多。

4. 本实验细胞离心、重悬次数较多，注意动作轻缓，避免过多地机械性损伤细胞。

5. 虽然固定后细胞可以保存较长时间再上机检测，为避免不可控因素影响最好及早上机检测。

分析与思考

1. 试述流式细胞仪检测细胞周期的原理。

2. 本实验中为何采用对数生长期的细胞？

（李东　楼哲丰）

第二节　组织化学光学显微镜技术

组织学是研究机体微细结构及其相关功能的科学，是随显微镜出现而诞生和发展的。生物组织和器官不能直接在光镜下观察，制备能使光线透过、微细结构清晰可辨的组织切片是组织学研究的基本方法，主要包括固定、切片、染色等步骤。组织块要有一定的硬度才能切成薄片，石蜡切片是组织学中的常规切片；较大组织（如眼球）可用火棉胶包埋，也可将组织快速冷冻变硬，制成冷冻切片；血液、精液或分泌的黏液可直接涂在玻片上做成涂片，疏松结缔组织等可撕成薄片铺在载玻片上制成铺片，骨和牙齿等硬组织可磨为薄片，称磨片。大多数组织细胞没有颜色，在光镜下难以分辨其微细结构。可用天然或人工合成的染料使组织切片的不同微细结构染成不同颜色，便于镜下观察，最常用的为苏木精（hematoxylin）– 伊红（eosin）染色法，简称 HE 染色法（HE staining）。此外，还有一些特殊染色方法，如甲苯胺蓝染色、嗜银染色等。

实验 6 小鼠灌注固定与取材

【实验目的】

1. 掌握灌注固定与取材技术。

2. 熟悉不同组织的取材原则及样本固定的主要原理。

【实验原理】

利用循环系统直接灌注固定液使化学物质可以通过天然的血管网络系统快速到达生物体的各个角落，阻止内源性溶酶体酶对自身组织和细胞的自溶、抑制细菌和真菌的生长，从而保持组织细胞原有的成分和形态结构。

【实验材料】

1. 实验对象 小鼠，体重 18 ~ 25 g，雌雄不拘。

2. 实验器材 电子秤，鼠台，止血钳，注射器，镊子，无齿镊，有齿镊，手术剪，输液瓶，输液架，输液管，灌注针，手术刀，滴管。

3. 实验试剂 1% 戊巴比妥钠，0.85% 氯化钠溶液，4% 多聚甲醛，$NaH_2PO_4 \cdot H_2O$，$Na_2HPO_4 \cdot 12H_2O$。

【实验步骤】

1. 灌注前准备

（1）8% 多聚甲醛溶液的制备 在 500 mL dH_2O 中加入 40 g 多聚甲醛，并加热至 60 ~ 65℃进行搅拌（温度不要超过 65℃，否则会对免疫组织化学过程产生不利影响）；冷却至室温，用滴管滴加 2 ~ 3 mL 1.0 mol/L NaOH 使溶液澄清；过滤后置于冰箱中 4℃保存，可储存 1 个月。

（2）0.2 mol/L 磷酸钠缓冲液的制备（pH 7.4） 称取 27.8 g $NaH_2PO_4 \cdot H_2O$ 加到 1 L dH_2O 中制备磷酸二氢钠溶液，称取 71.6 g $Na_2HPO_4 \cdot 12H_2O$ 加到 1 L dH_2O 中制备磷酸一氢钠溶液，分别取 810 mL 的磷酸二氢钠溶液和 190 mL 的磷酸一氢钠溶液混合均匀。

（3）4% 多聚甲醛灌注液的制备 在 0.2 mol/L 磷酸钠缓冲液中加入等量的 8% 多聚甲醛溶液。4% 多聚甲醛灌注液应现配现用，最好不要超过 72 h。

（4）将 0.85% 氯化钠溶液和 4% 多聚甲醛固定液输液瓶悬挂在输液架上，输液瓶高于桌面约 80 cm，安装好输液管，输液管头端连接灌注针。

2. 麻醉，保定 小鼠电子秤称重后，以 1% 戊巴比妥钠 0.05 mL/（10 g·BW）麻醉后，将其放在装满碎冰的浅盘上，并保定在鼠台上。

3. 手术灌注

（1）在肋骨下方的体表和腹壁做一个 5 ~ 6 cm 的侧切口，小心地将肝与膈膜分开。

（2）沿着胸骨的整个长度用手术剪剪断肋骨至锁骨位置，充分暴露胸膜腔。

（3）用止血钳夹住胸骨尖端抬起胸骨，仔细修剪连接心脏的组织，并用止血钳将胸骨上翻至头端，充分暴露心脏。

（4）在左心尖位置，将灌注针沿着主动脉口走向刺入左心室 3 ~ 4 mm；使用止血钳夹住心脏，固定针头并防止泄漏。

（5）进针后心脏膨胀，迅速剪开右心耳（以尽可能大的出口，而不会损坏升主动脉），此时即可对实验动物灌注。可在针管处注射 1 mL 0.3% 肝素，防止血液凝固。

（6）用生理盐水灌注清洗血液，在压力作用下，溶液从左心室进入主动脉，通过体循环流经全身，待流出的液体不含血液时（3 ~ 5 min，需注意观察滴壶内滴度速度、小鼠肝及肺部颜色的变化），换成 4% 多聚甲醛（室温）灌流固定。当固定开始几秒钟内可观察到固定震颤，即为固定开始。待小鼠四肢伸展开逐渐变僵硬，肝、肾及肺变白，表明固定液已达到全身各处，固定完成。

4. 取材与后固定　灌注完成后，按照取材的方法与要求，用镊子和手术剪完好取出小鼠心、肺、肝等器官，取材时注意样本结构的完整性。样本取出后放入至少 10 倍于标本体积的 4% 多聚甲醛中（4℃）进行后固定。48 h 后可进行样本的再修复，剪切成合适的大小。

5. 结果观察　灌注成功的最初指标是实验动物四肢的颜色及僵硬度，最终指标是组织中超微结构的状况。

▶▶ 微视频 3-2-1　小鼠全身灌注固定

【注意事项】

1. 灌注固定用的针头大小与动物的种类有关，针头一定要磨钝而不能用锐利的针头。

2. 用止血钳或无齿镊夹住心室以固定心脏，但不要夹得过紧，要在心腔内留有一定的间隙，然后在心尖处轻轻旋转针头插入左心室内，方向应是从左下方斜向右上方，若遇阻力要改变方向再试，不要用力蛮插。大鼠灌注可将 15 号钝头灌注针穿过切开的心室进入升主动脉。

3. 检查灌注管子中的气泡和空气，防止空气栓塞。

4. 灌注速度应先快后慢，可持续 30 ~ 60 min。若取脑，可将灌注固定后的脑组织置于 4% 多聚甲醛（冰箱中）中继续固定 4 ~ 6 h。

5. 灌注用氯化钠溶液的量：大鼠约 50 mL，小鼠约 10 mL，一般以从右心耳流出的液体清亮为标准；4% 多聚甲醛用量约相当于实验动物的体重，如 300 g 的大鼠约 300 mL，小鼠一般为 20 ~ 30 mL。

🖥 教学资源 3-2-1　小鼠灌注固定技术路线

◈ 拓展阅读 3-2-1　固定剂的选择及固定注意事项

分 析 与 思 考

1. 灌注固定的目的是什么？

2. 可根据哪些指标判断灌注固定成功？

3. 为何灌注液会从口鼻中流出？

（赵瑞波　范小芳　林刻智）

实验 7 石蜡包埋切片技术

【实验目的】

1. 掌握石蜡包埋切片实验技术，理解组织脱水、透明及浸蜡原理。

2. 了解石蜡切片机的使用。

【实验原理】

石蜡包埋组织块的制备需经固定、脱水、透明、浸蜡、包埋一系列过程。固定（fixation）是用固定剂使组织内的蛋白质迅速凝固或者沉淀，保持组织原有的结构和化学组成。脱水（dehydration）是用乙醇将组织内的水分置换出来，可使组织硬化。透明（clearing）则用既能与乙醇相混合又能溶解石蜡的二甲苯，使组织中的水分完全被二甲苯所取代，因其折射指数接近组织蛋白的折光指数，组织块变得透亮，故称之为透明。将液体石蜡浸入组织内（浸蜡），并用石蜡包裹组织块，室温下使其凝固，包埋制成蜡块，变硬后即可用石蜡切片机进行切片。

【实验材料】

1. 实验对象 小鼠灌注固定后的肝组织。

2. 实验器材 石蜡切片机，展片机，烘片机，通风柜，单面或双面刀片，镊子，脱水盒，包埋盒，一次性切片刀，切片毛刷，切片架，载玻片，温箱，烤箱，托盘。

3. 实验试剂 48～60℃的石蜡，梯度乙醇，二甲苯，生理盐水，石蜡。

【实验步骤】

1. 组织修剪 将后固定的肝组织标本从4℃冰箱中取出，放入盛有生理盐水的托盘中。确定切片方向，用镊子将样本轻轻固定，用双面刀片垂直切向组织，不可左右摩擦。修剪后的组织厚度、大小要适宜，低于包埋盒高度。

2. 组织脱水、透明与浸蜡 将修整完成后的组织标本放入脱水盒，在通风柜中进行脱水与透明，用渐增浓度梯度乙醇（70%乙醇、80%乙醇、95%乙醇Ⅰ、95%乙醇Ⅱ、无水乙醇Ⅰ、无水乙醇Ⅱ、每个浓度1～2 h）将组织中的水分置换出；接着用二甲苯（二甲苯Ⅰ、二甲苯Ⅱ，各透明1～2 h）溶液置换组织中的乙醇；脱水透明后的标本呈透明状，然后将组织置于60℃温箱中完成浸蜡过程（石蜡Ⅰ、石蜡Ⅱ、石蜡Ⅲ，每个蜡缸1～2 h）。

3. 石蜡包埋 将熔化的石蜡倒入包埋盒，用加热的镊子将浸过蜡的组织放入模具中（注意包埋方向），完成包埋的组织先常温冷却5～6 min，再置于冰上降温约30 min，然后取下组织蜡块（可放于密封袋，置于冰箱中 –20℃保存）。

4. 石蜡切片 先锁定石蜡切片机的手轮，再将蜡块夹于切片机上。调整好刀片与组织块之间的距离，转动手轮开始切片，厚度3～5 μm（脑组织一般6～8 μm，有特殊要求也可切1～2 μm）。

5. 摊片与烘片 将用切片毛刷卷起的组织切片置于40℃摊片机中浸润约2 min，使蜡片在展片机的蒸馏水中充分展平。接着用镊子轻轻裁开，使每张切片保持独立，轻轻用载玻片将水中的切片捞起，使蜡片贴在载玻片的下2/3处。将玻片放于60℃烘片机上烘烤约30 min，也可继续放入70℃烤箱备用。烘干后，将载玻片置于切片架。

◆ 拓展阅读 3-2-2 HE切片中常见问题及解决方法

【注意事项】

1. 组织固定时，固定液体积应是组织体积大小的 10 倍以上。

2. 组织脱水乙醇的浓度及浸泡的时间应控制好，高浓度乙醇时间过长会使组织变硬、变脆，而时间过短则无法脱净水分。新鲜配制的液体可适当减少时间，随着液体处理组织的量的积累，可适当延长相应时间。此外，脱水时间与组织块的大小及种类有关。小块组织用 80% 以上的乙醇 30~45 min 即可；脂肪和疏松组织要延长脱水时间，用 95% 乙醇先溶解掉脂肪。

3. 包埋应迅速，以防止蜡滴凝结，但温度不可过高，避免使组织灼伤；包埋石蜡一般采用 58~60℃，应该根据天气温度变化做一定的调整，冬天用低温蜡，而夏天则用高温蜡。硬组织用较硬的石蜡包埋，柔软组织选用硬度低的石蜡。

4. 切片前，蜡块可预冷，无冷台时可将蜡块放入冰箱内预冷。

5. 未能及时进入脱水程序的组织可保存于 70% 乙醇中。

▣ 教学资源 3-2-2　石蜡包埋技术路线

分析与思考

1. 选用梯度乙醇脱水及二甲苯透明的原理是什么？

2. 组织石蜡包埋技术的注意事项有哪些？

3. 石蜡切片时，切片皱缩、无法展开，是什么原因，应如何避免？

（赵瑞波　林刻智）

实验 8　冷冻切片技术

【实验目的】

1. 掌握冷冻切片技术的原理和方法与步骤。

2. 了解冷冻切片机的使用。

【实验原理】

在较短时间内，利用物理降温的方法将新鲜组织标本冷冻使其产生一定的硬度进行切片，组织冷冻的水分起包埋剂支撑作用。

冷冻切片制作过程中不经乙醇脱水和二甲苯透明等过程，对酶的活性、糖类和脂质保存较好，常应用于酶组织化学染色、脂肪染色、神经组织髓鞘染色及某些免疫组织化学和分子原位杂交等研究中。

【实验材料】

1. 实验对象　小鼠肝标本。

2. 实验器材　载玻片，镊子，恒冷切片机。

3. 实验试剂　10% 中性甲醛，OCT 包埋剂，液氮，异戊烷。

【实验步骤】

1. 启动恒冷切片机进行预冷。

2. 取出动物肝，修切到合适大小。

3. 迅速埋入已有 OCT 包埋剂的冷冻包埋盒内。

4. 放入经液氮预冷的异戊烷中，轻轻搅拌 1 min。

5. 将骤冷的组织放入恒冷切片机内平衡温度 20 min 左右（温度设置为 –20℃）。

6. 用适量的 OCT 包埋剂将组织粘贴于冷冻头上，将冷冻头固定于切片机上。

7. 固定切片刀后，调整好组织切面与刀刃平行，贴近刀刃。

8. 将厚度调至适当位置，修出组织切面后，放下防卷板，开始切片。

9. 将切好的切片粘于载玻片上，吹干或立即放入 10% 中性甲醛中固定 1 min 左右。

10. 进入染色流程。

【注意事项】

1. 组织取材需快速，骤冷的速度应快而均匀，骤冷的时间不宜过长，否则组织易碎裂。

2. 所取组织不能接触水源，否则容易形成冰晶，影响结果观察。含水量高的标本，应以干纱布或滤纸吸干水分后再进行冷冻；也可以 4% 多聚甲醛先固定，然后用 10%、20%、30% 蔗糖依次脱水（冰箱中 4℃），最后在 30% 蔗糖溶液中置于冰箱中 4℃过夜。

3. 样品组织的体积尽量小，OCT 包埋剂也不宜用得过多。

4. 切好的切片应及时固定。

⏺ 教学资源 3-2-3　冷冻切片技术路线

分析与思考

1. 冷冻切片技术的原理是什么？

2. 冷冻切片时应注意哪些问题？

（王艳艳）

实验 9　苏木精 – 伊红染色技术

【实验目的】

1. 掌握 HE 染色的原理、方法与步骤。

2. 了解 HE 染色液的制备过程。

【实验原理】

苏木精是一种天然的蓝色碱性染料，可使组织细胞中的细胞核和胞质中的核糖体等酸性物质染成蓝色。伊红为红色酸性染料，可使组织细胞中的细胞质和细胞外基质中的碱性蛋白染成淡红色。

染色后，用某些特定的溶液将组织过多结合的染色剂脱去，这个过程称为分化。实验中标本在 1% 盐酸乙醇溶液中进行分化 3~5 s，其作用在于将细胞核过多结合的苏木精染料和细胞质吸附的苏木精染料脱去，使细胞核与细胞质染色分明。组织切片经 1% 盐酸乙醇分化后呈红色或粉红色，故分化之后，需立即用水除去组织切片上的酸而终止分化，使苏木精染上的细胞核呈蓝色，该过程称返蓝。

【实验材料】

1. 实验对象　小鼠肝石蜡切片。

2. 实验器材　烤箱，盖玻片，通风柜，切片架，显微镜。

3. 实验试剂　苏木精染液（甲液：苏木精 2.5 g、无水乙醇 25 mL；乙液：硫酸铝钾 50 g、蒸馏水 500 mL；甲液倒入乙液后空气自然氧化，临用时加入乙酸 20 mL 过滤后使用），伊红染液（伊红 1 g、蒸馏水 100 mL），1% 盐酸乙醇分化液（浓盐酸 1 mL、70% 乙醇 99 mL），梯度乙醇，二甲苯，中性树胶。

【实验步骤】

1. 烤片　石蜡切片于 65℃烤箱预热 1 h，使组织周围的石蜡薄片熔为液体蜡滴。

2. 二甲苯脱蜡　在通风柜中将石蜡切片置于二甲苯Ⅰ、二甲苯Ⅱ中，各 10 min。

3. 梯度乙醇洗脱二甲苯水化　无水乙醇Ⅰ、无水乙醇Ⅱ、95% 乙醇、85% 乙醇、75% 乙醇各 5 min，接着将石蜡切片置于清水中，脱去乙醇和结合在乙醇上的二甲苯。

4. 染色　将石蜡切片置于苏木精染液中染色 5~10 min；在 1% 盐酸乙醇分化液中分化 3~5 s（镜下控制），流水清洗 5 min 返蓝，完成细胞核的染色。然后，将石蜡切片置于伊红染液染色 2~5 min，流水洗去浮色。

5. 脱水、透明　梯度乙醇（85% 乙醇、95% 乙醇各 1 min，无水乙醇Ⅰ、无水乙醇Ⅱ各 2 min）进行脱水，使用二甲苯（二甲苯Ⅰ、二甲苯Ⅱ、二甲苯Ⅲ各 2 min）进行石蜡切片的透明，完成细胞质与细胞核的染色。

6. 封片　将中性树胶滴在石蜡切片的组织上，盖上盖玻片。

【观察项目】

显微镜下观察苏木精将细胞核染成蓝色，伊红将细胞质染成红色；其他如肌纤维、胶原纤维、红细胞等呈红色（图 3-2-1）。

【注意事项】

1. 石蜡切片脱蜡入水时所使用的二甲苯和乙醇溶液与切片染色后脱水、透明使用的溶液应分开。

2. 石蜡切片脱蜡必须要彻底，脱蜡时间务必充分，注意脱蜡的二甲苯要定期更换，若室温过低，则需在温箱中脱蜡。

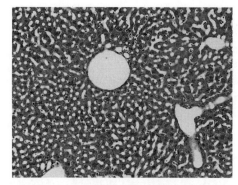

图 3-2-1　小鼠肝组织 HE 染色结果（200×）

3. 1% 盐酸乙醇分化的过程，应控制好时间。苏木精染色之后，结合在细胞核中过多的染料和细胞质中吸附的染料要用分化液脱去，才能保证细胞核和细胞质染色分明。酸能破坏苏木精的醌型结构，使色素解离，分化不可过度。

4. 分化之后的苏木精在酸性条件下处于红色离子状态，在碱性条件下则处于蓝色离子状态呈蓝色。流水冲洗返蓝时，用水洗去酸而终止分化，弱碱性水可使细胞核变成蓝色，一般用自来水浸洗即可，也可用稀释的氨水。

5. 不同组织、长期固定的标本及冻存过的标本，对 HE 染色产生的效果也会不同。

6. 因长期日光照射苏木精会褪色，HE 染色切片要避光保存。

教学资源 3-2-4　HE 染色技术路线

分析与思考

1. HE 染色的原理及步骤是什么?
2. HE 染色中分化步骤的作用及注意事项有哪些?

（林刻智　赵瑞波）

实验 10　特殊染色技术

特殊染色是组织化学技术的一部分，在临床病理诊断和实验研究中广泛使用。虽然随着免疫组织化学技术的发展和应用，逐步替代了一些特殊染色和组织化学技术，但由于特殊染色具有简单、快速和成本低的特点而一直被应用。本实验将简单介绍几种常用的特殊染色技术。

一、Masson 三色染色法

胶原纤维（collagen fiber）是结缔组织中 3 种纤维之一，分布最广泛，在 HE 染色中显示为浅红色，难以与其他纤维区别。Masson 染色显示胶原纤维呈蓝色，肌纤维呈红色，上皮成分淡红色，对比度清晰，常用于心肌梗死瘢痕灶、早期肝硬化和其他组织胶原纤维量增减的染色等，是结缔组织、胶原纤维染色中最经典和最常用的染色方法之一。

【实验目的】

1. 掌握 Masson 三色染色法的方法与步骤，以及胶原纤维和肌纤维镜下的染色特点。
2. 了解石蜡切片 Masson 三色染色法的原理与运用。

【实验原理】

Masson 三色染色法是显示胶原纤维的经典方法，技术掌握恰当时能够很好地显示胶原纤维，并且具有良好的视觉对比效果。染色的原理主要是利用胶原纤维分子中含有碱性氨基酸，能够与酸性染料起结合反应，并与组织的渗透性和染料分子的大小有关，导致不同组织染色呈现不同颜色。Masson 染色后肌纤维呈红色，胶原纤维呈蓝色，可以区分胶原纤维和肌纤维。

【实验材料】

1. 实验对象　心肌石蜡切片。
2. 实验器材　盖玻片，切片架，通风柜。
3. 实验试剂　苏木精染液、丽春红酸性复红染色液（丽春红 0.7 g、酸性复红 0.3 g、蒸馏水 99 mL、乙酸 1 mL），苯胺蓝染色液（苯胺蓝 2 g、蒸馏水 98 mL、乙酸 2 mL），1% 磷钼酸，无水乙醇，95% 乙醇，二甲苯，蒸馏水，中性树胶，Bouin 固定液（苦味酸饱和水溶液 75 mL、甲醛 25 mL、乙酸 5 mL），0.5% 乙酸。

【实验步骤】

1. 石蜡切片插入切片架，常规脱蜡至水，Bouin 固定液中固定数小时（可过夜）后，流水洗 5 min 后，蒸馏水洗。

2. 苏木精染液染色 1 min，流水洗 5 min 后，蒸馏水洗。

3. 丽春红酸性复红染色液染色 15 ~ 20 min。

4. 1% 磷钼酸中洗 10 ~ 20 s。

5. 不经水洗，直接入苯胺蓝染色液中染色 3 min。

6. 0.5% 乙酸洗 10 ~ 20 s。

7. 95% 乙醇快速脱水，无水乙醇脱水 3 次，每次 5 ~ 10 s。

8. 二甲苯透明，中性树胶滴在组织切片上，盖上盖玻片。

【观察项目】

显微镜下观察，胶原纤维呈蓝色，肌肉、红细胞呈红色，细胞核呈蓝紫色（图 3-2-2）。

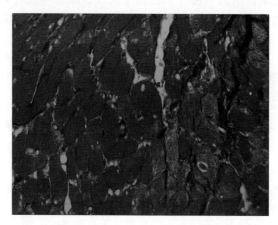

图 3-2-2　小鼠心肌组织 Masson 三色染色法染色结果（200×）

【注意事项】

1. 石蜡切片脱蜡应尽量干净。根据所使用的固定液不同，可延长或缩短染色时间。

2. 酸性复红染液和苯胺蓝液可重复使用。1% 磷钼酸和 0.5% 乙酸应现用现配。

3. 磷钼酸分化时可在镜下控制，分化到胶原纤维呈淡红色、肌纤维呈红色即可。分化时间根据染色深浅而定。

4. 因为染色的目的主要在于区分胶原纤维和肌纤维，一般也可以省略苏木精染核步骤。

◆ 拓展阅读 3-2-3　几种常用胶原染色法简介

二、网状纤维银染法

网状纤维（reticular fiber）是由网状细胞产生的具有分支的纤细纤维，并可深陷网状细胞的胞体和突起内，交错连接成网状。HE 染色不着色，用氨银溶液浸染能使网状纤维染成黑色，故又称为嗜银纤维（argyrophil fiber）。在组织学中，经常使用银染法来辅助 HE 染色，常用的染色法有 Gomori 银染色法、James 染色法和 Foot 法等。在病理学中，网状纤维染色应用较为广泛，可以用来显示病变组织网状支架的破坏情况，对于判断病变的破坏程度及其发展转归等具有指导作用，如肝炎；还可用于鉴别肿瘤性质和来源，如是上皮性还是非上皮性来源的恶性肿瘤、血管内皮瘤或血管外皮细胞瘤等。本实验以淋巴结改良的 Foot 法介绍网状纤维染色。

【实验目的】

1. 掌握网状纤维染色的方法与步骤，以及网状纤维染色的镜下染色特点。

2. 了解石蜡切片网状纤维银染色法的原理与运用。

【实验原理】

氨银溶液与组织中的蛋白结合，经甲醛还原成黑色的金属银沉积于组织内及其表面。用氯化金调色后，再用硫代硫酸钠液洗去未还原的银盐，可以将组织内的网状纤维清晰地显示出来。

【实验材料】

1. 实验对象 淋巴结石蜡切片。

2. 实验器材 盖玻片，刻度吸管，通风柜。

3. 实验试剂 氨银溶液，1% 过碘酸水溶液，4% 甲醛溶液，0.5% 氯化金水溶液，4% 硫酸铁铵水溶液，5% 硫代硫酸钠水溶液，梯度乙醇，二甲苯，无水乙醇，蒸馏水，中性树胶。

氨银溶液配制：将 10% 硝酸银 10 mL 和碳酸锂饱和水溶液 10 mL 混合，立即产生沉淀，去上清液，用蒸馏水反复洗涤沉淀物 3~4 次后加入蒸馏水至 25 mL，用刻度吸管逐滴加入 26%~28% 的氨水，逐滴搅拌，直至沉淀接近完全溶解为止，约 20 滴。加蒸馏水至 100 mL，过滤后使用。

【实验步骤】

1. 石蜡切片在通风柜中常规脱蜡至水。

2. 用 1% 过碘酸水溶液氧化 4~5 min，蒸馏水洗 2~3 次。

3. 用 4% 硫酸铁铵水溶液媒染 4~5 min，流水洗 30 s，蒸馏水洗 2~3 次。

4. 浸入氨银溶液内 15~20 min，避光，直至切片染成棕黄色。

5. 取出切片用蒸馏水速洗 2 次。

6. 用 4% 甲醛溶液还原 5 min，蒸馏水洗 3 min。

7. 0.5% 氯化金水溶液调色，镜下观察网状纤维呈黑色，清晰，背景为灰白色止。

8. 流水洗 30 s，5% 硫代硫酸钠水溶液固定 1~5 min，自来水充分洗涤。

9. 核固红复染（可省略）。

10. 梯度乙醇脱水（85% 乙醇、95% 乙醇、无水乙醇Ⅰ、无水乙醇Ⅱ，各 5~10 s）。

11. 二甲苯透明（二甲苯Ⅰ、二甲苯Ⅱ，各 2 min）。

12. 将中性树胶滴在组织切片上，盖上盖玻片。

【观察项目】

显微镜观察，网状纤维显示黑色，其他为复染颜色（图 3-2-3）。

【注意事项】

1. 所使用的玻璃器皿必须清洗干净。

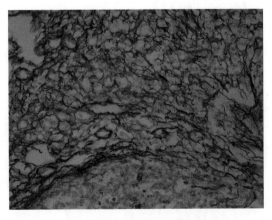

图 3-2-3 淋巴结网状纤维银染法染色结果（100×）

2. 氨水滴加不能过量，可留少量肉眼可见的沉淀，过滤时能滤出少许沉淀为宜。

3. 氧化液的存放时间不能过长，以免失去氧化作用。

4. 氨银溶液以新配为佳，避光密封，置于冰箱中4℃可保存1个月左右，当沉淀物出现时，应弃掉。

5. 使用的所有化学试剂应尽量高纯度，尽量用分析纯及以上。

6. 甲醛浓度和时间可以是4%～10%处理2次，每次3～5 min。

7. 氯化金调色和硫代硫酸钠固定时间不宜太长，避免造成褪色。

◆ 拓展阅读 3-2-4 改良的 Foot 网状纤维染色法

三、尼氏小体甲苯胺蓝染色法

尼氏小体（Nissl body）又名虎斑，位于神经元的细胞质内，嗜碱性，呈颗粒状或斑块状。尼氏小体主要是由粗面内质网和游离核糖体构成，其形状、数量及分布在不同的神经元有所不同。尼氏小体的存在、减少或者消失，可表示神经元的正常或异常状态。当神经元遭受不可逆性损伤，尼氏小体消失，神经元退变。尼氏小体可用多种方法进行染色，且适用于各种固定液及石蜡切片、冷冻切片、火棉胶切片。主要的染色方法有焦油紫染色法、梧酸青蓝染色法、甲苯胺蓝染色法等。下面以小鼠脑组织的甲苯胺蓝染色法为例介绍尼氏小体染色方法。

◆ 拓展阅读 3-2-5 神经组织染色方法的研究概况

【实验目的】

1. 掌握甲苯胺蓝染色的方法与步骤，以及尼氏小体镜下染色特点。

2. 了解冷冻切片或石蜡切片甲苯胺蓝染色法的原理与运用。

【实验原理】

尼氏小体呈嗜碱性，易被甲苯胺蓝、焦油紫等碱性染料着色。

【实验材料】

1. 实验对象 小鼠大脑石蜡切片。

2. 实验器材 烤箱，盖玻片，通风柜。

3. 实验试剂 0.5%甲苯胺蓝水溶液，70%乙醇，95%乙醇，无水乙醇，二甲苯，蒸馏水，中性树胶。

【实验步骤】

1. 石蜡切片常规脱蜡至水。

2. 0.5%甲苯胺蓝水溶液中56℃烤箱染色20 min。

3. 70%乙醇快洗（约1 min）。

4. 95%乙醇镜下控制分色。

5. 无水乙醇快速脱水2次（各5～10 s）。

6. 二甲苯透明（二甲苯Ⅰ、二甲苯Ⅱ，各2 min），中性树胶封片。

【观察项目】

显微镜下观察尼氏小体呈深蓝色，细胞核呈淡蓝色，背景无色（图3-2-4）。

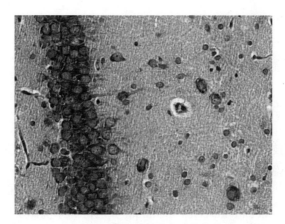

图 3-2-4　小鼠大脑甲苯胺蓝染色法染色结果（400×）

【注意事项】

1. 尼氏小体染色切片要切厚些，石蜡切片 6～10 μm。

2. 无论选用哪种染色法染尼氏小体，都需要经过预染色筛选。无论使用何种分色方法，镜下观察控制都是关键。

📖**教学资源 3-2-5**　3 种特殊染色方法的技术路线

分析与思考

1. Masson 三色染色法主要用于区分哪些组织？

2. Masson 三色染色法的染色结果有哪些？

3. 简述网状纤维染色法的主要用途。

4. 简述网状纤维染色的染色结果和注意事项。

5. 尼氏小体甲苯胺蓝染色的结果是什么？

6. 尼氏小体染色需要注意哪些问题？

（王艳艳）

第三节　免疫组织化学技术

免疫组织化学（immunohistochemistry，IHC）又称为免疫细胞化学（immunocytochemistry，ICC）是免疫学与传统的组织化学相结合的一个重要分支。免疫组织化学技术是利用抗原、抗体特异性结合的免疫学原理来原位显示、追踪生物体内大分子物质动态变化规律的一种实用性染色技术。根据标记物不同，免疫组织化学技术可分为免疫荧光技术、免疫酶技术、免疫铁蛋白技术、免疫胶体金技术、亲和免疫组织化学技术、免疫金银染色技术及免疫电镜技术等。免疫组织化学技术特异性强、敏感性高，既保持了传统形态学对组织细胞观察客观、仔细、直观的优点，又克服了传统免疫学反应只能定性和定量、不能定位的缺点，其定位的精确度可达超微结构水平。组织或细胞中凡能作为抗原或半抗原的物质，均可用相应的抗体进行检测。因此，免疫组织化学技术运用十分广泛，已成为生物学和医学等众多学科领域的重要研究手段。

◆ 拓展阅读 3-3-1　免疫组织化学技术概述

实验 11　免疫荧光技术

【实验目的】

1. 掌握免疫荧光技术的原理，免疫荧光间接法的实验流程、结果判读。

2. 了解荧光显微镜的使用及拍摄技术。

【实验原理】

免疫荧光技术（immunofluorescence technique）是将抗原抗体反应的特异性和敏感性与显微示踪的精确性相结合的一项技术。用荧光素标记的抗体检测组织或细胞内的抗原，通过抗原抗体反应，在组织细胞内形成抗原－抗体－荧光素复合物，荧光素在外来激发光的照射下发出荧光，在荧光显微镜下可观察到抗原所在位置发出的荧光，根据荧光物质在组织细胞内的分布来判断抗原的表达及分布情况。按实际操作可分为直接法、间接法、补体法、SABC 法等。本实验主要介绍间接免疫荧光法。

常用于标记的荧光素有：异硫氰酸荧光素（fluorescein isothiocyanate，FITC），最大吸收光波长为 490 ~ 495 nm，最大发射光波长为 520 ~ 530 nm，呈现明亮的黄绿色荧光；四甲基异硫氰酸罗丹明（tetramethyl rhodamine iso-thiocyanate，TRITC），最大吸收光波长为550 nm，最大发射光波长为 620 nm，呈橙红色荧光；Cy3，最大激发光波长为 570 nm，最大发射光波长为 650 nm，呈红色荧光；4′,6- 二脒基 -2- 苯基吲哚（4′,6–diamidino–2–phenylindole，DAPI），最大激发波长为 360 nm，最大发射波长为 460 nm。

◆ 拓展阅读 3-3-2　常用的荧光染料参数

【实验材料】

1. 实验对象　组织切片（石蜡切片或冷冻切片）或细胞爬片。

2. 实验器材　恒温箱，微波炉，微量移液器（10 μL、200 μL）及枪头，烧杯，荧光显微镜，避光湿盒，切片架、EP 管。

3. 实验试剂　一抗，荧光二抗，DAPI 染液，血清封闭液，枸橼酸盐缓冲液，PBS缓冲液（0.01 mol/L，pH 7.4），抗荧光淬灭剂，甘油 / 防荧光淬灭封片剂。

【实验步骤】

1. 石蜡切片常规脱蜡、水化至水。

2. 烧杯中加入枸橼酸盐缓冲液约 400 mL，放入切片架，微波修复 5 ~ 7 min，冷却；PBS 缓冲液清洗 3 次，每次 5 min。

3. 血清封闭液封闭，37℃恒温箱孵育 1 h（细胞爬片直接在此步骤血清封闭 30 min）。

4. 甩干，用微量移液管滴加一抗，37℃孵育 1 ~ 2 h（或置于冰箱中 4℃过夜）。

5. PBS 缓冲液振荡洗涤 5 min，共 3 次。

6. 滴加相应的荧光二抗，37℃避光湿盒内孵育 1 h。

7. 避光 PBS 缓冲液振荡洗涤 5 min，共 3 次。

8. 滴加 DAPI 染液，避光孵育 3 ~ 5 min。

9. 避光 PBS 缓冲液振荡洗涤 5 min，共 3 次。

10. 滴加适量抗荧光淬灭剂，随后切片稍甩干，用甘油或防荧光淬灭封片剂封片。

【观察项目】

切片于荧光显微镜下观察并采集图像（DAPI，发蓝光；FITC，发绿光）（图 3-3-1）。

图 3-3-1　胃癌细胞系 BGC 细胞免疫荧光染色（400×）

A. DAPI；B. FITC 标记目的蛋白

【注意事项】

1. 抗原修复是石蜡切片免疫组织化学成败的关键，热处理后要自然冷却，以使抗原恢复原有的空间结构，充分暴露出来。此过程中应防止修复液过度蒸发，切勿干片。

2. 封闭后不要洗涤，甩干直接加一抗。

3. 一抗一般在 -20℃低温保存，商品化一抗应第一时间分装，使用前进行稀释，现配现用。

4. 荧光二抗容易淬灭及效价降低，故应避光封装使用；另外，滴加荧光二抗及之后的实验操作时应避光进行。

5. 在 PBS 缓冲液洗涤完毕后，应用滤纸将组织边缘多余的水分擦干，应注意辨认切片的正反面，不能碰到组织，又要防止组织水分蒸发变干。

6. 正式实验前，应做预实验，确定一抗的工作液浓度，设置阳性与阴性对照，防止假阳性或背景过深现象。

7. 封片时，应尽量迅速，并辨别切片的正反面，尽量不要产生气泡。

◆ 拓展阅读 3-3-3　几种免疫荧光方法比较

分 析 与 思 考

1. 免疫荧光技术的实验原理是什么？

2. 常用的荧光素有哪些？

（林刻智　赵瑞波）

实验 12　免疫荧光双重标记法

【实验目的】

1. 掌握免疫荧光双重标记法的实验原理及方法与步骤，免疫荧光双重标记法一抗与二抗的选择原则。

2. 了解荧光双重标记的显微镜观察与分析方法。

【实验原理】

间接免疫荧光双重标记法也是根据抗原抗体反应的原理，2 种不同的特异性抗体与待检组织细胞的 2 种不同的抗原结合，再通过已知 2 种荧光二抗，分别与 2 种一抗相结合，从而呈现出 2 种不同颜色的荧光，即可检测出细胞或组织内 2 种不同的抗原。

免疫荧光双重标记法可用直接法，也可用间接法。直接法虽操作简便，但灵敏度较差，荧光一抗种类不丰富，现一般采用间接法。

【实验材料】

1. 实验对象　冷冻组织切片。

2. 实验器材　恒温箱，微量移液器（10 μL、200 μL）及枪头，荧光显微镜，避光湿盒，切片架，EP 管。

3. 实验试剂　2 种不同种属来源的一抗，2 种不同荧光二抗，DAPI 染液，血清封闭液，PBS 缓冲液（0.01 mol/L，pH 7.4），防荧光淬灭封片剂。

【实验步骤】

1. 冷冻切片 PBS 缓冲液水化。

2. 血清封闭液封闭 30 min。

3. 用微量移液器滴加 2 种不同种属来源的一抗工作液，37℃恒温箱孵育 1~2 h 或 4℃孵育过夜。

4. PBS 缓冲液充分洗涤 10 min×3 次。

5. 2 种荧光二抗混合物，如 TRITC 标记的羊抗大鼠（稀释度 1∶100）和 FITC 标记的羊抗兔 IgG（稀释度 1∶100），避光湿盒中 37℃孵育 30 min，PBS 缓冲液充分洗涤 10 min×3 次。

6. 加入 DAPI 染液，避光染色 5~10 min，PBS 缓冲液洗涤 5 min×3 次。

7. 防荧光淬灭封片剂封片。

8. 荧光显微镜下观察并采集图像（用于 FITC 的激发光波长为 495 nm，用于 TRITC 的激发光波长为 550 nm）。

【观察项目】

荧光显微镜下观察，FITC 显示绿色荧光，TRITC 显示红色荧光，细胞核呈蓝色荧光（图 3-3-2）。

【注意事项】

1. 在用间接法进行免疫荧光双重标记时，要注意一抗选择来自不同种属的 2 种特异性抗体，如兔抗 A 抗原的抗体和小鼠抗 B 抗原的抗体，并用 2 种不同的荧光素分别标记与 2 种特异性抗体相匹配的荧光标记抗体，荧光标记抗体可以来源于同一种属，也可以来源于不同种属。

2. 2 种荧光抗体要预先稀释，并将稀释液按 1∶1 混合，一起加入标本中。

3. 一般双标需先采用非免疫胎牛血清白蛋白进行预孵育切片，再进行抗体的反应。如条件允许，可以先用与荧光二抗同种属的动物血清预先孵育，以尽量消除非特异性反应。

4. 双重标记法由于需要进行 2 种特异抗原抗体反应，且又要防止交叉反应，故 PBS

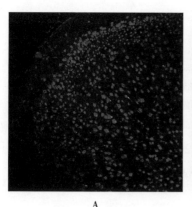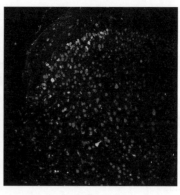

A   B

图 3-3-2 小鼠大脑组织切片免疫荧光双标图（200×）

A. 对照组；B. 实验组（脑卒中模型）

缓冲液清洗需彻底、充分。

5. 荧光抗体的孵育及后续的处理需要避光。

6. 荧光抗体染色可能会出现假阳性，需要分别设定阳性和阴性对照。

7. 荧光染色后一般在 1 h 内完成观察，或于 4℃ 保存。时间过长，会使荧光衰退。

📺 **教学资源 3-3-1** 免疫荧光双重标记实验技术路线

分析与思考

1. 简述双重免疫荧光技术的实验原理。

2. 双重免疫荧光技术的注意事项有哪些？

（林刻智 赵瑞波）

实验 13 免疫酶组织化学技术

【实验目的】

1. 掌握免疫酶组织化学技术的原理、实验流程和注意事项。

2. 熟悉实验结果判读。

【实验原理】

20 世纪 60 年代出现的免疫酶组织化学技术经过不断发展成熟，在生物学和医学领域得到了广泛的应用，目前已成为形态学研究领域不可或缺的实验方法，并广泛应用于临床病理诊断、肿瘤的鉴别诊断及预后判断等。

免疫酶组织化学技术是根据抗原抗体特异性结合的原理，用酶标记的抗体，通过抗原抗体反应，与细胞或组织内的相应抗原结合，形成抗原－抗体－酶复合物，加入酶的底物，在酶反应的部位形成可见的不溶性棕褐色沉淀，从而确定抗原的存在并定位，利用定量技术可测定其含量。

Envision 法是将大量的酶连接到二抗分子上，形成超大分子的抗体－酶多聚螯合物，是免疫细胞化学最常用的方法之一。

【实验材料】

1. 实验对象　石蜡组织切片。

2. 实验器材　恒温箱，高压锅，微量移液器（10 μL，200 μL）及枪头，光学显微镜，湿盒，切片架，EP 管。

3. 实验试剂　枸橼酸盐，抗原修复液，一抗，检测试剂盒（血清封闭液、聚合 HRP 标记的二抗、3% H_2O_2），DAB 显色试剂盒（20 倍的显色试剂 A、B、C，现用现配，1 mL 蒸馏水中加 A、B、C 各 1 滴），PBS 缓冲液（0.01 mol/L，pH 7.4），蒸馏水，苏木精染液，中性树胶封片剂。

【实验步骤】

1. 常规脱蜡、水化至水，PBS 缓冲液漂洗 3 min。

2. 3% H_2O_2 10 min（灭活内源性过氧化物酶），PBS 缓冲液漂洗 5 min×3 次。

3. 组织切片置于盛满枸橼酸盐抗原修复液的修复盒中，高压锅中放水加热煮沸，将切片盒放入高压锅中上盖，加热至冒汽，扣上压力阀，继续加热至喷汽，从喷汽开始计时 3 min 后，将高压锅离开热源，自然冷却至室温。此过程中应防止缓冲液过度蒸发，切勿干片。将切片置于 PBS 缓冲液中振荡洗涤 5 min×3 次。

4. 血清封闭，孵育 30 min。

5. 甩干，用微量移液器滴加一抗工作液，37℃恒温箱孵育 1~2 h（或置于冰箱中 4℃ 过夜）。

6. PBS 缓冲液振荡洗涤 5 min×3 次。

7. 滴加相应的二抗室温孵育 30 min。

8. PBS 缓冲液振荡洗涤 5 min×3 次。

9. 新鲜配制的 DAB 显色液显色 3~5 min，在显微镜下观察控制，特定部位出现棕褐色颗粒即可终止显色，蒸馏水洗 5 min×3 次。

10. 苏木精染液轻度复染数秒至数分钟，流水冲洗 3~5 min。

11. 常规脱水、透明，中性树胶封片。

12. 切片于光学显微镜下观察并采集图像。

【观察项目】

显微镜下观察，棕褐色为标记目标蛋白，表达在细胞质，蓝色为细胞核（图 3-3-3）。

【注意事项】

1. 抗原抗体反应一般不受两者数量比例的限制，但要出现肉眼可见的反应，则需抗原抗体的量保持一定的比例；在抗原、抗体量过大的情况下，不能聚合成大颗粒，就不能出现肉眼可见的反应。因此，在即用型二抗的抗体浓度固定的情况下，浓缩型的一抗要通过预实验确定合适的一抗工作液浓度，这是确保实验成功的关键。

2. 抗原修复一般为柠檬酸缓冲液，热修复后要自然冷却。

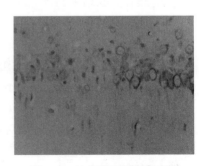

图 3-3-3　大鼠脑组织免疫酶组织化学染色（400×）

3. 每一步漂洗需要振荡洗涤，要彻底洗掉残余的试剂。

4. 血清封闭后不能洗涤，直接甩掉加一抗。

5. DAB 显色要在显微镜下控制，直到切片上出现棕褐色阳性信号，同时背景几乎没有染色时终止显色。不同抗原 DAB 显色时间并不固定。

6. 苏木精复染时间要根据染液的使用时间，新配的染液所需染色时间短，已用了一段时间的染液染色时间要适当延长。原则上不要染得太深。

7. 切片脱蜡要彻底，切片可在烤箱中预热后脱蜡。

8. 封片前切片的脱水一定要彻底，否则组织切片不透明，影响观察和拍照。

9. 如果是 AEC 显色，沉淀物易溶于有机溶剂，显色后稍水洗，用水性封片剂封片，最好马上采集图像。

💻 **教学资源 3-3-2** 免疫酶组织化学实验技术路线

分 析 与 思 考

1. 免疫酶组织化学技术的实验原理是什么？
2. 免疫组织化学技术操作的注意事项有哪些？

（赵瑞波）

第四节 分子病理学技术

分子生物学技术与传统病理学技术结合而形成的分子病理学技术，在生命科学与医学研究和临床病理诊断中的应用日新月异。分子病理学相关技术主要包括原位杂交、原位 PCR、荧光原位杂交、基因重排技术、生物芯片技术、显微微切割技术、基因测序技术等。本节主要介绍原位杂交技术和原位 PCR 技术。

实验 14 原 位 杂 交

【实验目的】

1. 掌握寡核苷酸探针检测组织切片中目标 mRNA 的原理和方法。
2. 熟悉实验结果的判定方法。

【实验原理】

应用已知碱基顺序并带有标记物的核酸探针与组织、细胞中待检测的核酸，按碱基配对的原则特异性结合形成杂交体，然后应用与标志物相应的检测系统，通过组织化学、免疫组织化学的方法在被检测的核酸原位形成带颜色的杂交信号，在显微镜或电子显微镜下进行细胞内定位。

应用原位杂交可在细胞中检测并定位 DNA，编码蛋白质或多肽相应的 mRNA，从分子水平研究基因表达和基因调控。目前已应用于基础研究（基因组图、转基因检测、基因表达定位等）和临床研究（产前诊断、肿瘤及传染性疾病的诊断、病毒的病原学诊断等）。

核酸探针的标记方法有放射性探针和非放射性探针，根据探针核酸性质可分为 DNA 探针、RNA 探针、cDNA 探针、cRNA 探针、寡核苷酸探针，DNA 探针又有单链 DNA、双链 DNA 之分。因此原位杂交就有 DNA-DNA、cDNA-RNA、RNA-RNA、寡核苷酸探针 -DNA、寡核苷酸探针 -RNA 等杂交方式。

下面以寡核苷酸探针 -RNA 杂交为例，介绍 RNA 原位杂交（RNA in situ hybridization，RISH）的检测原理和方法等。在细胞和组织结构保持不变的条件下，用标记的已知 RNA 核苷酸片段，按碱基配对原则，与待测细胞或组织中相应的基因片段相结合（杂交），所形成的杂交体经显色反应后在显微镜下观察细胞内相应的 mRNA 分子。

◆ 拓展阅读 3-4-1　石蜡切片原位 mRNA 表达检测技术的应用初探

【实验材料】

1. 实验对象　脑组织石蜡切片。

2. 实验器材　恒温箱，微量移液器（10 μL，200 μL）及枪头，离心机，光学显微镜，湿盒，切片架，EP 管。

3. 实验试剂　寡核苷酸探针，原位杂交检测试剂盒（胃蛋白酶、预杂交液、寡核苷酸探针稀释液、封闭液、生物素化鼠抗地高辛、SABC-POD、生物素化过氧化物酶），焦碳酸二乙酯（diethyl pyrocarbonate，DEPC），PBS 缓冲液，SSC、DAB 显色剂，苏木精染液，3% H_2O_2，中性树胶。

【实验步骤】

1. 石蜡切片常规脱蜡、水化。

2. 3% H_2O_2 室温阻断 10 min，蒸馏水漂洗 5 min×3 次。

3. 胃蛋白酶消化 37℃ 15 min，0.02 mol/L PBS 缓冲液冲洗 5 min×3 次，蒸馏水洗 1 次。

4. 用微量移液器加约 30 μL 的预杂交液，37℃孵育 3 h，甩掉预杂交液。

5. 加 30 μL 的探针杂交液，加盖杂交专用盖玻片，置于湿盒内，37℃恒温箱孵育过夜。次日 37℃ 2×SSC 漂洗 5 min×2 次，0.5×SSC 漂洗 15 min×2 次，0.2×SSC 漂洗 15 min。滴加封闭液，37℃ 30 min，不洗。

6. 滴加生物素化鼠抗地高辛抗体 37℃ 1 h，0.02 mol/L PBS 缓冲液漂洗 5 min×4 次。

7. 滴加 SABC-POD 37℃ 20 min，0.02 mol/L PBS 缓冲液漂洗 5 min×3 次。

8. 滴加生物素化过氧化物酶 37℃ 20 min，0.02 mol/L PBS 缓冲液漂洗 5 min×4 次。

9. DAB 显色，显微镜下观察，细胞内出现明显的棕黄色，水洗终止显色。

10. 苏木精复染 10～15 min，水洗。

11. 切片常规脱水、透明，中性树胶封片。

【观察项目】

显微镜下观察，目标基因 mRNA 的杂交信号呈棕褐色（图 3-4-1）。

【注意事项】

1. 4% 多聚甲醛（0.1 mol/L PBS 缓冲液 pH7.4，加 1/1 000 的 DEPC）固定组织，取材刀具及实验的所有

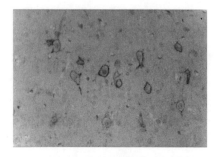

图 3-4-1　大鼠脑组织原位核酸分子杂交技术结果图（400×）

容器，均需 1/1 000 DEPC 处理，以灭活 RNA 酶。

2. 有条件尽量用新鲜标本做原位杂交组织固定时间不宜过长，一般为 24 h。使用无 RNA 酶的硅化载玻片，石蜡切片厚度为 5～7 μm。

3. 蛋白酶能消化和暴露被遮蔽的靶核酸，蛋白酶的浓度力求准确，浓度过低靶核酸不能有效暴露；浓度过高，组织消化过度，会影响检测结果。正式实验前，要仔细摸索最佳消化条件。

4. 整个杂交前处理过程都需戴消毒手套，以防止 RNA 酶污染。

5. 杂交后的洗涤对信号强度、背景强度有影响，洗涤时间越短，信号越强，背景越高；洗涤时间越长，信号越低，背景越干净。适当的洗涤时间可获得理想的信号强度和可以忽略的背景染色。

6. 切记实验过程中勿使切片干燥。

⊡ **教学资源 3-4-1** 原位杂交实验技术路线

分析与思考

1. 原位杂交的基本原理是什么？
2. 原位杂交的用途有哪些？

（赵瑞波）

实验 15　原位反转录 PCR

【实验目的】

1. 掌握原位反转录 PCR 的实验原理、方法与步骤。
2. 熟悉 PCR 仪的使用方法。

【实验原理】

原位 PCR 是在组织细胞内进行的 PCR 反应，它结合了具有细胞定位能力的原位杂交和高度敏感性的 PCR 技术的优点，在组织细胞原位检测单复制或低复制的特定 DNA 或 RNA 序列，是细胞学科研与临床诊断领域里一项有较大潜力的新技术，在病理学及医学中有着非常广阔的应用前景。

原位反转录 PCR 在固定的组织切片或细胞标本上进行，以 mRNA 为模板，在反转录酶的催化下合成 cDNA，然后再以 cDNA 为模板，对靶序列进行扩增。标本要先用 DNA 酶处理，破坏组织细胞中的 DNA，保证 PCR 反应的模板是反转录来的 cDNA，而不是组织细胞中原有的 DNA。在有反转录酶、随机六聚引物和游离核苷酸存在的条件下，以 mRNA 为模板合成 cDNA，通常需要 42℃下进行 30～60 min，反转录结束后，可将标本加热到 90℃以上灭活反转录酶活性，然后以 cDNA 为模板进行第二步 PCR 扩增，扩增结束后再用特异的探针进行原位杂交。

◇ **拓展阅读 3-4-2** 几种原位 PCR 原理及应用

【实验材料】

1. 实验对象　细胞载片。

2. 实验器材 细胞爬片，高压灭菌器，微量移液器（10 μL，200 μL，1 000 μL）及枪头，PCR 仪，细胞培养板，混匀器，离心机，EP 管，保温小室（Bio-Rad frame-seal 保温小室），恒温箱，细胞培养箱。

3. 实验试剂 一步法 RT-PCR 试剂盒（2×onestep RT-PCR Master Mix、RT enzyme Mix、RNase free ddH$_2$O），DNA 酶，4% 多聚甲醛，PBS 缓冲液，蛋白酶 K，寡核苷酸探针，原位杂交试剂盒［胃蛋白酶、预杂交液、寡核苷酸探针杂交稀释液、封闭液、碱性磷酸酶标记的鼠抗地高辛、5- 溴 -4- 氯 -3- 吲哚基 - 磷酸盐（5-Bromo-4-Chloro-3-indolyl phosphate，BCIP）/ 氯化硝基四氮唑蓝（nitroblue tetrazolium chloride，NBT）、核固红、水溶性封片剂］，DEPC，SSC 缓冲液，细胞培养基（10% 血清的 1640 培养基），PBS 缓冲液，引物。

【实验步骤】

1. 细胞处理

（1）向细胞培养板中细胞爬片上滴加 0.5 mL 细胞（约 1×10^5 个细胞，细胞数目根据细胞大小调整）。

（2）细胞培养箱培养过夜，使细胞贴壁生长。

（3）使用前用 PBS 缓冲液轻柔浸洗，吹干。

（4）将带有黏附细胞的细胞爬片放在 105℃的热块上 5～10 s，以稳定细胞。

（5）将细胞载片在新配制的 4% 多聚甲醛溶液中固定 10 min。

（6）结束后马上用 3×PBS 缓冲液浸洗 10 min，后用 1×PBS 缓冲液浸洗 10 min，3 次，去离子水浸洗 1 min。

（7）层流罩下风干载片。

（8）蛋白酶 K 消化细胞 在室温条件下，用 6 μg/mL 蛋白酶 K 处理样品 5 min 后，在 400 倍显微镜下观察细胞，如果大多数细胞在细胞质膜上表现出均匀、小而圆的"气泡"，则立即停止消化，否则，继续 5 min 并重新检查。适当消化后，在 95℃的热块上加热 2 min，使蛋白酶 K 失活。

（9）1×PBS 缓冲液冲洗载片 10 s，蒸馏水冲洗载片 10 s 后，风干载片。

2. 原位扩增

（1）10 μL DNA 酶消化，37℃可过夜。

（2）用 DEPC 处理过的蒸馏水冲洗玻片。

（3）加入配制的反转录反应体系于保温小室。

2×onestep RT-PCR Master Mix	10 μL
正向引物（10 μmol/L）	0.4 μL
反向引物（10 μmol/L）	0.4 μL
RT enzyme Mix	0.65 μL
RNase free ddH$_2$O	至 20 μL

（4）按照说明书或自行优化温度方案 设置 PCR 仪，42℃ 45 min，92℃ 3 min；然后，以下 29 个循环：93℃ 1 min，53℃ 1 min，72℃ 1 min；最终，延伸 72℃ 10 min；暂停点反应可储存在 4℃。

3. 原位杂交

（1）加预杂交液，42℃孵育30 min。

（2）加寡核苷酸标记探针的杂交液，98℃变性10 min，迅速置于冰上1 min，42℃杂交过夜。

（3）杂交后用2×SSC洗涤10 min 3次，1×SSC洗涤10 min 3次。

（4）PBS缓冲液洗涤10 min 3次。

（5）加碱性磷酸酶标记的鼠抗地高辛抗体，37℃ 2 h。

（6）PBS缓冲液洗涤5 min 3次。

（7）BCIP/NBT暗处显色，镜下控制，用缓冲液终止显色；可用核固红复染。

（8）水性封片剂封片。

【观察项目】

显微镜下观察，目标基因mRNA的杂交信号呈紫蓝色，细胞核呈红色（图3-4-2）。

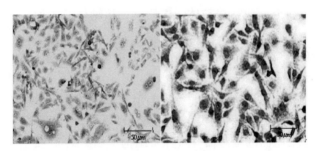

图3-4-2　细胞原位反转录PCR结果图

【注意事项】

1. 所有用于原位反转录PCR的试剂应使用无RNA酶的水（即DEPC处理过的水）制备。此外，玻璃载片和所有玻璃器皿应无RNA酶，可通过在250~300℃的烘箱中烘烤玻璃器皿过夜，然后再用于RT程序。

2. RT-PCR体系配制必须低温以防降解，并应保存在冰上，以尽量减少非特异性第一链产物的形成。

3. 对照实验的设置，可在PCR反应体系中不加引物，或者样本用RNA酶处理破坏靶序列；原位杂交也应加入对照，反应过程中不加探针或者加入非特异序列不相关探针杂交。

4. 引物的设计和退火温度的选择需要做优化。

5. BCIP/NBT显色的沉淀物在有机溶剂中易褪色，因此用水溶性封片剂封片，并及时采集图像。

拓展阅读3-4-3　原位PCR操作手册

教学资源3-4-2　原位反转录PCR实验技术路线

分析与思考

1. 原位反转录PCR测定细胞mRNA的原理是什么？

2. 原位反转录 PCR 技术中如何防止 RNA 降解？

（王艳艳）

第五节　电子显微镜技术

电子显微镜（electron microscope，EM）简称电镜，是采用高速电子束为光源扫描或穿透固体材料，并通过特定元器件接收电子信号进行成像，主要用于观察分析材料表面或内部超微结构，是研究机体超微结构的重要手段。常用的有透射电子显微镜（transmission electron microscope，TEM）和扫描电子显微镜（scanning electron microscope，SEM）。在生命科学方面，电子显微镜已成为医学科学研究和临床疾病诊断的重要工具。电子显微镜被认为是研究微观世界的"科学之眼"，电子显微学也由此诞生。

生物电镜的主要研究内容如下。

1. 细胞器的形态研究　包括线粒体、内质网、核糖体、各种分泌颗粒、外泌体等基本形态观察。

2. 细胞膜及特殊连接结构研究　包括线粒体内外膜、核膜、内质网膜、神经髓鞘、细胞间连接结构、突触等。

3. 蛋白研究　主要通过冷冻电镜、免疫电镜及酶化学等技术，研究细胞膜内及细胞质内各种相关功能蛋白（包括各种酶类）的形态、性质及分布等内容。

4. 三维重构　如细胞内的细胞器、特殊微结构（如突触）、蛋白分子、核酸分子及其复合体的三维结构研究，病毒细菌等微生物的三维结构等。

◆ 拓展阅读 3-5-1　电子显微镜的成像原理

（方周溪）

实验 16　透射电镜技术

【实验目的】

1. 掌握透射电镜包埋块制备程序及各脏器取材要点。

2. 掌握透射电镜和 CCD 拍照系统的操作程序及生物细胞超微结构观察。

【实验原理】

透射电镜是以电子束透过样品（如超薄切片）经过聚焦与放大后所产生的物像，投射到荧光屏上或照相机感光器上进行观察。常规透射电镜的分辨率为 0.1 ~ 0.01 nm，放大倍数为几万至几十万倍。

常规透射电镜标本厚度不超过 100 nm，超高压电镜的标本切片厚度可以达到 1 μm。习惯把切片厚度在 100 nm 以下的薄片称为超薄切片，常用的超薄切片厚度是 50 ~ 100 nm。在透射电镜的标本制备中，超薄切片技术是最基本、最常用的制备技术。此外，透射电镜标本还有 2 种制作方法，一种是通过高压冷冻处理，利用冷冻超薄切片机切片，冷冻电镜观察；另一种是单颗粒冷冻薄膜制作，不需切片，也在冷冻电镜下观察。

目前，电镜照片大多采用 CCD 拍照系统，一般是黑白电子照片，也可通过连续拍照或电子断层拍照技术，再利用三维重构技术做成三维结构象。照片的黑白程度主要根据材料散射电子束的多少而定，电子被散射的多，穿透的电子数就少而呈暗像，照片上则呈黑色，称电子密度高（electron dense）；反之，则称为电子密度低（electron lucent）。

【实验材料】

1. 实验对象　动物组织标本。

2. 实验器材　透射电镜，超薄切片机，制刀机，特制玻璃条，冰箱，试剂瓶，包埋胶囊或板，双面刀片，手术刀片，牙签，恒温烘箱，镊子，玻璃刀，带膜载网，蒸馏水，蜡板，剪刀，标签纸等。

3. 实验试剂　1% 锇酸，2.5% 戊二醛，梯度乙醇，梯度丙酮，包埋剂套装，0.1 mol/L 磷酸缓冲液，枸橼酸铅，1% 醋酸铀等。

◆ **拓展阅读 3-5-2** 电镜常用试剂的配方

【实验步骤】

1. 标本取材

（1）电镜标本取材基本要求　①快：指取材动作要快，最好在麻醉的情况下进行取材，组织从活体取下后应争取在 1 ~ 2 min 投入固定液中，一般不建议抽血后取材。②小：组织块尽量小，由于戊二醛渗透能力较弱（15 min 有效固定深度为 0.5 mm），要求所取组织边长大小在 0.5 ~ 1 mm，一般不超过 1 mm。为便于定向包埋，可将组织修成大小约 0.5 mm×0.5 mm×1 mm 的长条形。③冷：标本要冷藏保存，目的是降低酶的活性，防止酶对自身细胞的酶解作用，在冰箱中 4℃固定时间一般不超过 1 周。④准：取材部位要准确，不同实验组别间要尽量取相同部位，如需要定向包埋的标本，则要做好定向取材工作。

此外，还要求取材刀片要锋利（双面刀片或手术刀片），操作动作轻柔，熟练，尽量避免牵拉、挫伤、摩擦等不良动作对组织造成的人为损伤，要求双刀切割法修块。

（2）取材　动物麻醉后，立即暴露取材部位，根据各脏器取材方法及要求结合结扎止血法（防止实验动物大出血死亡），以及"快、小、冷、准"取材基本要求，将要观察的部位或脏器取下，再依照双刀切割法切成 0.5 ~ 1 mm³ 小块 6 块，放入 2.5% 戊二醛固定液内继续固定。

◆ **拓展阅读 3-5-3** 电镜标本各脏器取材方法及要求

（3）双刀切割法操作　要求事先在蜡板上滴一滴 2.5% 戊二醛固定液，并将组织放在固定液里边固定边修块。取 2 片新的、锋利的剃须刀片，其中一把刀片压住标本，不让其移动，另一把紧贴这把刀片顺着刀刃轻轻切割标本，可切割多次，直到割下为止（图 3-5-1）。

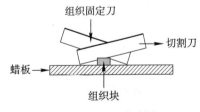

图 3-5-1　双刀切割法

2. 预固定（或前固定）　用 2.5% 戊二醛固定液固定 2 ~ 4 h（pH 7.3 ~ 7.4，0 ~ 4℃）。固定液的用量为标本的 40 倍左右。

3. 漂洗　用 0.1 mol/L 磷酸缓冲液（0 ~ 4℃）漂洗样本 3 次，15 min/ 次。若戊二醛固定时间较长（如超过 1 周），则漂洗时间亦需相应延长，以彻底洗去戊二醛残液。

4. 后固定　用 1% 锇酸固定液通风柜中避光固定 1 ~ 2 h（0 ~ 4℃），pH 7.3 ~ 7.4。

5. 漂洗　用 0.1 mol/L 磷酸缓冲液（0~4℃）漂洗样本 3 次，15 min/ 次。

6. 块染　用 1% 醋酸铀染色 1~2 h（0~4℃），块染前必须用双蒸馏水或超纯水漂洗 2 次，去除残余磷酸盐，以免与醋酸铀发生反应而产生沉淀，5 min/ 次。

7. 脱水　为了保证包埋介质完全渗入组织内部，必须事先将组织内的水分驱除干净，即用一种和水及包埋剂均能相混溶的液体来取代水，常用的脱水剂是乙醇和丙酮。通常采用先乙醇后丙酮的脱水方法。

（1）将组织块置于浓度梯度依次为 30%、50%、70%、90% 乙醇（0~4℃）中，每次 10~15 min。

（2）再将组织块置于 90%、100% 丙酮中（2 次，常温），10~15 min/ 次。

8. 浸透与包埋

（1）浸透　组织块在用乙醇和丙酮脱水后，依次置于预先混合好的丙酮与包埋剂的 1∶1 混合物中 1~2 h（37℃烘箱），丙酮与包埋剂的 1∶4 混合物中过夜（37℃烘箱），纯包埋剂中 2 h（45℃烘箱）。

（2）包埋　用牙签或镊子将标本移到一次性包埋胶囊或模板中进行包埋，并加标签纸。

（3）聚合　将充满包埋剂的胶囊或包埋板放在精确调温的烘箱中聚合，45℃（3~6 h）、60℃（36~48 h），最终形成包埋块。

9. 超薄切片　包括制刀机制刀、修块、半薄切片光镜定位、超薄切片及枸橼酸铅染色等程序。

10. 结果观察分析　透射电镜操作包括装标本进样品室、调整光轴对中、低倍下观察全视野、选取观察区域、调焦、调整倍率、拍照（或利用 CCD 拍照系统进行观察拍照）、记录观察结果、保存图片等。

【注意事项】

1. 所用的器皿和器械必须非常清洁，玻璃器皿要经过清洁液泡洗，所用的药品及试剂都必须是分析纯级，配试剂要用双蒸水或超纯水（去离子水）。

2. 不同的脏器要采取不同的取材方法，尽量避免单一方法取材。例如，肺组织需要将肺泡内空气排尽才能固定良好；神经肌肉需要定向取材，横切面和纵切面都要；胃肠道尽量包括黏膜全层；脑组织需要采用原位固定或灌注固定等。

3. 样本在脱水时应该严格遵循梯度脱水原则，避免过度脱水或脱水不够。更换脱水剂时动作要快，尤其是换无水乙醇和无水丙酮时，样品必须始终浸没在脱水剂内，否则样品容易干燥而影响包埋剂的浸透，甚至导致实验失败。

4. 由于锇酸是强氧化剂，其蒸汽对角膜、鼻腔和口腔黏膜极为有害，必须在强通风柜内进行。另外，醋酸铀有轻微放射性，要注意放射损伤防护。

◆ 拓展阅读 3-5-4　冷冻电镜及三维重构技术

分析与思考

1. 透射电镜标本取材的基本要求是什么？

2. 简述生物电镜的主要功能。

（方周溪）

实验 17　扫描电镜技术

【实验目的】

1. 掌握扫描电镜标本的制作流程。

2. 掌握扫描电镜的基本操作程序及生物材料形态观察。

【实验原理】

扫描电镜是用极细的电子束在样品表面扫描，将产生的反射电子或二次电子用特制的探测器收集，形成电信号运送到显像管，将标本表面的立体构象在荧光屏上显示出来，并拍摄照片。扫描电镜样品用戊二醛和锇酸等固定，经脱水和干燥固化（碳化）处理后，再于样品表面喷镀薄层金膜，以增加标本的导电性。如拍摄反射电子像，可不需喷金膜。

扫描电镜样品的尺寸可大于 50 mm，但要确保样品表面结构没有人为损伤或污染。

如使用环境扫描电镜，标本可不需脱水干燥处理；如使用冷冻扫描电镜，标本可直接冷冻后即可观察。

【实验材料】

1. 实验对象　生物材料标本。

2. 实验器材　扫描电镜，冷冻干燥仪，临界点干燥仪，离子溅射仪，剪刀，手术刀片，镊子，培养皿，载物台，蜡板，玻璃小瓶，导电胶等。

3. 实验试剂　2.5% 戊二醛，1% 锇酸，梯度乙醇，0.1 mol/L 磷酸缓冲液，醋酸异戊酯，叔丁醇，双蒸水等。

【实验步骤】

1. 取材　按照"快、冷、准"的要求进行取材，可参照透射电镜标本取材。

（1）将干净的载玻片和 2.5% 戊二醛固定液，置于冰箱中 4℃预冷。

（2）将组织从机体内用手术刀片取下，用等渗的生理盐水或缓冲液将组织块清洗干净并滤纸吸干多余的水分，然后将组织块放在预先滴有 2.5% 戊二醛固定液的蜡板上，再用双刀法进行修块。应用扫描电镜时，组织块可以稍大些，面积可达 8 mm×8 mm，厚度可达 5 mm。对于易卷曲的样品如血管、胃肠道黏膜等，可固定在滤纸或卡片纸上，以充分暴露待观察的组织表面。

2. 前固定　离体清洗后的组织用牙签轻轻转移至 2.5% 戊二醛的玻璃小瓶中，0～4℃固定 1～2 h。

3. 漂洗　弃去固定液，用 0.1 mol/L 磷酸缓冲液中漂洗 3 次，15 min/ 次。

4. 后固定　吸去漂洗液，在通风柜中加入 1% 锇酸固定液，室温下避光固定 1～2 h。

5. 漂洗　弃去固定液，用 0.1 mol/L 磷酸缓冲液中漂洗 3 次，15 min/ 次。

6. 脱水　弃去漂洗液，依次加入 50%、70%、80%、90%、95% 乙醇依次脱水，15 min/ 次；然后加入醋酸异戊酯或叔丁醇：乙醇 =1∶1，15 min，最后加入纯醋酸异戊酯或叔丁醇，15 min/ 次（2 次）。

7. 冷冻干燥　可采用临界点干燥法或冷冻干燥法。

8. 样本粘贴

（1）选择合适的载物台，将专用导电双面胶带贴于载物台上，也可用液体导电胶。

（2）用镊子轻轻夹住样品侧面，保证观察面向上，粘贴在载物台上的导电胶带上。

9. 镀膜 利用真空喷镀仪或离子溅射仪对样品观察表面进行镀膜，一般用金钯作为镀膜材料，镀膜后要在标本边缘再粘贴一些导电胶，使导电更充分。

10. 扫描电镜操作及观察 打开样品室安装样品，调整光轴对中，寻找目标标本，调整合适的对比度和明暗度，选定区域调焦拍照，保存照片，记录观察结果等。

◆ 拓展阅读 3-5-5 *冷冻扫描电镜标本制作方法*

【注意事项】

1. 由于扫描电镜观察的是样品表面或断面等超微结构，保护好观察面是关键，尽量避免人为污染和损伤，同时做好观察面标记，以免样本制作过程中分不清观察面所在的位置。

2. 样本在脱水时应该严格遵循梯度脱水原则，避免过度脱水或脱水不够。更换脱水剂时动作要快，尤其是换无水乙醇和叔丁醇混合液时，样品必须始终浸没在脱水剂内，否则样品容易干燥皱缩变形。

3. 要严格遵守干燥仪操作规程，控制温度、压力、时间等操作条件。

分 析 与 思 考

1. 简述扫描电镜样本制作流程。
2. 简述扫描电镜样本的制备与超薄切片样本制备的异同。

（方周溪）

实验 18 电镜负染技术

【实验目的】

1. 了解电镜负染技术的基本原理。
2. 掌握负染技术样本制备的基本方法。

【实验原理】

负染技术是观察颗粒状生物材料的外部形状常用的染色方法，特别是在病毒学及外泌体领域，负染技术更能发挥其独到作用，是一项很重要的实验技术。

负染技术工作原理就是将重金属盐染色液（常用 1% 醋酸铀溶液或 1% 磷钨酸溶液）均匀地沉积到样品四周，由于染色液散射电子的能力较强，在样品四周形成了电子密度较强的暗区，而样品本身散射电子的能力较弱，则表现为亮区，这样便能把样品的外形与表面结构清楚地衬托出来。

【实验材料】

1. 实验对象 灭活病毒或外泌体标本。

2. 实验器材 透射电镜，离心机（或超速离心机），离心管，镊子，蜡板，有膜铜网，滤纸，剪刀，吸管等。

3. 实验试剂 2.5% 戊二醛，0.1 mol/L 磷酸缓冲液，1% 磷钨酸，1% 醋酸铀，蒸馏水等。

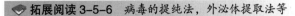

拓展阅读 3-5-6　病毒的提纯法，外泌体提取法等

【实验步骤】

1. 取材和固定　首先将标本制作为悬液，通过差速离心沉淀法、抗体结合吸附法等法将标本分离，纯化，尽可能去除不必要的杂质；在分离纯化好的标本中加少量 2.5% 戊二醛或福尔马林溶液固定（有些标本可以不用预固定）约 10 min。

2. 制作负染标本　将固定好的标本再次离心沉淀收集，加入蒸馏水或超纯水制成一定浓度的混悬液。取干净的吸管吸取混悬液，滴在有膜铜网上，静置 1 min 左右（高浓度可适当减短时间，反之则适当延长），用干净的滤纸片将标本液吸掉，然后加入 1% 磷钨酸或 1% 醋酸铀进行染色，时间约 1 min，再用滤纸片吸干染色液备用，此步骤很关键，可根据观察效果进行染色时间调整，一般要试几次才能找到合适的时间。

3. 透射电镜观察　包括装标本进样品室、调整光轴对中、低倍下寻找目标视野、选取观察区域、调焦、调整倍率、拍照或利用 CCD 拍照系统进行观察拍照、保存图片、记录观察结果等。还可以用免疫胶体金标记法跟踪显示目标样品。

【注意事项】

1. 如果标本具有传染性（如 2019-nCoV），必须经过 P3 及以上实验室处理才能负染观察。

2. 由于负染标本是背景染色，样品如果不纯，背景会很乱而致无法识别目标物，因此，对样品必须进行纯化处理。

3. 醋酸铀染色时，可能会与标本发生结合反应而呈现正染现象，因此，负染时间尽可能缩短；另一方面，醋酸铀容易与其他成分发生沉淀反应或干燥时会形成盐结晶，应引起足够重视，避免沉淀或结晶形成而影响成像结果。

拓展阅读 3-5-7　电镜免疫胶体金标记技术

分析与思考

制作负染标本需要注意哪些因素？

（方周溪）

第六节　核酸的分离与纯化

核酸的分离提取是分子生物学研究中最重要、最基本的技术之一，核酸样品的质量直接关系到实验的成败。

核酸包括 DNA（脱氧核糖核酸）和 RNA（核糖核酸）两大类，在细胞中都以与蛋白质结合的状态存在。分离纯化核酸总的原则包括：①保证核酸一级结构的完整性（完整的一级结构是保证核酸结构与功能研究的最基本要求）。②去除杂质保证核酸足够纯。纯化的核酸样品中不存在对酶有抑制作用的有机溶剂或过高浓度的金属离子，尽量去除蛋白质、糖类和脂质分子等的污染，同时无其他核酸分子的污染（如提取 DNA 分子时应去除 RNA，而提取 RNA 分子时应去除 DNA）。

为保证分离提取的核酸的完整性和纯度，应尽量简化操作步骤，缩短提取过程，以减少各种不利因素对核酸的破坏。核酸提取的主要步骤，无外乎破碎细胞，去除与核酸结合的蛋白质及多糖、脂质等生物大分子，去除其他不需要的核酸分子，去除盐类、有机溶剂等杂质，纯化核酸等。

从组织或细胞样品中分离提取获得核酸样品后，还需要进一步鉴定其浓度、纯度及完整性，即将 DNA 或 RNA 样品用于后续科学研究前，必须先评价其质量。判断核酸样品质量的基本手段是紫外分光光度仪检测和琼脂糖凝胶电泳检测。

◆ 拓展阅读 3-6-1　核酸分离与纯化的原则和注意事项

实验 19　哺乳动物细胞基因组 DNA 的提取

【实验目的】

1. 掌握哺乳动物细胞基因组 DNA 提取的原理。

2. 熟悉基因组 DNA 提取的方法。

【实验原理】

动物细胞基因组 DNA 与组蛋白结合以染色质（或染色体）形式位于细胞核中。在组织样品中加入细胞核裂解液先制备匀浆，在强去污剂 SDS（溶解细胞膜并使蛋白质变性）和蛋白酶 K（消化真核细胞或组织，有效水解 DNA 酶和细胞中的蛋白质）协同作用下裂解细胞释放出基因组 DNA，接着加入 RNase A 去除 RNA，然后加入蛋白沉淀液选择性沉淀去除蛋白，加异丙醇使 DNA 沉淀析出，最后用 70 % 乙醇漂洗去除盐分以获得纯净的基因组 DNA，并重新溶解于 DNA 溶解液中保存。

【实验材料】

1. 实验对象　家兔肝。

2. 实验器材　玻璃匀浆器，台式离心机，EP 管，涡旋振荡器，微量移液器及枪头。

3. 实验试剂　DNA 提取试剂盒（含细胞核裂解液、蛋白沉淀液、DNA 溶解液），异丙醇，70% 乙醇，RNase A。

【实验步骤】

1. 裂解细胞释放基因组 DNA　取 10～20 mg 新鲜肝，加入 600 μL 细胞核裂解液，在玻璃匀浆器中制备匀浆，将裂解物转入 1.5 mL EP 管中，65℃水浴 15 min。

2. 去除 RNA　加入 RNase A（10 mg/mL）1.8 μL 至裂解物中至终浓度 30 μg/mL，颠倒混匀，37℃温育 20 min 去除残留 RNA，流水冷却至室温。

3. 去除蛋白　裂解物中加入 200 μL 蛋白沉淀液，涡旋振荡器上高速连续振荡混匀 30 s，然后冰浴 5 min 帮助蛋白沉淀；12 000 r/min 离心 5 min。

4. 小心吸取上清 600 μL 到一个新的 1.5 mL EP 管中，勿吸动沉淀（不要吸到管底的蛋白沉淀和漂浮在液体表面的絮状物）。

5. 加入等体积的室温异丙醇（600 μL），颠倒 30 次混匀或直到出现棉絮状（丝状）白色 DNA 沉淀，12 000 r/min 离心 1 min。

6. 弃上清液，加入 1 mL 70% 乙醇后，颠倒漂洗 DNA 沉淀（悬浮），12 000 r/min 离心 1 min，可见白色的 DNA 沉淀块。

7. 加入 1 mL 70% 乙醇，颠倒几次漂洗 DNA 沉淀，12 000 r/min 离心 1 min，弃上清

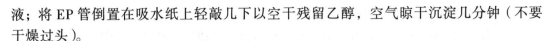

液；将 EP 管倒置在吸水纸上轻敲几下以空干残留乙醇，空气晾干沉淀几分钟（不要干燥过头）。

8. 加入 100 μL DNA 溶解液重新水化溶解 DNA 沉淀，EP 管做好标记，−20℃保存。

◆ 拓展阅读 3-6-2 DNA 提取方案

【注意事项】

1. 所用试管及枪头等均需要高温高压灭菌，以灭活残余的 DNase。所有试剂均用高压灭菌双蒸水配制。

2. 各操作步骤要轻柔，避免剧烈吸打 DNA，尽量减少 DNA 的人为降解。

3. 各步骤操作应力求准确，吸取上清液时一定不要吸到管底的蛋白质沉淀。

分析与思考

1. 在提取核酸过程中要注意哪些问题？

2. DNA 提取各步骤所用试剂的作用分别是什么？

3. DNA 溶液中混有的蛋白质和 RNA 杂质如何去除？

（陈秀芳）

实验 20　动物组织细胞总 RNA 的提取

【实验目的】

1. 掌握组织细胞总 RNA 提取的方法和注意事项。

2. 了解组织细胞总 RNA 提取的原理。

【实验原理】

细胞内的大部分 RNA 是以核蛋白复合体的形式存在。Trizol 试剂中的主要成分为异硫氰酸胍和苯酚，其中异硫氰酸胍可裂解细胞，促使核糖体解离，使 RNA 与蛋白质分离，并将 RNA 释放到溶液中。当加入氯仿时，可抽提酸性的苯酚，酸性苯酚可促使 RNA 进入水相，离心后可形成水相层和有机层，使 RNA 与仍留在有机相中的蛋白质和 DNA 分开。水相层（无色）主要为 RNA，有机层（黄色）主要为 DNA 和蛋白质。将水相中的 RNA 转移至新的 RNase-free 的离心管，加入等体积异丙醇沉淀 RNA，可以得到纯化的总 RNA。

【实验材料】

1. 实验对象　家兔肝。

2. 实验器材　玻璃匀浆器，高速冷冻离心机，涡旋振荡器，移液枪及枪头（RNase-free），1.5 mL EP 管（RNase-free）。

3. 实验试剂　Trizol 试剂，氯仿，异丙醇，DEPC 水（1 L 超纯水中加入 1 mL DEPC 处理过夜后，高温高压灭菌备用），75% 乙醇（用 DEPC 处理后的水配制）。

【实验步骤】

1. 取新鲜家兔肝 50 mg 置于 DEPC 水处理后的玻璃匀浆器中，加入 1 mL Trizol 试剂，在冰浴中迅速匀浆至没有组织块后转入 1.5 mL EP 管中。

2. 室温静置 5 min，使核蛋白复合体彻底裂解。

3. 4℃，12 000 r/min 离心 10 min，将上清液转移到新的 1.5 mL EP 管中。

4. 加入 200 μL 氯仿，充分振荡混匀，室温静置 3 min。

5. 4℃，12 000 r/min 离心 15 min。离心后混合物分 3 层，上层为含有总 RNA 的水相（无色），中间层为 DNA 和蛋白质，最底层为有机相。

6. 小心吸取上层水相至另一新的 1.5 mL EP 管中，加入 500 μL 异丙醇，振荡混匀，室温放置 10 min。

7. 4℃，12 000 r/min 离心 15 min，在管底可见白色沉淀，轻轻弃去上清液。

8. 加入 1 mL 75% 冷乙醇洗涤 RNA 沉淀，4℃ 12 000 r/min 离心 5 min，小心弃去上清液，再重复此步骤 1 次。

9. 将 EP 管倒置，室温下干燥，挥发剩余的乙醇。

10. 加入适量（推荐 20 μL）DEPC 处理的水溶解 RNA，取 1 μL 测量 RNA 浓度，也可进行琼脂糖凝胶电泳检测 RNA 的完整性，其余样品于 −80℃保存。

◆ 拓展阅读 3-6-3　RNA 的提取方法及注意事项
◆ 拓展阅读 3-6-4　电泳检测判断 RNA 质量

【注意事项】

1. RNA 极易受 RNase 降解，因此在实验中既要防止 RNA 被内源性的 RNase 降解，在提取过程中也要注意抑制外源性 RNase 的活性。所有离心管、枪头及相关溶液都必须无 RNA 酶污染。

2. 必须戴一次性手套操作，且尽量不要对着 RNA 样品呼气或说话，以防 RNA 酶污染。建议戴一次性口罩操作。

3. Trizol 含有毒物质苯酚，要避免接触皮肤或吸入。

4. 所有溶液均需用 0.05% ~ 0.1%DEPC 水室温处理过夜，然后高温高压灭菌处理，以除去残留的 DEPC（但含 Tris 的试剂不能用 DEPC 处理）。

5. 玻璃器皿洗净后置 180℃处理至少 3 h，不耐高温的器皿（如塑料制品）应用 0.1% DEPC 浸泡过夜，高温高压灭菌后使用。

6. 提取的 RNA 样品进行琼脂糖凝胶电泳检测，可见 28S、18S 及 5S 3 条 RNA 条带，其中 28S 和 18S RNA 2 条带的亮度约为 2 : 1，而 5S 条带很淡，则说明 RNA 完整性较好。

分析与思考

1. 如何创造尽可能无 RNase 的环境？
2. 如何判断 RNA 的质量？

（陈秀芳）

实验 21　核酸浓度及纯度的测定

【实验目的】

1. 掌握紫外分光光度法测定 DNA 含量的原理和方法。

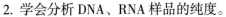

2. 学会分析 DNA、RNA 样品的纯度。

【实验原理】

在分子生物学实验中，提取 DNA 或 RNA 后，往往需要测定其纯度和浓度，在纯度达到标准、浓度调整到所需的浓度后，才能进行下一步实验。

紫外分光光度法测定核酸浓度是基于嘌呤、嘧啶碱基的紫外吸收性质。因为组成核酸分子的嘌呤、嘧啶碱基含有共轭双键，在 260 nm 波长处有特异的紫外吸收峰值，其吸收强度与核酸的浓度成正比，此可作为核酸溶液定量的基础。在波长 260 nm 紫外光下，1 OD 值的光密度相当于双链 DNA 浓度为 50 μg/mL，单链 DNA 或 RNA 浓度约为 40 μg/mL，单链寡聚核苷酸浓度约为 20 μg/mL，以此可计算出核酸的浓度。

紫外分光光度法还可通过测定 260 nm 和 280 nm 紫外光吸收值的比值（A_{260}/A_{280}）来估计核酸的纯度。当 DNA 样品中含有蛋白质、酚或其他小分子污染物时，会影响 DNA 吸光度的准确测定。一般情况下，同时检测同一样品的 OD260 和 OD280，计算其比值来衡量样品的纯度。DNA 纯品 A_{260}/A_{280} 的值为 1.8；RNA 纯品 A_{260}/A_{280} 的值为 2.0。若 DNA 的比值高于 1.8，则可能有 RNA 污染，低于 1.8 则有蛋白质污染。当然，也会出现既含蛋白质又含 RNA 的溶液比值为 1.8 的情况，所以有必要结合凝胶电泳等方法鉴定有无 RNA，或用测定蛋白质的方法检测是否存在蛋白质。

【实验材料】

1. 实验对象　DNA 样品。
2. 实验器材　微量移液器及枪头，超微量紫外分光光度计（NanoDrop^{TM} ONE）等。
3. 实验试剂　去离子水，异丙醇，乙醇，RNA 酶，苯酚，氯仿，异戊醇等。

【实验步骤】

1. 紫外分光光度计（NanoDrop^{TM} ONE）先用 1 μL 水校正零点。
2. 吸取 1 μL DNA 样品，置于探头上检测。
3. 在 260 nm、280 nm 分别读出吸光度值（A）。

定量分析：DNA 的浓度（μg/μL）= A_{260} × 稀释倍数 ×50/1 000

RNA 的浓度（μg/μL）= A_{260} × 稀释倍数 ×40/1 000

纯度分析：若为 DNA 纯品，则 $A_{260}/A_{280} \approx 1.8$

若为 RNA 纯品，则 $A_{260}/A_{280} \approx 2.0$

若 DNA 样品 $A_{260}/A_{280} > 1.9$，说明存在 RNA 污染，可以用 RNA 酶处理样品；若 $A_{260}/A_{280} < 1.7$，说明样品中蛋白质残留高，应用等体积的酚：氯仿：异戊醇（25：24：1）抽提一次，离心后在下层有机相和上层水相之间会看见蛋白质层存在，取上层水相，再用等体积的氯仿：异戊醇（24：1）抽提 1 次，乙醇沉淀纯化 DNA。

若为 RNA 样品 $A_{260}/A_{280} < 2.0$，也要考虑有蛋白质污染，需用上述方法（同 DNA 中有蛋白质残留）再抽提 1 次。

无论是 RNA 还是 DNA，A_{260}/A_{230} 的值应在 2.0 ~ 2.4。如核酸样品的 $A_{260}/A_{230} < 2.0$，考虑有盐未除尽，需使用乙酸钠和乙醇重新沉淀样品，再用 70% 乙醇清洗沉淀 2 ~ 3 次以去除盐类的污染。

【注意事项】

1. 分析多个 RNA 样品时，操作应尽量迅速，且操作过程中注意防止 RNase 的污染，以避免样品在测量过程中降解。

2. A_{260} 吸光度值与核酸浓度之间的比例关系只有在线性范围内才成立，所以，要调整核酸的稀释倍数。低于 0.25 μg/mL 的核酸溶液不适合用紫外分光光度法测定。

分析与思考

1. 如何确定 DNA 或 RNA 溶液的浓度和纯度？
2. 紫外分光光度法测定 RNA 浓度时要注意哪些问题？
3. 实验室常用判定 RNA 质量的方法有哪些？

（陈秀芳）

实验 22　琼脂糖凝胶电泳分离 DNA

【实验目的】

1. 掌握琼脂糖凝胶电泳分离 DNA 的原理。
2. 熟悉琼脂糖凝胶电泳分离 DNA 的实验方法。

【实验原理】

琼脂糖凝胶电泳是分离 DNA 片段的常用技术，其以琼脂糖作为支持介质，兼有"分子筛"和"电泳"的双重分离作用。

把 DNA 样品加入琼脂糖凝胶的样品孔中，并置于静电场中。由于 DNA 分子的双螺旋骨架两侧带有含负电荷的磷酸根基团，因此在电场中向正极移动。在一定的电场强度下，DNA 分子的迁移速率取决于分子筛效应。琼脂糖凝胶具有网络结构，就像一个"筛子"，分子通过时会受到阻力，分子越大在泳动时受到的阻力越大，所以相对分子质量不同的 DNA 片段泳动速度不同，因而可以使其分离。凝胶电泳不仅可分离不同相对分子质量的 DNA，也可以分离相对分子质量相同而构型不同的 DNA 分子。

在电泳过程中可以通过示踪染料（常用溴酚蓝、二甲苯青）或相对分子质量标准参照物（DNA marker）和样品一起进行电泳而得到检测。相对分子质量标准参照物可以提供一个用于确定 DNA 片段相对大小的标准。在凝胶中加入少量 GelRed，这种荧光染料可以与 dsDNA 双螺旋小沟区域结合，在紫外线激发下发出红色荧光，借此可对分离的 DNA 进行检测。

【实验材料】

1. 实验对象　DNA 样品。
2. 实验器材　水平电泳槽，电泳仪，凝胶成像系统或紫外透射仪，微波炉，微量移液器，Tip 头，制胶槽，制胶板，加样瓶，100 mL 或 250 mL 锥形瓶，量筒。
3. 实验试剂　50×TAE 缓冲液，1×TAE 缓冲液，6×上样缓冲液，荧光染料 GelRed，DNA 样品，DNA marker，琼脂糖。

【实验步骤】

1. 凝胶槽准备　将电泳槽内的有机玻璃内槽（制胶槽）洗干净、晾干，放入制胶板，置于水平位置，放好梳子。

2. 制备琼脂糖凝胶　琼脂糖凝胶电泳时，凝胶浓度通常为 0.5%～2%，低浓度适合分离大片段的核酸，高浓度适合分离小片段。根据被分离的 DNA 分子的大小选择合适浓度的琼脂糖凝胶。称取一定量的琼脂糖，置于锥形瓶中，加入 1×TAE 缓冲液，置微波炉中加热至琼脂糖完全融化。

3. 灌胶　待凝胶冷却至 60℃左右加入 GelRed（终浓度 0.5 μg/mL），混匀后缓慢地倒入内槽制胶板上，避免产生气泡，室温下冷却凝固。待完全凝固后，垂直拔出梳子，将凝胶及制胶板放入电泳槽中。电泳槽中倒入 1×TAE 缓冲液使之高出胶面 1～3 mm。

4. 加样　将 5 μL DNA 样品和 1 μL 6×DNA 上样缓冲液在点样板上混合均匀后加入点样孔。在样品旁边的点样孔中加入分子质量标准（DNA marker）。记下加样的顺序，每加完一个样品，要更换一个枪头，以防污染，加样时注意勿碰坏样品孔周围的凝胶面。

5. 电泳　加样后盖上电泳槽盖，打开电泳仪，调节电压为 100 V，进行恒压电泳。当溴酚蓝移动到距离胶板下沿约 1 cm 处时，停止电泳。

6. 观察照相　电泳完毕后，取出凝胶（戴手套）置于紫外透射仪或凝胶成像系统的紫外灯下观察，可看见清晰的 DNA 条带（图 3-6-1），拍照保存。

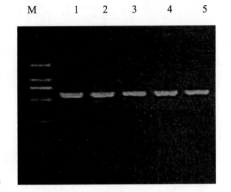

图 3-6-1　琼脂糖凝胶电泳图

◈ 拓展阅读 3-6-5　凝胶上样缓冲液
◈ 拓展阅读 3-6-6　影响 DNA 在琼脂糖凝胶中迁移速率的因素

【注意事项】

1. 凝胶制备时，凝胶中所加缓冲液应与电泳槽中的相一致，溶解的凝胶应及时倒入板中，避免倒入前凝固结块，避免出现气泡。一定要等溶解后的琼脂糖冷却至 60℃左右再倒入制胶板上，以免制胶板受热变形。制备的琼脂糖凝胶易于破碎，操作时要轻缓。

2. 将电泳仪的正、负极分别与电泳槽的正、负极相连，核酸带负电荷，从负极向正极移动。在连接过程中，注意不要将正负极接错。

3. GelRed 是一种结合于所有 dsDNA 双螺旋小沟区域的具有独特设计的荧光染料。在游离状态下，GelRed 发出微弱的荧光，一旦与双链 DNA 结合后，荧光大大增强。因此，GelRed 的荧光信号强度与双链 DNA 的数量相关，可以根据荧光信号检测出 PCR 体系存在的双链 DNA 数量。GelRed 与溴乙锭（ethidium bromide，EB）有相同的光谱特性，无需改变滤光片及观察装置，使用与观察 EB 相同的普通紫外凝胶透射仪观察即可，在 300 nm 紫外光附近可得到最佳激发。GelRed 与 EB 相比，诱变能力大大降低。

4. DNA 样品要与 DNA 上样缓冲液混匀后一起加到凝胶孔中。

5. DNA 的电泳迁移率受琼脂糖凝胶的浓度、电泳缓冲液离子强度、电场强度等的影响。

附：

50×TAE 缓冲液的配制：2 mol/L Tris-乙酸，0.05 mol/L EDTA（pH 8.0）。取 Tris

242 g，乙酸 57.1 mL，0.5 mol/L EDTA 100 mL，加入 600 mL 去离子水后搅拌溶解，将溶液定容至 1 L 后。高温高压灭菌，室温保存。

1×TAE 缓冲液的配制：取 20 mL 的 50×TAE 缓冲液，再加入 980 mL 的去离子水。

6×上样缓冲液（0.25% 溴酚蓝，0.25% 二甲苯青 FF，30% 甘油）的配制：取溴酚蓝 25 mg，二甲苯青 FF 25 mg，甘油 3 mL，用 6×TAE 缓冲液定容至 10 mL，分装成 1 mL/管。−20℃保存。

分析与思考

1. DNA 上样缓冲液的作用是什么？
2. 琼脂糖中加入 GelRed 的作用是什么？
3. 电泳时，DNA 分子为何向阳极移动？

（陈秀芳）

第七节　聚合酶链反应技术

聚合酶链反应（polymerase chain reaction，PCR）是一种用于放大待扩增的特定 DNA 片段的分子生物学技术，它可看作生物体外 DNA 特殊的复制过程，PCR 的最大特点是能将微量的 DNA 大幅扩增。全自动的热循环仪和多种 PCR 衍生技术使其成为重要的科学研究手段。

实验 23　聚合酶链反应

【实验目的】
1. 掌握 PCR 技术的概念和原理。
2. 熟悉 PCR 仪的使用及注意事项。

【实验原理】
聚合酶链反应是一项体外特异扩增特定 DNA 片段的核酸合成技术，其原理类似于 DNA 分子的天然复制过程。以拟扩增的 DNA 分子为模板，以一对分别与模板 5′端和 3′端相互补的寡核苷酸片段为引物，在 DNA 聚合酶的作用下，按照半保留复制机制沿着模板链延伸至完成新的 DNA 合成，重复这一过程，即可使目的 DNA 片段得到扩增。PCR 技术实际上是在模板 DNA、引物和 4 种 dNTP 存在的条件下，依赖于 DNA 聚合酶的酶促反应。扩增的特异性取决于引物与模板 DNA 的结合的专一性。

整个 PCR 过程分 3 步：①变性，加热使模板 DNA 双链间的氢键断裂而形成 2 条单链；②退火，突然降低温度，模板与 DNA 引物按碱基配对原则互补结合；③延伸，在 DNA 聚合酶及镁离子等的存在下，从引物的 3′端开始，结合单核苷酸，形成与模板链互补的新的 DNA 链。完成以上 3 步反应为 1 个循环，每经过 1 个循环，使目的 DNA 片段的数量增加 1 倍。由于每次扩增的产物又作为下一轮循环的模板，因此反应产物呈指数式增长，1 个分子的模板经过 n 个循环可得 2^n 个分子拷贝产物（图 3-7-1）。

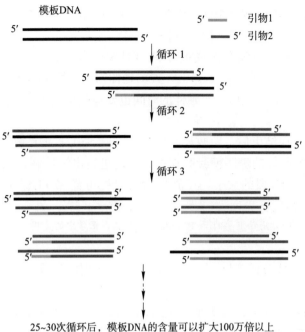

25~30次循环后，模板DNA的含量可以扩大100万倍以上

图 3-7-1 PCR 技术原理示意图

本实验以家兔 3- 磷酸甘油醛脱氢酶（GAPDH）的基因为模板进行 PCR 基因扩增。扩增产物长度 151 bp，扩增所用的引物序列为：上游引物：5′-ATCACTGCCACCCAGAAGAC-3′；下游引物：5′-TGCCAGTGAGTTTCCCGTTC-3′。

◆ 拓展阅读3-7-1 PCR 工作原理

【实验材料】

1. 实验对象　DNA 样品（DNA 提取见本章实验 19）。

2. 实验器材　PCR 仪，微量移液枪及枪头，PCR 薄壁管，台式离心机，琼脂糖凝胶电泳所需的器材（见本章实验 22）。

3. 实验试剂　PCR 试剂盒（含 Taq DNA 聚合酶、dNTP 混合液、PCR 缓冲液），去离子水，引物（GAPDH），琼脂糖凝胶电泳所需的试剂（见本章实验 22）。

【实验步骤】

1. 融解并混匀 PCR 反应所需的各种溶液，置于冰上。

2. 取 2 个 PCR 管，一个为样品管，另一个为对照管，在冰上，建立如下 PCR 反应体系，在 PCR 薄壁管内分别加入（对照管中不加模板 DNA）：

dd H$_2$O	7.4 μL
Primer 1（10 μmol/L）	0.8 μL
Primer 2（10 μmol/L）	0.8 μL
模板 DNA（2 ~ 20 ng/μL）	1 μL
PCR Master Mix（2×）	10 μL
总体积	20 μL

用移液器轻轻吹打混匀或轻微涡旋混匀，12 000 r/min 离心 15 s，使液体积聚于管底。

3. 将 PCR 管放入 PCR 仪中，按如下程序操作。

（1）94℃预变性 5 min（开始时模板 DNA 变性要适当延长）。

（2）94℃变性 30 s → 55℃退火 30 s → 72℃延伸 50 s，共 30 个循环。

（3）72℃延伸 10 min（最后一次延伸的时间也要适当延长）。

（4）4℃ 30 min。

4. 产物分析　反应结束后，短暂离心反应管，取 5 μL 扩增产物与 1 μL 6×DNA 上样缓冲液混合，加入配制好的琼脂糖凝胶在样品槽内进行电泳检测，同时加入 DNA 分子量参照物以检测扩增产物片段的大小。其余的 DNA 产物可置 –20℃保存备用。

◆ 拓展阅读 3-7-2　PCR 反应体系的构成和反应条件的选择

◆ 拓展阅读 3-7-3　几种重要的 PCR 衍生技术及其在医学中的应用

【注意事项】

1. PCR 体系所加成分的实际用量应根据实验者选用的该成分的终浓度及所拥有的储备液浓度进行核算。

2. 加样时要认真、仔细，吸头垂直进入试剂管，每加完一样要换一个吸头，避免试剂污染，同时在已加的样品前做记号以防止错加或漏加。

3. PCR 循环的温度、时间参数的设定与引物的 T_m 值、待扩增片段长度等有关。

4. PCR 实验要设立阴性对照管，即在反应体系中不加模板 DNA。

分析与思考

1. PCR 的反应原理是什么？

2. PCR 反应体系包括哪些成分？

3. PCR 技术的主要用途有哪些？

（陈秀芳）

实验 24　反转录聚合酶链反应

【实验目的】

1. 掌握 RT-PCR 的基本原理。

2. 熟悉 RT-PCR 的实验方法。

【实验原理】

反转录 PCR（reverse transcription，RT-PCR）技术由反转录和 PCR 2 部分组成，首先以 mRNA 为模板，在反转录酶的作用下，以 oligo（dT）（或基因特异性引物、随机寡聚核苷酸引物）为引物合成与 mRNA 互补的 cDNA 片段，然后以已合成的 cDNA 为模板，使用特异的上、下游引物在耐热的 DNA 聚合酶作用下进行标准的 PCR 扩增，从而获取目标基因片段的拷贝或检测基因表达。目前，RT-PCR 技术已广泛用于分析基因的转录产物、获取目的基因、合成 cDNA 探针、构建高效转录系统等的研究。

◆ 拓展阅读 3-7-4　反转录 PCR 原理

【实验材料】

1. 实验对象　RNA 样品（RNA 提取见本章实验 20）。

2. 实验器材　PCR 仪，微量移液枪，无核酸酶 0.2 mL PCR 薄壁管及枪头，恒温水浴箱，电泳槽，电泳仪，凝胶成像仪或紫外透射仪。

3. 实验试剂　AMV 反转录酶（200 U/μL），10 × 反转录酶缓冲液，RNA 酶抑制剂（RNasin）（40 U/μL），DEPC–H_2O、oligo（dT）（50 μmol/L），Taq DNA 聚合酶（2.5 U/μL），dNTP 混合液（10 mmol/L），上游和下游寡核苷酸引物（10 μmol/L）（上游引物：5′–ATCACTGCCACCCAGAAGAC–3′、下游引物：5′–TGCCAGTGAGTTTCCCGTTC–3′、扩增产物 GAPDH 长度 151 bp），模板 DNA（1 μg/μL），家兔 GAPDH 基因产物 151 bp，10 × PCR 缓冲液，$MgCl_2$（25 mmol/L），dd H_2O，琼脂糖凝胶，加样缓冲液，电泳缓冲液，DNA marker，荧光染料 GelRed。

【实验步骤】

1. cDNA 第一链的合成（RT）　在 0.5 mL 微量离心管中加入总 RNA 1～5 μg，补 DEPC–H_2O 至 10 μL，加入 oligo（dT）2 μL，轻轻混匀，70℃水浴 10 min，之后迅速冰浴至少 2 min（有助于 RNA 变性，提高反转录效率）。然后向离心管中依次加入下列试剂：

总 RNA、DEPC–H_2O、oligo（dT）	12 μL
10 × 反转录酶缓冲液	2 μL
dNTP 混合液（10 mmol/L）	1 μL
$MgCl_2$（25 mmol/L）	2 μL
RNasin（40 U/μL）	1 μL
AMV 反转录酶（200 U/μL）	1 μL
DEPC–H_2O	1 μL
总体积	20 μL

轻轻混匀管内溶液，并瞬时离心使反应液集中于管底。42℃孵育 60 min；再于 95℃加热 5～10 min，灭活反转录酶（以终止反应），使 RNA–cDNA 杂交体变性，然后迅速冰浴冷却。

2. PCR 扩增 cDNA　在 PCR 薄壁管内分别加入下列试剂：

10 × PCR 缓冲液	2 μL
dNTP（10 mmol/L）	0.5 μL
$MgCl_2$（25 mmol/L）	2 μL
Primer 1（10 μmol/L）	0.5 μL
Primer 2（10 μmol/L）	0.5 μL
RT 获得的 cDNA	2 μL
Taq 酶（2.5 U/μL）	0.5 μL
dd H_2O	12 μL
总体积	20 μL

上述反应体系在 PCR 薄壁管内混匀后短暂离心使反应液集中于管底。

在对 mRNA 进行相对定量时，为了避免误差对实验结果的影响，在 PCR 扩增时，除了扩增靶基因外，还应该同时扩增内参基因。在适当的温度及时间参数下扩增 30 ~ 35 个循环（PCR 反应程序的设定参考实验 23）。

3. 产物分析　PCR 结束后，短暂离心反应管，取 5 μL 扩增产物进行琼脂糖凝胶电泳检测，其余部分置 –20℃保存备用。

【注意事项】

1. 不是所有的基因在每种组织或细胞中都有表达，即某些基因的 mRNA 不存在于某些组织或细胞中。因此，确定所选用的材料中是否含有待扩增的目标 mRNA 模板是实验成败的关键。

2. cDNA 第一条链合成时，引物可选用随机 6 聚核苷酸，或 oligo（dT），或特异的下游引物，其中以 6 聚核苷酸的随机引物效果最好。

3. cDNA 第一条链合成时，为了防止 DNA 的污染，可先采用 DNase 处理 RNA 样品。

4. 合成 cDNA 第一条链所用的 RNA 模板不影响 PCR 反应，无需用 RNase 或碱处理去除。

5. 为了防止非特异性扩增，必须设阴性对照。

6. 内参的设定主要为了用于靶 RNA 的定量。常用的内参有 GAPDH（3- 磷酸甘油醛脱氢酶）、β- 肌动蛋白（β-actin）等。其目的在于避免 RNA 定量、加样及各 PCR 反应体系中扩增效率不均一及各孔间的温度差等所造成的误差。

分析与思考

1. RT-PCR 的基本原理是什么？

2. cDNA 第一链的合成（即 RT）的引物与 PCR 引物有何不同？

（陈秀芳）

第八节　蛋白质的定量分析

蛋白质的定量测定是生物化学和其他生命学科常常涉及的分析方法。蛋白质定量的目的在于测定和计算出单位重量或容量的样本中所含蛋白质成分的数量。目前用来测定蛋白质的常用定量方法有紫外分光光度法、凯氏定氮法、Folin- 酚试剂法（Lowry 法）、双缩脲法、考马斯亮蓝染色法、Bradford 法和 BCA 法等，它们所测定的蛋白质数量都是样本中蛋白质的总量。如果需要测定某种或某类蛋白质的单一组分，则需将样本进行事先处理，通过分离纯化得到单一组分，然后再进行定量测定。蛋白质的定量测定方法必须具备稳定、重复性好、灵敏度高、精密度高、不受共存物质干扰、操作简单、试剂价格低廉等特点。在选择具体测定方法时，应考虑实验目的和实验的具体条件等因素。

实验 25　蛋白质定量测定

【实验目的】

1. 掌握 BCA 法测定蛋白质含量的原理和方法。

2. 熟悉酶标仪的使用方法。

【实验原理】

BCA（bicinchoninic acid）与含二价铜离子的硫酸铜等其他试剂混合一起即成为苹果绿，即 BCA 工作试剂。在碱性条件下，BCA 与蛋白质结合时，蛋白质将 Cu^{2+} 还原为 Cu^+，1 个 Cu^+ 螯合 2 个 BCA 分子，工作试剂由原来的苹果绿变成紫色复合物，在 562 nm 处有高的光吸收值并与蛋白质浓度成正比，据此可测定蛋白质浓度。

◆ 拓展阅读 3-8-1　几种常用蛋白质定量测定方法的原理及优缺点比较

【实验材料】

1. 实验对象　家兔肝。

2. 实验器材　恒温水浴箱，玻璃匀浆器，微量移液器（10 μL，200 μL，1 000 μL）及枪头，酶标仪，96 孔板，超速离心机，EP 管。

3. 实验试剂　BCA 定量试剂盒（试剂 A：含 1% BCA 二钠盐、2% 无水碳酸钠、0.16% 酒石酸钠、0.4% 氢氧化钠、0.95% 碳酸氢钠，将上述液体混合后调 pH 至 11.25；试剂 B：4% 硫酸铜），BCA 工作液（按 50 体积试剂 A 加 1 体积试剂 B 混合配制），蛋白质标准液（0.5 mg/mL 牛血清白蛋白 BSA），蒸馏水，生理盐水。

【实验步骤】

1. 肝组织蛋白的提取　称取家兔肝组织约 0.1 g，用预冷的 4℃生理盐水洗涤一遍，放入玻璃匀浆器中，加预冷的生理盐水 2 mL 在冰浴中进行匀浆，将匀浆液于 4℃、12 000 r/min 离心 15 min，取上清待测。

2. BCA 工作液的配制　根据样品数量，按 50 体积 BCA 试剂 A 加 1 体积 BCA 试剂 B（50：1）配制适量 BCA 工作液，充分混匀。例如 5 mL BCA 试剂 A 加 100 μL BCA 试剂 B，混匀，配制成 5.1 mL BCA 工作液。BCA 工作液在室温下 24 h 内稳定。

3. 蛋白浓度检测

（1）按制备标准曲线配制标准蛋白溶液　将 0.5 mg/mL BSA 标准蛋白按 0、1、2、4、8、12、16、20 μL 加到 96 孔板的标准品孔中，加生理盐水补足到 20 μL，相当于标准蛋白浓度分别为 0、0.025、0.05、0.1、0.2、0.3、0.4、0.5 mg/mL。每个浓度做 2 个复孔。

（2）加 20 μL 样品到 96 孔板的样品孔中，做 2 个复孔。

（3）每孔加入 200 μL BCA 工作液，混匀，37℃放置 20~30 min。

（4）用酶标仪测定 562 nm 波长下的吸光度。

4. 样品蛋白浓度计算　以标准蛋白浓度（mg/mL）为横坐标，吸光度为纵坐标，绘制标准曲线，根据标准曲线和使用的样品体积计算出样品的蛋白浓度。

【注意事项】

1. 需酶标仪 1 台，测定波长为 540~595 nm，562 nm 最佳。如果没有酶标仪，也可以使用普通的分光光度计测定，但测定时，需根据比色皿的最小检测体积，适当加大 BCA 工作液的用量使不小于最小检测体积，样品和标准品的用量可相应按比例放大也可不变。

2. BCA 法测定蛋白浓度时，颜色会随着时间的延长不断加深。并且显色反应会因温度升高而加快。如果浓度较低，适合在较高温度孵育，或适当延长孵育时间。

3. 因为 BCA 法测定时颜色会随着时间的延长不断加深，并且显色反应的速度和温度有关，如需精确测定宜每次都做标准曲线。

4. 如待测样品的蛋白浓度较高，需稀释一定倍数后再测定。注意最后计算样品蛋白浓度时，要乘上相应的稀释倍数。

分析与思考

1. BCA 法测定蛋白质含量的原理是什么？
2. BCA 法测定蛋白质含量有哪些优缺点？

（陈秀芳）

实验 26　蛋白免疫印迹技术

【实验目的】

1. 掌握蛋白免疫印迹技术检测目标蛋白表达的基本原理。
2. 熟悉蛋白免疫印迹技术的实验方法和常规操作。

【实验原理】

蛋白免疫印迹（Western blotting）是一种用于蛋白质分析的常规技术，蛋白质经 SDS-聚丙烯酰胺凝胶电泳（SDS-PAGE）分离后，在电场作用下将凝胶上的蛋白质条带转移到硝酸纤维素（NC）膜或聚偏二氟乙烯（PVDF）膜上。然后，用封闭液封闭膜上可能结合非相关蛋白的位点以降低非特异性结合的背景，封闭之后再用抗待检蛋白质的抗体（一抗）作为探针与之结合。经洗涤后，再将滤膜与辣根过氧化物酶（HRP）或放射性核素标记的二抗（指一抗的抗体）结合。进一步洗涤后，经过底物显色或放射自显影来确定抗原 – 抗体 – 抗抗体复合物在滤膜上的位置，即待研究的目标蛋白的位置及目标蛋白的相对含量。

　　拓展阅读 3-8-2　SDS-聚丙烯酰胺凝胶电泳

【实验材料】

1. 实验对象　组织或细胞样品。

2. 实验器材　电泳仪，垂直板电泳槽，转移装置，封口袋，封口机，滤纸，摇床，镊子，剪刀，小尺，一次性手套，转移电泳仪，硝酸纤维素膜，智能荧光化学发光成像系统，电动匀浆仪，高速离心机，移液枪及枪头，EP 管，制胶板，加样瓶，水浴箱。

3. 实验试剂

（1）10% SDS　取 10 g SDS，加水至 100 mL，完全溶解后室温保存。

（2）30% 丙烯酰胺贮存液　称取丙烯酰胺 29.2 g、甲叉双丙烯酰胺 0.8 g 加水至100 mL，装在棕色瓶中，置于冰箱中可保存 1 ~ 2 个月。

（3）催化剂　10% 过硫酸铵：过硫酸铵（潮解勿用）0.1 g，加水 1 mL 混匀，临用前配制。

（4）加速剂　四甲基乙二胺（TEMED）。

（5）1.5 mol/L Tris-HCl 分离胶缓冲液（pH 8.8，4×）　取 18.15 g Tris，用 1 mol/L HCl 调 pH 至 8.8，加水至 100 mL，4℃保存。

（6）0.5 mol/L Tris-HCl 浓缩胶缓冲液（pH 6.8，4×）　取 5.98 g Tris，用 1 mol/L HCl 调至 pH 6.8，加水至 100 mL，4℃保存。

（7）电泳缓冲液（pH 8.3）　取 14.49 g 甘氨酸、3.02 g Tris，加 100 mL 10% SDS，加水至 1 L，4℃保存。

（8）加样缓冲液（2×）　蒸馏水 2.4 mL，浓缩胶缓冲液 1.0 mL，甘油 0.8 mL，10% SDS 3.2 mL，2- 硫基乙醇 0.4 mL，0.025%（W/V）溴酚蓝 0.2 mL。

（9）转移缓冲液　Tris 5.8 g，Gly 2.9 g，甲醇 200 mL，加三蒸水至 1 000 mL 充分溶解，4℃保存。

（10）TBS 缓冲液　Tris 12.114 g，NaCl 9 g，溶于 600 mL 三蒸水，再用 1 mol/L HCl 调至 pH 7.5，然后补加三蒸水至 1 000 mL，4℃保存。

（11）TBST 缓冲液（漂洗液）　TBS 液 500 mL，加 Tween-20 0.5 mL，4℃保存。

（12）封闭液　2.5 g BSA 溶于 50 mL TBST。

（13）抗体及其他试剂　兔抗 β-actin 一抗，羊抗兔 IgG/HRP 二抗，ECL 发光液，蛋白 marker，RIPA 裂解液，蛋白酶抑制剂，蛋白质浓度测定用试剂（见本章实验 25），异丙醇。

【实验步骤】

1. 蛋白提取　取组织约 30 mg，切成小块，加入 300 μL RIPA 裂解液（含蛋白酶抑制剂），置于冰水浴中用电动匀浆仪进行匀浆，于冰上放置 30 min，使细胞充分裂解；4℃、13 000 r/min 离心 15 min，取上清，分别转移到 2 个 EP 管，一个用于测定蛋白质浓度，另一个用于变性后电泳。

2. 蛋白质浓度测定（BCA 法）　见本章实验 25。

3. 蛋白质样品的 SDS- 聚丙烯酰胺凝胶电泳（SDS-PAGE）

（1）分离胶的配制与灌制　依次按表 3-8-1 中顺序加入试剂后立即混匀，然后用移液枪吸取分离胶，在电泳槽的玻璃板间小心灌注，留出约 4 cm 的空间以灌注浓缩胶。用移液枪小心在液面上覆盖一层异丙醇，室温下静置 30~60 min，待分离胶聚合完全后，除去异丙醇层，尽可能去除干净。

表 3-8-1　分离胶的配制

试剂	用量
30% 丙烯酰胺贮存液（mL）	3.3
分离胶缓冲液（mL）	2.5
10% SDS（mL）	0.1
蒸馏水（mL）	4.05
TEMED（μL）	5
10% 过硫酸铵（μL）	50
总体积（mL）	10
丙烯酰胺浓度	10%

（2）浓缩胶的配制与灌制　依次按表3-8-2中顺序加入试剂后立即混匀，灌注在分离胶上，插入梳子，避免带入气泡，室温静置至完全聚合（约30 min）。

表3-8-2　浓缩胶的配制

试剂	用量
30% 丙烯酰胺贮存液（mL）	0.8
浓缩胶缓冲液（mL）	1.25
10% SDS（mL）	0.05
蒸馏水（mL）	2.92
TEMED（μL）	5
10% 过硫酸铵（μL）	25
总体积（mL）	5.05
丙烯酰胺浓度	5%

（3）待测蛋白质样品的制备　待测蛋白加入等体积的2×加样缓冲液，于沸水中变性5 min。

（4）加样　待浓缩胶完全聚合后，取出梳子，用电泳缓冲液冲洗加样孔数次，然后在电泳槽中加满电泳缓冲液，用微量移液枪取20 μL样品于凝胶的加样孔中。留一个加样孔加入预染的蛋白marker。

（5）电泳　接上电泳仪，打开电泳仪电源开关。浓缩胶，电压：70 V，时间：1 h。分离胶，电压：120 V。待溴酚蓝移至距下端1.0～1.5 cm处时切断电源。

4. 转移印迹

（1）电泳结束后，取出凝胶，去除上层浓缩胶后，将凝胶及与凝胶大小相同的硝酸纤维素（NC）膜和6张滤纸一同置于转移缓冲液中浸泡30～60 min。

（2）在电转移装置塑料夹板一边的海绵垫上放置3张浸泡好的滤纸，逐张叠放，精确对齐，然后把NC膜置于其上，再将凝胶置于NC膜上，上面再放3层滤纸，然后夹于塑料夹板的两张海绵垫片之间。注意叠放过程中滤纸、凝胶、NC膜之间要保证精确对齐，不能有气泡。

（3）夹紧"凝胶三明治"，插入电泳槽，确保凝胶在负极、滤膜在正极，倒满转移缓冲液，恒压100 V转移2～3 h。

5. 免疫检测

（1）电转移结束后，将NC膜用TBST缓冲液漂洗1次，以洗去粘在膜上的凝胶成分。

（2）封闭　将NC膜放于玻璃培养皿中，加40 mL新鲜配制的封闭液，室温下平摇1～2 h。

（3）将封闭过的NC膜放入可热封的塑料袋中，按抗体的效价用含5% BSA的TBST稀释一抗，按滤膜面积0.1 mL/cm²加入稀释的一抗，排尽气泡密封袋口，平放在摇床上4℃平摇过夜。

（4）取出NC膜放于玻璃培养皿中，TBST缓冲液漂洗3次，每次10～15 min。

（5）按抗体的效价用含1% BSA的TBST稀释二抗，将NC膜放入可热封的塑料袋中，按滤膜面积 0.1 mL/cm² 加入稀释的二抗，排尽气泡密封袋口，室温下平摇 1 h。

（6）取出 NC 膜放于玻璃培养皿中，TBST 缓冲液漂洗 3 次，每次 10～15 min。然后再用 TBS 缓冲液漂洗 1 次，10～15 min。

（7）显色　将 ECL 发光液的 A 液和 B 液按 1∶1 配制，均匀加于膜的蛋白面，使用智能荧光化学发光成像系统进行曝光处理，得出目标条带。

6. 凝胶图像分析　用凝胶图像处理系统（或 Image J）分析目标条带的分子量和净光密度值。

【注意事项】

1. 丙烯酰胺是神经性毒剂，并对皮肤有刺激作用，操作时应避免与皮肤接触。

2. 催化剂过硫酸铵溶液最好当天配制，在冰箱中保存的时间不能超过 1 周。四甲基乙二胺（TEMED）应密闭避光保存。

3. 从裁剪滤纸、NC 膜到安装整个转移装置，都要戴手套操作。

4. 膜必须在甲醇中完全浸湿，并在后续操作中保持膜的湿润。

5. 转膜时，滤纸、NC 膜应与凝胶大小完全吻合，并要精确对齐，之间不能有气泡，以防止短路。

分 析 与 思 考

1. Western blotting 的基本原理是什么？

2. 在蛋白质定量测定过程中，电转移结束后为什么要对 NC 膜进行封闭？

（陈秀芳）

实验 27　免疫共沉淀

【实验目的】

1. 掌握免疫共沉淀技术研究蛋白质相互作用的基本原理。

2. 熟悉免疫共沉淀的实验方法和常规操作。

【实验原理】

免疫共沉淀（co-immunoprecipitation，Co-IP）是以抗原和抗体之间的专一性作用为基础，用于确定 2 种蛋白质在完整细胞内生理性相互作用的经典方法。当细胞在非变性条件下被裂解时，完整细胞内存在的许多蛋白质间的相互作用被保留了下来。如果用蛋白质 X（抗原）抗体免疫沉淀 X，与 X 在体内结合的蛋白质 Y（相互作用蛋白）也能被沉淀。这种方法常用于测定 2 种目标蛋白质是否在体内结合，也可用于确定一种特定蛋白质的新作用搭档。

在细胞裂解液中加入抗目标蛋白 X 的抗体，孵育后再加入能与抗体特异结合的蛋白 A/G（已预先结合在琼脂糖珠上），与细胞中的目标蛋白结合，形成一种由"目标蛋白 Y–目标蛋白 X– 抗目标蛋白 X 抗体 – 蛋白 A/G"组成的复合物，经变性 SDS– 聚丙烯酰胺凝胶电泳，复合物又被分开，然后经 Western blotting 检测目的蛋白。

◆ 拓展阅读 3-8-3　IP、Co-IP、ChIP 和 RIP

【实验材料】

1. 实验对象　组织或细胞样品。

2. 实验器材　同 Western blotting 技术（见本章实验 26 ）。

3. 实验试剂　蛋白 A/G，目标蛋白 X 的抗体，目标蛋白 Y 的抗体，Western blotting 技术相关试剂（见本章实验 26 ）。

【实验步骤】

1. 组织总蛋白提取和浓度测定　见本章实验 25。

2. 根据抗体说明书按比例将目标蛋白 X 的抗体加到总蛋白中，4℃缓慢摇动抗原－抗体混合物过夜。

3. 加入蛋白 A/G 琼脂糖捕捉抗原抗体复合物（剪掉枪尖部分，避免在涉及琼脂糖珠的操作中破坏琼脂糖珠），室温缓慢摇动 4 h。

4. 2 500 r/min 离心 5 min，小心吸除上清（不能吸掉琼脂糖珠）。

5. 加预冷的 400 μL RIPA 洗涤琼脂糖珠，2 500 r/min 离心 5 min，重复 3 次。

6. 13 000 r/min 离心 5 min，吸干上清，加入 2×SDS–PAGE 蛋白上样缓冲液 50 μL，重悬沉淀，95℃变性 5 min，取上清，待电泳。

7. SDS–聚丙烯酰胺凝胶电泳、Western blotting 检测与蛋白 X 结合的目标蛋白 Y（参见本章实验 26 ）。

【注意事项】

1. 细胞裂解要采用温和的裂解条件，不能破坏细胞内存在的所有蛋白质－蛋白质相互作用，多采用非离子变性剂（NP40 或 triton X–100 ）。细胞裂解液中要加各种蛋白酶抑制剂，防止蛋白降解。

2. 确保共沉淀的蛋白是由所加入的抗体沉淀得到的，而并非外源非特异蛋白，单克隆抗体的使用有助于避免污染的发生。

3. 要设立阴性对照。用与 IP 抗体同血清来源的 IgG 做阴性对照，确保共沉淀的蛋白是 IP 抗体沉淀得到的。

分析与思考

1. Co–IP 实验中，细胞裂解为什么要采用温和的裂解条件？

2. Co–IP 技术的应用有哪些？

（陈秀芳）

第九节　病原微生物学与免疫学实验常用技术

病原微生物学与免疫学实验常用技术方法很多，本节主要介绍临床病原学检查及基础医学实验教学与科研中常用的方法与技术。

实验 28　细菌的形态学检查——革兰氏染色法

细菌的形态学检查是临床传染病确诊检查的重要手段，也是研究细菌必要的实验技术。细菌个体微小，无色半透明，不染色在显微镜镜下不易观察清晰，只有染色后，才能在镜下清晰地观察其形态特征，有助于菌种的鉴定。进行细菌染色时因其等电点低（pH 2~5），常用亚甲蓝、复红、结晶紫等碱性染料，易于着色。

细菌染色方法有单染色法与复染色法，只用 1 种染料使细菌着色的方法称单染色法，用 2 种以上染料染色的方法称复染色法。细菌染色方法主要有革兰氏染色法、抗酸染色法等，其中革兰氏染色是最常用的染色方法。

拓展阅读 3-9-1 几种常用的细菌染色方法

【实验目的】

通过本实验掌握细菌涂片标本的制备法及革兰氏染色法。

【实验原理】

革兰氏染色法（Gram 染色法）是细菌学中最重要的染色方法之一。根据染色的结果将细菌分为革兰氏阳性菌和革兰氏阴性菌两大类。目前认为细胞壁结构和化学组成上的差异是染色反应不同的主要原因。革兰氏阳性菌等电点（pH 2~3）比阴性菌等电点（pH 4~5）低，一般染色时染料的酸碱度在 pH 7.0 左右，故阳性菌较阴性菌带有较多的阴电荷，与碱性染料结合力较强，结合的染料较多，不易脱色。革兰氏阳性菌细胞内有某种特殊的化学成分，一般认为是核糖核酸镁盐与多糖的复合物，它与染料——媒染剂复合物相结合，使已着色的细菌不易脱色。革兰氏阳性菌细胞壁通透性比阴性菌低，脱色剂（95% 乙醇）较易通过革兰氏阴性菌的细胞壁，将碘和染料的复合物溶解洗出，容易脱色，阳性菌则不易脱色，保留紫色。

【实验材料】

1. 菌种　大肠埃希菌或金黄色葡萄球菌 18~24 h 固体培养物。

2. 革兰氏染液　革兰氏一液（结晶紫溶液），革兰氏二液（卢戈碘液），革兰氏三液（95% 乙醇），革兰氏四液（稀释苯酚复红溶液）。

3. 实验器材　普通光学显微镜，载玻片，显微镜用镜油，石油醚，生理盐水，接种环，酒精灯，擦镜纸，吸水纸。

【实验步骤】

1. 染色片的制备

（1）涂片　先于洁净载玻片上滴一滴生理盐水，然后接种环灭菌后，取少许大肠埃希菌或金黄色葡萄球菌的培养物与生理盐水混合均匀，涂成直径 1~2 cm 的菌膜，厚度要适宜均匀。接种环于火焰上再次烧灼灭菌后放还原处。

（2）干燥　涂片最好于空气中自然干燥，如欲加速干燥，可将标本面向上，距火焰稍远处慢慢烘干，切忌紧靠火焰，以防菌体变形，无法观察。

（3）固定　涂片干燥后，标本面向上在火焰最热部分往返通过 3 次即可。固定的目的是杀死细菌，使菌体蛋白凝固与玻片黏附较牢，染料容易渗透，细胞易着色。

2. 染色

（1）初染　在已固定好的标本载玻片上滴加革兰氏一液（结晶紫溶液）1~2 滴（以盖满标本面为度），染 1 min 后，用细水流冲洗至无染料颜色被水流带走，甩去积水。

（2）媒染　加革兰氏二液（卢戈氏碘液）1~2 滴，染 1 min 后，细水流冲洗至无颜色被水流带走，甩去积水。

（3）脱色　滴加革兰氏三液（95% 乙醇）2～3滴，轻轻晃动玻片3～5 s（以助脱色），斜持玻片使乙醇流去，如此反复2～3次，直到流下的乙醇无色或呈淡紫色为止（共约30 s），细水流轻轻冲洗，甩去积水。

（4）复染　滴加革兰氏四液（稀释苯酚复红溶液）1～2滴，复染30 s，细水流冲洗至无染料颜色被水流带走，甩去积水。

3. 镜检　标本片置于吸水纸间，轻轻吸干残余水分，加一滴镜油后置油镜下观察细菌的形态和颜色，并绘图。观察结束后，标本片置于规定的消毒缸中消毒处理。

【注意事项】

1. 乙醇脱色是革兰氏染色中的重要环节。如脱色过度，则革兰氏阳性菌可能被误染为革兰氏阴性菌；如脱色不够，则革兰氏阴性菌可能被误染为革兰氏阳性菌，所以脱色时间要很好掌握。脱色时间的长短还受涂片厚薄的影响，一般涂片时取菌要少，涂片薄而均匀为好。涂片太厚或菌体固定时间过长，都会影响染色结果。

2. 被检菌的培养条件、培养基成分、菌龄的不同等原因会影响染色结果，如革兰氏阳性菌的陈旧培养物也有出现革兰氏阴性的可能，所以被检菌的菌龄一般最好在18～24 h。

分析与思考

1. 为什么通过革兰氏染色细菌得到阳性和阴性2种结果？

2. 革兰氏染色在临床上有何实际意义？

（董海艳）

实验 29　细菌人工培养方法

细菌培养是一种用人工方法使细菌生长繁殖的技术。细菌在自然界中分布极广，数量大，种类多，它可以造福人类，也可以成为致病的原因。大多数细菌可用人工方法培养，即将其接种于培养基上，使其生长繁殖。细菌培养是一项复杂的技术，培养出来的细菌用于研究、鉴定和应用。

一、细菌分离培养接种法

自然界中，患者被检材料（痰、便、脓汁及病灶）中常有多种细菌混杂在一起，欲证明材料中有无某种细菌存在或专门研究其中某一种细菌时，必须先使各种细菌分散开后，方能获得某种单一细菌的培养物，这种技术称为分离培养接种技术。

细菌分离培养法是指将临床材料接种于适当的培养基上进行孵育，分离获得纯种细菌的方法。只有获得纯种细菌才能鉴定细菌，研究细菌的生物学特性、致病性及对药物的敏感性，进而指导临床治疗疾病。根据待检标本性质、培养目的和所用培养基的性质采用不同的接种方法。细菌的分离培养法有多种，其中平板划线（streak plate）分离培养法最为多用。

◆ 拓展阅读 3-9-2　*细菌的生化反应*

【实验目的】

通过本实验掌握平板分区划线分离细菌的方法。

【实验原理】

通过平板分区划线分离细菌的方法，分离得到单个菌落，使混杂在一起的细菌分散生长。将粘有混杂菌材料的接种环，从平板培养基表面反复而不重叠地划线，接种环上粘有的细菌逐渐减少，至划线的最后部分细菌可单个地留在培养基上，经培养后，生长繁殖成单个菌落。

【实验材料】

1. 菌种　金黄色葡萄球菌和大肠埃希菌 18～24 h 的混合培养液。

2. 实验器材　普通琼脂平板培养基，接种环，酒精灯，温箱等。

【实验步骤】

1. 右手持接种环在酒精灯火焰上灼烧灭菌，冷却后，取一接种环金黄色葡萄球菌和大肠埃希菌的混合菌液。

2. 左手持琼脂平板，用拇指和示指稍抬起皿盖，同时靠近火焰周围，右手持接种环伸入皿内，将菌液涂抹在平板培养基表面一侧边缘部分，在平板上一个区域做"之"形来回密集划线划至平板的 1/4～1/5 宽度为第Ⅰ区。划线时接种环与平板表面成 30°～40° 轻轻接触，以腕力做较快的滑动，尽量避免划破平板培养基表面。

3. 灼烧接种环，杀灭接种环上残留的细菌，待冷却后，再将培养皿转动约 90°，接种环通过划过线的第Ⅰ区与之交叉继续划线，即第Ⅱ区。

4. 划毕后再灼烧接种环，冷却后以同样的方法划出第Ⅲ区，灼烧接种环然后划出第Ⅳ区。

具体的平板分区划线接种法见图 3-9-1。

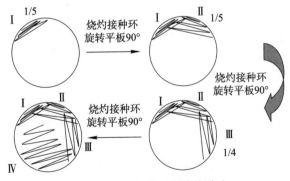

图 3-9-1　平板分区划线接种法

5. 全部划线完毕后，在培养皿底注明菌种、班组、姓名和日期等。将培养皿倒置放入 37℃ 恒温箱培养。

6. 37℃ 培养 18～24 h 后取出，观察培养基上的菌落的大小、形状、边缘、表面结构、颜色、透明度等性状。

（1）大小　一般可描述为针尖大、粟粒大等，也可按实测毫米数表示。大菌落为直径在 5 mm 以上，中等大菌落为直径在 3 mm 左右，小菌落为直径在 1 mm 左右。

（2）形状　点状、圆形、卵圆形、叶状等。

（3）边缘　整齐、锯齿状、毛发状等。

（4）表面　光滑、皱纹、湿润、干燥等，凸起、扁平、中心凹陷，均质性、颗粒状等。

（5）颜色　无色、白色、黄色、褐色等。

（6）透明度　透明、半透明、不透明等。

【注意事项】

每划完一个区是否需要对接种环烧灼灭菌视标本中含菌量多少而定。每一区的划线与上区交叉接触，每区线间保持一定距离，密而不重叠，使后一区菌量少于前一区，逐渐较少至划线上为单个细菌，生长繁殖成单个菌落。

二、纯培养细菌接种法

【实验目的】

掌握细菌的纯培养的常用方法，即细菌的斜面培养基、液体培养基和半固体穿刺接种法。

【实验原理】

细菌分离成纯种培养后，常需接种于各种相关培养基，以进一步增菌或测试其生化反应等生物学性状。根据培养基的物理状态不同，纯种接种法有斜面培养基接种、液体培养基接种和半固体穿刺接种 3 种。斜面培养基接种法主要用于纯培养及保存菌种，液体培养基接种用于增菌，半固体穿刺接种用于保存菌种、观察细菌的动力和生化反应。

【实验材料】

1. 菌种　大肠埃希菌、痢疾志贺菌 18～24 h 固体培养物。

2. 培养基　试管琼脂斜面固体培养基，试管液体基础培养基，试管琼脂半固体培养基。

3. 实验器材　酒精灯，接种环，接种针，温箱等。

【实验步骤】

1. 斜面培养基接种法　主要用于纯菌培养。

（1）右手持接种环火焰灭菌，冷却后，取少许大肠埃希菌固体培养物。

（2）左手握持待接种的斜面培养基试管，斜面向上，管口稍高，以免管底凝固水浸湿培养基表面。以右手小指拔取试管塞并握于小手指中，随后试管口快速通过火焰 2～3 次灭菌，将带有细菌培养物的接种环伸入待接种试管，自斜面底部向上先划一条直线，使培养物黏附于培养基表面，然后再由底向上做蜿蜒划线（尽量避免划破培养基表面）。

（3）接种完毕后将接种环抽出，试管口火焰灭菌，塞回试管塞。接种完毕，接种环灭菌后放回。标记菌种名称、日期、姓名、学号等，置 37℃ 温箱中培养 18～24 h 后，观察结果。

（4）简单过程　接种环火焰灭菌→挑起少许细菌培养物→开启试管塞→管口灭菌→划线接种→管口灭菌→塞回试管塞→接种环灭菌放回。

2. 液体培养基接种法　主要用于增菌培养、检测细菌的生化反应。

（1）如斜面培养基接种法，右手持接种环火焰灭菌，冷却后，取少许大肠埃希菌固体培养物菌苔。接种环伸入液体培养基管中在接近液面管壁上轻轻研磨，使细菌培养物从接种环上脱落均匀溶于培养基液体中。

（2）接种完毕后，标记菌种名称、日期、姓名、学号等，置37℃温箱培养18～24 h后，观察生长情况。

3. 半固体穿刺接种法　用于半固体培养基的接种，以保存菌种、观察细菌的动力或生化反应。

（1）如斜面培养基接种法，右手持接种针火焰灭菌，冷却后，取少许大肠埃希菌固体培养物菌苔，于待接种培养基中心垂直插入半固体培养基接近管底处，然后转动接种针原路退出。

（2）接种完毕，标记菌种名称、日期、姓名、学号等，37℃温箱培养18～24 h后，观察细菌生长情况，判断细菌有无动力。

【注意事项】

细菌种类不同，在不同培养基上的生长状态也不相同。通过观察细菌生长状态，有助于鉴定细菌。

1. 斜面培养基细菌生长状态观察　可见有均匀一致的菌苔或散在菌落存在，如有其他不同颜色性状等菌落出现，则污染了杂菌。

2. 液体培养基中细菌生长状态观察　接种前的无菌液体培养基为清澈透明。接种细菌后，由于细菌种类不同，可有以下3种生长形式。

（1）混浊　液体变为混浊。

（2）菌膜　液体较澄清，液体表面有一细菌薄膜。

（3）沉淀　液体较澄清，管底有沉淀物。

3. 半固体培养基中细菌生长状态观察　①动力阴性：即细菌无鞭毛，经培养后仅沿穿刺线生长，穿刺线变粗，培养基清亮。②动力阳性：细菌有鞭毛能运动，沿穿刺线向外扩散，穿刺线模糊，培养基混浊。

分析与思考

1. 细菌生长繁殖需要的基本条件有哪些？
2. 细菌分离培养的常用方法有哪些？

（董海艳）

实验30　凝集反应和沉淀反应

可溶性抗原包括蛋白质、多糖、脂多糖、结合蛋白（糖蛋白、脂蛋白、核蛋白等），作为大分子颗粒，在水溶液中溶解。它们与相应抗体特异性结合后形成抗原抗体复合物，在一定条件下出现可见的沉淀反应。可溶性抗原是抗原研究的主体，它们存在于一切生物的细胞膜内外或体液。颗粒性抗原包括细菌、支原体、立克次体、衣原体、病毒、红细胞等，相对颗粒较大，与相应抗体特异性结合后可出现凝集反应（如红细胞凝集）。从分子水平看，可溶性抗原存在于颗粒性抗原的细胞膜上，是颗粒性抗原诱导机体产生免疫应答的分子基础。

一、凝集反应

颗粒性抗原与相应抗体以合适的比例发生特异性反应时，在一定温度和电解质存在的条件下，形成肉眼可见的凝集物，称为凝集反应（agglutination）。颗粒性抗原与相应抗体在一定条件下，直接反应生成肉眼可见的凝集物，称为直接凝集反应。将可溶性抗原或抗体吸附于免疫无关的载体表面形成免疫颗粒，然后与相应的抗体或抗原反应，形成肉眼可见的凝集物，称为间接凝集反应。其中将抗体吸附于载体表面检测抗原的间接凝集反应称为反向间接凝集试验。

拓展阅读3-9-3　ABO血型测定（玻片凝集反应）

【实验目的】

1. 掌握试管凝集反应的原理和方法。

2. 熟悉肥达反应的原理、操作步骤和结果判断。

【实验原理】

用已知的抗原与不同稀释度的血清进行反应，如血清中存在相应抗体，抗原与抗体结合形成凝集物，根据凝集现象判断血清中相应抗体的滴度。

伤寒杆菌属于沙门菌属中的D群，有鞭毛，此菌含有菌体"O"抗原、鞭毛"H"抗原和表面"vi"抗原，在体内能各自诱发相应的抗体。临床上，用已知的伤寒杆菌O、H抗原和甲、乙型副伤寒杆菌H抗原，通过凝集反应测定患者血清中有无特异性抗体的存在，作为伤寒、副伤寒辅助诊断的参考。

【实验材料】

1. 实验器材　试管，试管架，滴管，吸管等。

2. 实验试剂　伤寒患者血清（1∶10稀释），伤寒杆菌O抗原和H抗原菌液，甲型和乙型副伤寒杆菌H抗原菌液，生理盐水。

【实验步骤】

1. 取清洁小试管32支，排成4排，分别标记序号及"O""H""甲H"及"乙H"等字。

2. 用1mL吸管吸取生理盐水，每管加入0.5mL。

3. 在每一排的第一支试管中都加入伤寒患者（1∶10稀释）血清0.5mL，吹吸混匀。

4. 倍比稀释每排血清。即从已加有血清的第1管中，吸取0.5mL加入第2管，混匀后吸取0.5mL加入第3管，混匀后吸取0.5mL加入第4管，按此直至第7管，混匀后吸取0.5mL弃去，第8管不加血清作为实验对照管（图3-9-2）。此时，每排每管的容量均为0.5mL，第1管至第7管的稀释度依次为1∶20、1∶40、1∶80、1∶160……1∶1 280。

5. 分别吸取伤寒杆菌O抗原菌液0.5mL，加入第一排的各试管中；分别吸取伤寒杆菌H抗原菌液0.5mL，加入第二排的各试管中；分别吸取甲型副伤寒杆菌H抗原菌液0.5mL，加入第三排的各试管中；分别吸取乙型副伤寒杆菌H抗原菌液0.5mL，加入第四排的各试管中。此时，每排各试管的血清稀释度依次为1∶40、1∶80……1∶2 560。

6. 将各试管振荡混匀，连同试管架置于 56℃ 水浴箱中水浴 2~4 h。

7. 小心取出试管架，手持试管（切记不要混匀）对光观察试管内液体混浊度与管底沉淀物的性状，以判断结果（表 3-9-1）。

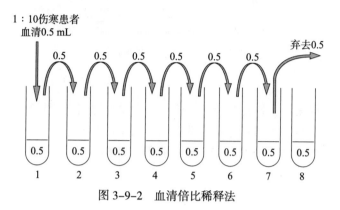

图 3-9-2　血清倍比稀释法

表 3-9-1　试管凝集反应结果的判断

阳性反应	上层液体	管底凝集物
++++	完全澄清	凝集块很多，全部沉于管底
+++	微呈混浊	凝集块明显，大部分沉于管底
++	稍混浊	凝集块较多，中等量沉于管底
+	较混浊	凝集块较少，少部分沉于管底
−	混浊	没有凝集块，细菌沉于管底，呈小圆点状

【实验结果】

第 8 管对照管为阴性反应，以"＋＋"阳性反应的最高稀释倍数为血清抗体的效价。

【注意事项】

1. 待测血清倍比稀释时，注意要充分混匀。

2. 观察结果时，切记不要摇晃小试管内液体，小心拿放，观察上清液和管底凝集物。

二、沉淀反应

可溶性抗原与相应抗体以合适的比例发生特异性反应时，在一定温度和电解质存在的条件下，形成肉眼可见的沉淀物，称为沉淀反应。沉淀反应的抗原可以是多糖、蛋白质、脂质等。

（一）双向免疫扩散

【实验目的】

掌握双向免疫扩散实验的原理和方法。

【实验原理】

双向免疫扩散（double immunodiffusion）是指可溶性抗原与相应抗体在半固体琼脂介质中相互扩散，彼此相遇后形成一定类型的特异性沉淀线。沉淀线的特征与位置取决于抗原抗体的特异性及相互间比例，以及其分子大小和扩散速度。依据沉淀线的形态、清晰度及位置可了解抗原或抗体的若干性质，如浓度、特异性等（图3-9-3）。

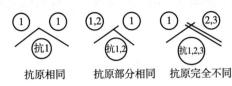

抗原相同　　抗原部分相同　　抗原完全不同

图3-9-3　双向免疫扩散沉淀线

【实验材料】

1. 实验器材　载玻片，打孔器及打孔模板，微量加样器及塑料吸头，湿盒，温箱等。

2. 实验试剂　1% 盐水琼脂（生理盐水配制）管（每管 4 ~ 5 mL），抗 HBsAg 抗体（诊断血清），HBsAg 阳性血清，待检血清甲，待检血清乙，HBsAg 阴性血清，生理盐水。

【实验步骤】

1. 融化 1% 盐水琼脂。

2. 将载玻片置于水平桌面上，倾注已融化并稍冷却的琼脂约 4 mL，使成厚度约为 1.5 mm 的琼脂板（注意：倾注速度不要过快，以免琼脂溢出载玻片，倾注过程务必连续以保证琼脂板均匀、平滑）。

3. 琼脂凝固后，将梅花型打孔模板置于琼脂载玻片下，然后用打孔器打孔。

4. 如图 3-9-4 所示，用微量加样器分别加各样品材料 10 μL 于各孔中。注意每加一样品均需更换吸头，以防止交叉污染，影响实验结果。

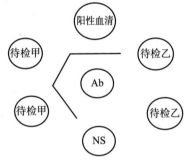

图3-9-4　双向免疫扩散实验结果

5. 做好标记，放入湿盒中，置 37℃ 恒温箱，24 h 后观察结果。

【实验结果】

阳性的待检血清、阳性对照血清与诊断血清之间形成融合性沉淀弧，说明 2 孔中抗原相同，即阳性待检血清为 HBsAg 阳性（图 3-9-4）。生理盐水阴性对照与诊断血清之间不应出现白色沉淀线，否则试验无效。

（二）对流免疫电泳

【实验目的】

1. 掌握对流免疫电泳实验的原理和方法。

2. 熟悉电泳仪的使用。

【实验原理】

对流免疫电泳（counter immunoelectrophoresis）是将双向琼脂扩散和电泳相结合的一种技术。大多数抗原为蛋白质，在碱性环境下带负电，电泳时从负极向正极移动。抗体属球蛋白，所带的负电少，分子量较大，电泳力小，在琼脂电泳的电渗作用下，由正极向负极移动。这样使抗原和抗体定向对流，如相对应则发生反应，短时间内出现肉眼可见的沉淀线。根据沉淀线的数量、位置，分析标本中所含抗原的性质。

【实验材料】

1. 实验器材　微量加样器及塑料吸头，尖吸管及橡皮吸头，载玻片，打孔器，打孔模板，电泳槽，电泳仪（将 pH 8.6 巴比妥缓冲液注入电泳槽内，并将滤纸裁至适当长度和宽度以备搭桥使用）。

2. 实验试剂　1% 离子琼脂（pH 8.6 巴比妥缓冲液加入等量蒸馏水，再加入 1% 琼脂；溶解后用脱脂棉过滤，分装，实验前加热溶解备用），抗 HBsAg 抗体（诊断血清），HBsAg 阳性血清，待检血清甲，待检血清乙，HBsAg 阴性血清，生理盐水。

【实验步骤】

1. 将融化的 1% 离子琼脂 4～5 mL 倾注于玻片上制成琼脂板。

2. 琼脂板完全冷却凝固后，按照模板用打孔器打孔（图 3-9-5），并用微量加样器加样，各孔中加入各样本 10 μL。

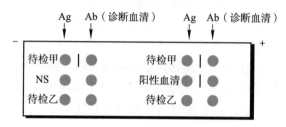

图 3-9-5　对流免疫电泳

3. 将琼脂板置于电泳槽内，注意加抗原标本测应放负极。并将已浸透缓冲液的滤纸一端覆盖于琼脂板两侧各约 0.5 cm，另一端浸于电泳液中。

4. 接通电源，电压、电流及电泳时间应视仪器性能而定。通常为：电压 6 V/cm，电流每板 20 mA，泳动时间 1～2 h。

5. 电泳完毕，关闭电源，取出琼脂板，观察结果。

【实验结果】

根据沉淀线的位置，参照阳性对照，判断结果。阴性对照不应出现沉淀线，否则实验无效。

【注意事项】

1. 制备琼脂板时，注意不要溢出。在凝固的琼脂板上打孔时，注意保持孔的完整性，不要戳破。

2. 孔内加试剂时，注意不要溢出。

3. 每加不同的试剂要更换枪头。

4. 琼脂板放入湿盒或电泳槽之前要注意标记。

（三）免疫电泳

【实验目的】

熟悉免疫电泳实验技术的原理和方法。

【实验原理】

免疫电泳法（immunoelectrophoresis）是将凝胶电泳与双向免疫扩散技术相结合的一种实验方法。在电场作用下标本中各组分因电泳迁移率不同而分成区带，然后沿电泳平行方向将凝胶挖一沟槽，将抗体加入沟槽内，使抗原与抗体相互扩散而形成沉淀线。根据沉淀线的数量、位置及形状，分析标本中所含各组分的性质，常用于抗原分析及免疫性疾病的诊断。

【实验材料】

1. 实验器材　免疫电泳用玻片，微量加样器及塑料吸头，尖吸管及橡皮吸头，打孔器，解剖刀，尺，打孔模板，湿盒，电泳槽，电泳仪（将 pH 8.6 巴比妥缓冲液注入电泳槽内，注意正负极各槽内所加入的量应在同一水平，将滤纸裁至适当长度和宽度以备搭桥使用）。

2. 实验试剂　1% 离子琼脂（pH 8.6 巴比妥缓冲液加入等量蒸馏水，再加入 1% 琼脂溶解后用脱脂棉过滤，分装，实验前加热溶解置 56～60℃水浴箱中平衡温度备用），待检血清，人 IgG（1 mg/mL），抗人全血清抗体。

【实验步骤】

1. 将融化的 1% 离子琼脂倾注于玻片上制成琼脂板。

2. 琼脂板冷却凝固后，按照模板于挖槽线上下两侧各打一个孔，并分别用微量加样器加入待检血清及人 IgG 各 15 μL。

3. 将琼脂板置于电泳槽内，注意电泳标本应放负极一侧。并将已浸透缓冲液的滤纸一端覆盖于琼脂板两侧各约 0.5 cm，滤纸另一端浸于电泳液中。

4. 接通电源，电压、电流及电泳时间应视仪器性能而定。通常为：电压 6 V/cm，电流每板 20 mA，泳动时间 1～2 h。

5. 电泳完毕，关闭电源，取出琼脂板，按模板位置用解剖刀挖横槽。用特制尖吸管加入抗人全血清抗体。

6. 将琼脂板置于湿盒中，于 37℃温箱中扩散 24 h。

【实验结果】

根据沉淀弧的位置及形状，参照免疫球蛋白迁移范围示意图（图 3-9-6），识别主要免疫球蛋白。

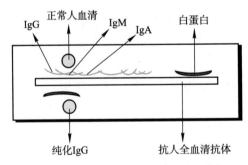

图 3-9-6　免疫球蛋白迁移范围示意图

分析与思考

1. 试述肥达反应的判断标准。

2. 阴性反应的试管内为什么是均匀混浊的？

3. 如何判断待测样本中是否含有与已知抗体对应的抗原？

4. 阳性对照与诊断血清之间本该出现沉淀线，如果没有出现是什么原因？阴性对照与诊断血清之间本不该出现沉淀线，如果出现又是什么原因？

（林巧爱）

实验 31　免疫标记技术——酶联免疫吸附实验

免疫标记技术（immunolabelling technique）是指用荧光素、放射性核素、酶、铁蛋白、胶体金及化学（或生物）发光剂作为示踪物，标记抗体或抗原进行的抗原抗体反应，借助于荧光显微镜、酶标检测仪等仪器，对实验结果直接镜检观察或进行自动化测定，可在细胞、亚细胞及分子水平上，对抗原抗体反应进行定性和定位研究；或应用各种液相和固相免疫分析方法，对体液中的半抗原、抗原或抗体进行定性定量测定。

根据标记物的种类和检测方法不同，免疫标记技术可分为酶免疫技术（以酶联免疫吸附试验为常用）、免疫荧光技术、放射免疫技术、发光免疫测定技术等，本实验主要介绍酶联免疫吸附技术。

【实验目的】

1. 掌握酶联免疫吸附实验的原理和方法。
2. 熟悉 ELISA 间接法的经典操作步骤。
3. 熟悉 ELISA 检测仪的使用。

【实验原理】

酶联免疫吸附实验（enzyme linked immunosorbent assay，ELISA）的基本原理：由于抗原、抗体的反应在一种固相载体聚苯乙烯微量滴定板的孔中进行，每加入一种试剂孵育后，可通过洗涤除去游离的反应物，从而保证实验结果的特异性与稳定性。最后结合在固相载体上的酶量与标本中受检物质的量成正相关。加入酶反应的底物后，底物被酶催化变为有色产物，产物的量与标本中受检物质的量直接相关，故可根据颜色反应的深浅给予定性或定量分析。由于酶的催化频率很高，从而使测定方法具有高敏感度性。具体的方法较多，有用于检测抗体的间接法（图 3-9-7）、用于检测抗原的双抗体夹心法（图 3-9-8）及用于检测小分子抗原或半抗原的抗原竞争法等。比较常用的是 ELISA 双抗体夹心法及 ELISA 间接法。

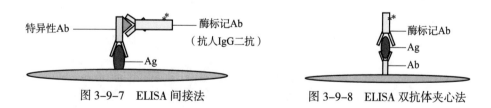

图 3-9-7　ELISA 间接法　　　　　　图 3-9-8　ELISA 双抗体夹心法

【实验材料】

1. 实验器材　聚苯乙烯塑料板（简称酶标板）40 孔或 96 孔，ELISA 检测仪，50 mL、100 mL 微量加样器及枪头，塑料滴头，小毛巾，洗涤瓶，小烧杯，玻璃棒，试管，吸管，量筒，冰箱，孵育箱。

2. 实验试剂　包被缓冲液（pH 9.6 0.05 mol/L 碳酸盐缓冲液），洗涤缓冲液（pH 7.4

0.15 mol/L PBS 缓冲液），底物缓冲液（pH 5.0 柠檬酸－磷酸氢二钠），终止液（2 mol/L H₂SO₄），抗原，抗体及酶标记抗体，正常人血清和阳性对照血清，TMB 底物溶液，酶标二抗。

【实验步骤】

1. ELISA 间接法　是检测抗体最常用的方法，其原理为利用酶标记的抗体以检测已与固相中已知抗原结合的受检抗体，故称为间接法。操作步骤如图 3-9-9。

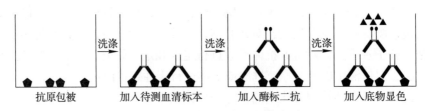

图 3-9-9　ELISA 间接法操作步骤

（1）包被固相抗原　用包被缓冲液将已知抗原稀释至 1 ~ 10 μg/mL，在每个聚苯乙烯板的反应孔中加 0.1 mL，4℃过夜。次日弃去孔内溶液，用洗涤缓冲液洗 3 次，每次 3 min，除去未结合的抗原及杂质。

（2）加待检标本　加一定稀释的待检样品（未知抗体）0.1 mL 于上述已包被之反应孔中，置 37℃孵育 1 h，洗涤缓冲液洗 3 次，每次 3 min，除去未结合的抗体及杂质。同时做空白、阴性及阳性孔对照。

（3）加酶标抗抗体　于反应孔中，加入新鲜稀释的酶标二抗（羊抗人 IgG 抗体、鼠抗人 IgG 抗体等）0.1 mL，37℃孵育 30 ~ 60 min，洗涤缓冲液洗 3 次，每次 3 min，最后一次用 DDW 洗涤。

（4）加底物液显色　于各反应孔中加入临时配制的 TMB 底物溶液 0.1 mL，37℃ 10 ~ 30 min。

（5）终止反应　于各反应孔中加入 2 mol/L 硫酸 0.05 mL。

（6）判定结果　直接用肉眼观察结果或在 ELISA 检测仪上测各孔 OD 值。

本法只要更换不同的固相抗原，可以用一种酶标抗抗体检测各种与抗原相应的抗体。

2. ELISA 双抗体夹心法　是检测抗原最常用的方法，操作步骤如图 3-9-10。

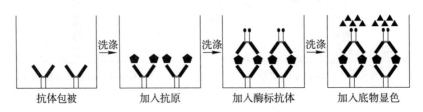

图 3-9-10　ELISA 双抗体夹心法操作步骤

（1）包被固相抗体　用 0.05 mol/L pH 9.0 碳酸盐包被缓冲液将抗体稀释至蛋白质含量为 1 ~ 10 μg/mL。在每个聚苯乙烯板的反应孔中加 0.1 mL，4℃过夜。次日，弃去孔内溶液，用洗涤缓冲液洗 3 次，每次 3 min，除去未结合的抗体及杂质。

（2）加待检标本 加一定稀释的待检样品 0.1 mL 于上述已包被之反应孔中，置 37℃ 孵育 1 h。然后洗涤缓冲液洗 3 次，每次 3 min，除去其他未结合的物质。同时做空白孔，阴性对照孔及阳性对照孔。

（3）加酶标抗体 各反应孔中，加入新鲜稀释的酶标抗体 0.1 mL。37℃ 孵育 0.5 ~ 1 h，洗涤缓冲液洗 3 次，每次 3 min，除去未结合的酶标抗体。

（4）加底物液显色 于各反应孔中加入临时配制的 TMB 底物溶液 0.1 mL，37℃ 10 ~ 30 min。

（5）终止反应 于各反应孔中加入 2 mol/L 硫酸 0.05 mL。

（6）判定结果 直接用肉眼观察结果或在 ELISA 检测仪上测各孔 OD 值。

根据同样原理，将大分子抗原分别制备固相抗原和酶标抗原结合物，即可用双抗原夹心法测定标本中的抗体。

【实验结果】

直接用肉眼观察结果或在 ELISA 检测仪上测各孔 OD 值。可于白色背景上，直接用肉眼观察结果。反应孔内颜色越深，阳性程度越强，阴性反应为无色或极浅，依据所呈颜色的深浅，以 "+" "–" 表示。也可测 OD 值，在 ELISA 检测仪上，于 450 nm（若以 ABTS 显色，则为 410 nm）处，以空白对照孔调零后测各孔 OD 值，若大于规定的阴性对照 OD 值的 2.1 倍，即为阳性。

【注意事项】

1. 每孔加入不同的样本时，请注意更换枪头。
2. 加完样要充分混匀，混匀的时候注意样本不要溅出。
3. 洗涤的时候要充分，以防出现假阳性结果。

◎ 分析与思考 ◎

1. ELISA 方法中检测未知抗原的常用方法是什么？
2. 举例说明 ELISA 在临床医学中的应用。

（林巧爱）

实验 32　免疫细胞功能检测技术

免疫细胞的检测是用体外试验对机体各种参与免疫应答或与免疫应答有关的细胞进行分离、纯化鉴定、计数和功能测定，借以了解机体的免疫状态，并对某些疾病的诊断、疗效观察及预后判断等也有一定意义。

一、外周血单个核细胞的分离

外周血单个核细胞（peripheral blood mononuclear cell，PBMC）即外周血中具有单个核的细胞，包括 T、B 淋巴细胞和单核细胞。体外检测淋巴细胞，首先需要分离外周血单个核细胞。目前常用的分离方法是聚蔗糖 – 泛影葡胺（ficoll-hypaque）密度梯度离心法和聚乙烯吡咯烷酮硅胶（percoll）分离法。本实验介绍聚蔗糖 – 泛影葡胺分离法。

【实验目的】

1. 掌握密度梯度离心法分离外周血单个核细胞的原理和技术。

2. 熟悉血液中各成分组成、淋巴细胞密度状况。

【实验原理】

根据颗粒沉降原理，不同密度的物质颗粒在其沉降运动中可因其密度的差别而处于不同的分布位置。因为血液中各有形成分的密度存在差异，利用此原理可设计一定密度的液体界面，将外周血中各种不同密度的细胞通过离心沉降而达到彼此分离的目的。已知人类单个核细胞（包括淋巴细胞和单核细胞）的密度为 1.050 ~ 1.077 g/L，而粒细胞和红细胞的密度为 1.080 ~ 1.110 g/L。因此，采用密度为（1.077 ± 0.001）g/L 的分离液密度梯度离心，红细胞和粒细胞密度大于分层液，同时因红细胞遇到聚蔗糖会凝集成串钱状而沉积于管底。血小板则因密度小而悬浮于血浆中，唯有与分离液密度相当的单个核细胞密集在血浆层和分离液的界面中得以分离。

【实验材料】

1. 实验器材　2.5 mL 注射器，无菌棉球，橡皮止血带，15 mL 刻度离心管，吸管，血细胞计数板，载玻片，盖玻片，水平离心机，显微镜。

2. 实验试剂　聚蔗糖 – 泛影葡胺［密度为（1.077 ± 0.001）g/L］，0.2% 锥虫蓝染液，250 U/mL 肝素溶液，75% 乙醇，Hanks 液（无 Ca^{2+}、Mg^{2+}），小牛血清（56℃，30 min 灭活补体），RPMI 1640 培养基。

【实验步骤】

1. 无菌采集静脉血 2 mL，注入含有 0.2 mL 肝素溶液的无菌试管中摇匀，使血液抗凝，再加入等量 Hanks 液混匀。

2. 取 2 mL 淋巴细胞分离液（聚蔗糖 – 泛影葡胺）置于 15 mL 离心管中，45° 倾斜离心管，将稀释血液在距分离液界面上 1 cm 处沿试管壁缓慢加至分离液上，形成清晰界面。勿使血液混入分离液内。

3. 置水平离心机中，室温，2 000 r/min 离心 20 min。

4. 离心后从离心管的底部到液面分为 4 层，上层为血浆、血液稀释液及血小板；下层为红细胞和粒细胞；中层为细胞分离液；细胞分离液与血浆交界部位混浊的灰白色层即为单个核细胞层（图 3-9-11）。

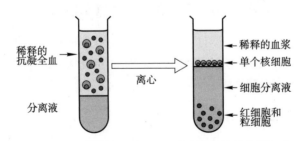

图 3-9-11　经聚蔗糖 – 泛影葡胺分层后的单个核细胞

5. 用毛细吸管轻轻插入灰白色层，沿管壁轻轻吸出灰白色的单个核细胞，置于另一离心管中。或先吸去上层的血浆、稀释液及血小板，再用另一支毛细吸管仔细吸取单个核

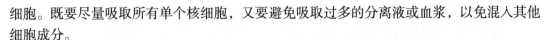

细胞。既要尽量吸取所有单个核细胞，又要避免吸取过多的分离液或血浆，以免混入其他细胞成分。

6. 加入 5 倍量以上的 Hanks 液，充分混匀，室温，1 500 r/min 离心 10 min，弃上清液。共洗 3 次。

7. 用含 10%～20% 灭活小牛血清的完全 RPMI 1640 培养基或 Hanks 液定容细胞，配制细胞悬液，计数细胞后再调整细胞所需浓度。一般每毫升健康成年人血可分离出 1×10^6～2×10^6 个单个核细胞。

8. 用锥虫蓝染液检查所分离的细胞活性。取 2 滴细胞悬液加 1 滴 0.2% 锥虫蓝染液，5～10 min 后取样做湿片高倍镜检。活细胞不着色，死细胞染成蓝色。计数 200 个细胞，计算活细胞百分率，一般活性应在 95% 以上。最后按实验要求将细胞悬液调整到适当浓度。

【实验结果】

本方法操作简便、稳定。细胞回收率达 80%～90%，单个核细胞纯度可达 95%，淋巴细胞占 90%～95%，细胞活力可达 95% 以上。但其中仍可混杂少量（约 10%）其他细胞。

1. 单个核细胞浓度（细胞数 /mL 细胞悬液）（4 个大方格内细胞总数 /4）× 10^4 × 2（稀释倍数）。

2. 细胞活力检测　死的细胞可被染成蓝色；活细胞不着色，折光性强。计数 200 个淋巴细胞，计算出活细胞百分率。

$$活细胞百分率 =（活细胞数 / 总细胞数）\times 100\%。$$

【注意事项】

1. 与血液样品接触时应注意生物安全防护，避免感染血源性传染病。

2. 操作应轻柔，细胞悬液应充分混匀，避免损伤细胞活性及丢失细胞。

3. 细胞分离液的密度是影响分离效果的关键之一，最适密度在室温下应为（1.077±0.001）g/L。

4. 稀释血液可降低红细胞的凝聚，提高淋巴细胞收获量，注意分离液与稀释血的比例，一般以 1∶2～1∶3 为宜，但如果要保留血浆成分做其他实验用时，则不能稀释血液，以免影响血浆成分。

5. 若分离的细胞用于细胞培养，所用试剂和材料均需无菌，且上述所有操作均需在无菌条件下进行。

6. 加入稀释血时应十分小心，注意保护试管内的界面，勿使混淆而影响分离效果。做细胞活力检查时，锥虫蓝染色后应尽快计数完毕，时间过长则细胞活力可能降低。

7. 应避光 4℃ 下保存，取出后逐渐升至室温后混匀，方可使用，使用中应避免细菌污染。

二、T 淋巴细胞转化实验

【实验目的】

1. 熟悉各种淋巴细胞增殖实验的原理和技术。

2. 熟悉 T 淋巴细胞转化的形态特征。

3. 了解酶标测定仪、DYQ–Ⅱ型多头细胞收集仪的工作原理和使用方法。

【实验原理】

T细胞在体外培养时，受到有丝分裂原（如PHA、ConA等）的非特异性刺激后，可出现细胞体积增大、代谢旺盛、蛋白和核酸合成增加，即向淋巴母细胞转化。淋巴细胞转化率的高低可以反映机体的细胞免疫水平，因此可作为测定机体免疫功能的指标之一。

淋巴细胞转化试验有形态计数法、MTT法和 ^{3}H–TdR掺入法3种。

MTT法即四甲基偶氮唑盐微量酶反应比色法。MTT是一种噻唑盐，化学名3–（4,5–二甲基–2–噻唑）–2,5–二苯基溴化四唑，水溶液为黄橙色。T细胞受到植物血凝素（PHA）作用后发生增殖活化，其胞内线粒体琥珀酸脱氢酶活性相应升高，MTT作为其底物参与反应，形成蓝色的甲䐶（formazan）颗粒沉积于细胞内或细胞周围，经盐酸–异丙醇溶解后为蓝色溶液，可用酶标测定仪测定细胞培养物的OD值，测定波长570 nm。根据OD值的大小计算反应体系中细胞增殖程度。

^{3}H–TdR掺入法即氚标记胸腺嘧啶核苷掺入法。T细胞在PHA刺激下，从 G_0 期进入 G_1 期，并合成蛋白质、RNA和DNA前体物质等，为DNA复制准备物质基础，然后进入S期，细胞合成DNA量倍增，此时若在培养液中加氚标记的DNA前体（ ^{3}H胸腺嘧啶核苷， ^{3}H–TdR），后者即掺入新合成的DNA中，根据掺入的量推测细胞增殖程度。

目前临床上最常选用PHA刺激外周血单个核细胞（PBMC），根据形态学或 ^{3}H–TdR掺入率测定T细胞的增殖水平。

【实验材料】

1. 实验器材　无菌尖吸管和刻度吸量管，无菌解剖器械，96孔平底培养板，血细胞计数板，100目不锈钢网，试管，CO_2 培养箱，酶标测定仪，DYQ–Ⅱ型多头细胞收集仪，β液体闪烁计数器，显微镜，玻璃纤维滤纸。

2. 实验试剂　PBMC（外周血单个核细胞），含10%小牛血清的RPMI 1640培养液，PHA（用RPMI 1640液配成1 mg/mL，分装小瓶，冷冻保存），MTT（1 mg/mL），氚标记胸腺嘧啶核苷（ ^{3}H–TdR）原液，闪烁液PPO（2,5–二苯基唑）3～5 g［POPOP（1,4双苯）0.3～0.5 g溶于1 000 mL二甲苯中］，2.5%碘伏及75%乙醇，Hanks液，瑞氏染液。

【实验步骤】

1. 无菌从肝素抗凝血中分离外周血单个核细胞，洗涤后用10%小牛血清的RPMI 1640培养液调整细胞数为（1～2）×10⁶/mL，加入PHA使最终浓度为2 mg/mL，同时做不加PHA的阴性对照孔。

2. 上述细胞混合液加入96孔平底培养板中，每孔0.1 mL，将培养板放入含5% CO_2 的37℃培养箱中培养。

3. 3种不同的淋巴细胞转化实验方法

（1）形态计数法　取上述培养72 h后的细胞做涂片，自然干燥，瑞氏染色（加瑞氏染液1滴，1 min，加蒸馏水5～6滴染6 min，蒸馏水冲洗，吸水纸吸干），镜检计算淋巴细胞转化率。

（2）MTT法　在上述培养72 h前4～6 h，于培养板各孔内加入1 mg/mL MTT液，10 mL/孔。37℃培养6 h。各孔内加入0.01 mol/L盐酸异丙醇110 mL，30 min内（或加2% SDS 100 mL/孔，过夜）用酶标测定仪测OD值，测定波长为570 nm。

（3）³H–TdR 掺入法　在上述培养 56 h 后，于培养板各孔内加入 0.5～1 μci ³H–TdR（50 mL），继续培养 16 h。用 DYQ–Ⅱ型多头细胞收集仪收集样品于"9999"型玻璃纤维滤纸上，烤干后于 β 液闪仪计数记录每分钟脉冲数（cpm）或刺激指数（SI）。

【实验结果】

1. 根据细胞形态计算淋巴细胞转化率　分别计数淋巴细胞、过渡型母细胞和核有丝分裂象细胞，后两者为转化细胞（图 3-9-12，图 3-9-13），每份标本计数 200 个细胞，按下式计算转化率：

$$转化率 = \frac{转化的淋巴细胞数}{转化的淋巴细胞数 + 未转化的淋巴细胞数} \times 100\%$$

2. MTT 法测定转化值　将实验组和对照组各 3 个孔的 OD 值平均。

转化值 = 实验组的平均 OD 值 – 对照组的平均 OD 值。

3. ³H–TdR 掺入法用 cpm 值或用刺激指数（SI）表示，即算出 3 个孔的均值。

$$SI = \frac{PHA\ 实验孔\ cpm\ 均值 - 机器本底}{对照孔\ cpm\ 均值 - 机器本底}$$

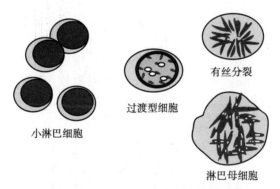

有丝分裂

过渡型细胞

小淋巴细胞

淋巴母细胞

图 3-9-12　T 淋巴细胞转化形态示意图

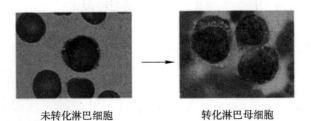

未转化淋巴细胞　　　　　　转化淋巴母细胞

图 3-9-13　T 淋巴细胞转化镜下形态

【注意事项】

1. 注意无菌操作。

2. PHA、ConA、PWM 等在正式实验前均需预试验最适剂量。厂家和批号不同的丝裂原作用常有很大差别。

3. 根据实验需要，对不同种（人、小鼠、大鼠等）不同来源淋巴细胞（胸腺、脾、淋巴结、外周血等）均应进行最适细胞浓度、培养时间和刺激物浓度的预试验。

三、B 淋巴细胞 SmIg 的检测——直接免疫荧光法

【实验目的】

1. 掌握免疫荧光法检测细胞膜分子的原理和技术。

2. 掌握免疫荧光法检测 B 淋巴细胞表面标志的技术。

【实验原理】

SmIg 是 B 细胞表面的抗原识别受体，也是 B 细胞特异性的表面标志。直接免疫荧光法用荧光素标记的抗 Ig 抗体，在一定条件下与 B 细胞表面的 Ig 结合，在荧光显微镜下观察，可见 B 细胞膜上出现荧光。此方法可用来鉴定 B 淋巴细胞。

【实验材料】

1. 实验对象 小鼠，体重 20 ~ 25 g，雌雄不拘。

2. 实验器材 100 目不锈钢网，台式离心机，离心管，试管，玻片，吸管及移液管，玻璃培养皿，冰箱，荧光显微镜。

3. 实验试剂 异硫氰酸荧光素（FITC）标记的兔抗小鼠 Ig 抗体，pH 7.4 Hanks 液（含 0.1% NaN_3）。

【实验步骤】

1. 小鼠采用颈椎脱臼法实施安乐死术后，解剖取出脾置于 100 目钢网，放入盛有 6 mL Hanks 液的培养皿中研磨，混匀。从中吸取 1 mL 细胞悬液放入一试管中，加满 Hanks 液，离心 1 000 r/min，10 min。弃去上清，沉积的细胞恢复 1 mL 容积，即为 1×10^7/mL 的细胞悬液。另取一支试管，吸取 1×10^7/mL 的细胞悬液 0.4 mL 加 Hanks 液 3.6 mL，即为 1×10^6/mL 的细胞悬液。

2. 取 2 mL 离心管 2 只，各加入 1×10^6/mL 的细胞悬液 1 mL，用台式离心机离心 2 000 r/min，3 min，弃去上清液。一支加入荧光素标记的兔抗鼠 Ig 抗体 100 mL，另一支不加抗体做对照，于冰箱中 4℃放置 30 min。

3. 取出离心管，用 Hanks 液洗涤细胞 2 次，以去除游离的抗体，最后一次离心后弃去上清液，留少许回流液，混匀，滴片，用荧光显微镜观察。

【实验结果】

荧光显微镜观察，落射激发光下 SmIg 阳性细胞可见环状或斑点状荧光（图 3-9-14）。用钨丝灯光源透射光照明计数同一视野内淋巴细胞总数，共计数 200 ~ 300 个淋巴细胞，算出其中 SmIg 阳性细胞的百分数。

【注意事项】

1. 荧光标记抗体的稀释浓度，需要预试验摸索最佳浓度，建立最好的稀释比例。

2. 要设置对照，排除非特异性荧光染色的干扰。

3. 实验过程中注意避光。

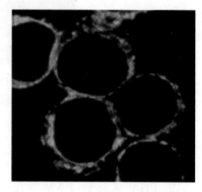

图 3-9-14 环状荧光的 SmIg 阳性细胞

四、巨噬细胞吞噬功能检测

【实验目的】

1. 掌握小鼠腹腔吞噬细胞吞噬功能检测试验的原理和技术。

2. 熟悉吞噬细胞的趋化效应及其对异物的吞噬效应。

【实验原理】

吞噬细胞包括单核巨噬细胞和中性粒细胞，具有对异物（如细菌、绵羊红细胞、鸡红细胞等）进行吞噬和消化的功能，在机体固有免疫中发挥重要作用。小鼠腹腔内注射淀粉，可刺激巨噬细胞的聚集。3 d 后小鼠腹腔内注入抗原鸡红细胞悬液，1 h 后解剖收集腹腔巨噬细胞，染色、镜检可观察巨噬细胞对鸡红细胞的吞噬现象。通过计算吞噬百分比或吞噬指数可测定吞噬细胞的吞噬功能。

单核巨噬细胞系统具有直接吞噬和杀伤病原体和肿瘤细胞的功能，还具有参与抗原加工、递呈免疫调节的重要作用，所以巨噬细胞的吞噬消化功能，在一定程度上可以反映机体的免疫状态。

【实验材料】

1. 实验对象　小鼠，体重 20 ~ 25 g，雌雄不拘。

2. 实验器材　剪刀，镊子，注射器，尖吸管及橡皮吸头，小试管，载玻片，普通光学显微镜，镜油，擦镜纸等。

3. 实验试剂　PBS 缓冲液，8% 淀粉溶液，5% 鸡红细胞，瑞氏染液等。

【实验步骤】

1. 实验准备。用无菌注射器吸取 8% 淀粉 2 mL，注射于小鼠腹腔内。

2. 3 d 后，小鼠腹腔内注射 5% 鸡红细胞悬液 2 mL，让其活动 1 h。

3. 将小鼠用颈椎脱臼法实施安乐死术，解剖、暴露腹腔，于腹腔靠上部位，用镊子轻轻夹起腹膜，将腹膜剪一小口，用尖吸管注入 2 ~ 3 mL 预温的 PBS 缓冲液，同时用手反复揉搓腹腔 1 ~ 2 min，以便尽可能多地冲洗出小鼠腹腔的巨噬细胞。

4. 用尖吸管吸取腹腔液，置一洁净试管内。

5. 用尖吸管将腹腔液吹打均匀（尽量避免产生气泡），取腹腔液涂片，自然干燥。

6. 瑞氏染色。瑞氏染液 2 ~ 3 滴，染 1 min，直接滴加蒸馏水 6 ~ 8 滴，染 6 min，以蒸馏水冲洗。吸水纸吸干，油镜观察巨噬细胞吞噬鸡红细胞现象。

【实验结果】

观察到小鼠腹腔巨噬细胞对鸡红细胞的吞噬现象（图 3-9-15），计算吞噬百分比，即每 100 个吞噬细胞中吞噬有鸡红细胞的巨噬细胞数。也可用吞噬指数表示，即将 100 个巨噬细胞中所吞噬鸡红细胞的总数除以 100，即为吞噬指数。吞噬百分比和吞噬指数一般是平行的。

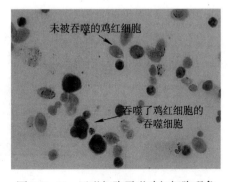

图 3-9-15　巨噬细胞吞噬鸡红细胞现象

【注意事项】

1. 注射外源性异物淀粉和鸡红细胞时，注意不要注射至皮下。

2. 鸡红细胞注射前要摇匀。

3. 剖开小鼠腹腔时，剪刀尖端要向上，以免剪破腹腔血管。

五、溶血空斑试验（小室液相法）

【实验目的】

1. 掌握溶血空斑试验的原理和技术。

2. 熟悉补体的经典激活途径及其溶细胞现象。

【实验原理】

溶血空斑试验又称空斑形成细胞（plaque forming cell，PFC）试验，是一种体外检测抗体形成细胞（B 淋巴细胞）功能的方法。在绵羊红细胞（SRBC）免疫小鼠后，其脾细胞中含有抗体形成细胞（PFC），即由 B 淋巴细胞分化来的浆细胞，当与一定量的绵羊红细胞和补体混合孵育时，PFC 分泌的抗体和绵羊红细胞结合形成抗原 – 抗体复合物，通过经典激活途径激活补体，形成膜攻击复合物（MAC），使绵羊红细胞发生溶解，在抗体形成细胞周围形成溶血空斑，可以在特制的玻璃小室内观察到肉眼可见的溶血空斑。1 个空斑即代表 1 个抗体形成细胞（浆细胞）。

此项技术广泛地用于检测产生 IgM 类型（包括其他各类免疫球蛋白及其亚类）的抗体形成细胞，还可作为临床筛选抗肿瘤新药及研究中药对抗体免疫功能影响的免疫学指标。

【实验材料】

1. 实验对象 小鼠，体重 20 ~ 25 g，雌雄不拘。

2. 实验器材 解剖器械，试管，1 mL 吸液管，洁净无脂载玻片，石蜡，微量加样器及吸嘴，100 目不锈钢网，尼龙网，培养皿，双面胶带，注射器，孵箱，离心机。

3. 实验试剂 5% 和 15% SRBC（绵羊红细胞），补体（经 SRBC 吸收，临用时按 1 : 6 浓度稀释），Hanks 液等。

【实验步骤】

1. 小鼠的免疫及脾细胞悬液的制备

（1）免疫小鼠 小鼠腹腔内注射 0.4 mL 5% SRBC 进行免疫。

（2）4 d 后用颈椎脱白法处死小鼠，剪开腹腔，分离、取出脾，用 100 目不锈钢网（置于已加入 7 mL Hanks 液的培养皿上）研磨脾，然后将液体转移至干净试管，置于离心机中，1 000 r/min 离心 10 min。

（3）弃去上清液，取 1 mL Hanks 液加入沉淀的脾细胞中，重悬细胞，得到浓度约 1×10^7/mL 的脾细胞悬液。

2. 制作小室 取洁净无脂玻片（75 mm × 25 mm）2 张，将双面胶带粘在其中一张玻片的两端和中间，然后将 2 张玻片紧密地粘在一起，即形成 2 个小室（图 3-9-16）。

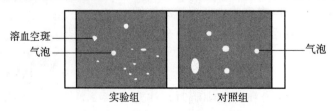

图 3-9-16 溶血空斑和气泡示意图

3. 制备小室灌注混合液　取 2 支试管，分别标记为实验管和对照管，按照表 3-9-2 中加入各种液体。

表 3-9-2　小室灌注液配制表

	实验管（μL）	对照管（μL）
脾细胞悬液	100	100
15% SRBC	100	100
补体	100	—
Hanks 液	500	600

4. 灌注小室　混匀后，用微量加样器（100 μL）分别将上述 2 支试管中的混合液灌注到 2 个小室（尽量避免产生气泡），用棉签蘸取融化好的石蜡封口（玻片四边都要封牢，避免空气进入），做好标记，平放于孵箱内，37℃孵育 45～60 min 后观察结果。

【实验结果】

加实验管混合液的小室有多个半透明的溶血空斑形成，加对照管混合液的小室（对照）没有空斑形成。1 个空斑即代表 1 个空斑形成细胞（抗体形成细胞）。

【注意事项】

1. 补体要冷冻保存，避免失活。

2. 脾细胞悬液浓度不能过高，否则影响实验结果观察。

3. 制作小室时候，2 张玻片要完全粘牢。灌注小室时候，尽量一次注满，减少气泡产生。石蜡封闭小室时四边都要封牢。

4. 注意空斑和气泡的区别，空斑底色混浊，形状可不规则，气泡完全清亮，边缘规则。

分析与思考

1. 为何常用密度为（1.077±0.001）g/L 的分离液分离人单个核细胞？

2. 利用密度梯度离心法分离人单个核细胞，为何要将血液样品进行适当稀释，并要叠加于分离液上？

3. 小鼠外周血单个核细胞分离采用何种密度的分离液进行分离？

4. 外周血单个核细胞包括哪些？

5. 能被 PHA、PWM、ConA 刺激而增殖的分别是哪些细胞？

6. 细胞增殖时需要哪些原料？

7. B 细胞膜表面的 SmIg 是哪种类型的 Ig？

8. 举例说明免疫荧光法在临床上的应用和价值。

9. 实验前 3 天为何要在小鼠腹腔内注射 2 mL 8% 淀粉溶液？

10. 鸡红细胞的形态有何特点？

11. 检测巨噬细胞吞噬功能有何临床意义？

12. 溶血空斑试验观察结果时，如何辨别溶血空斑与气泡？

13. 溶血空斑试验中，为何 1 个溶血空斑即代表 1 个抗体形成细胞？

14. 溶血空斑实验中，抗体、抗原各是什么？试分析出现假阳性和假阴性的原因。

（林巧爱）

第十节　离体器官、组织实验方法与技术

离体器官、组织实验是将实验动物的某一器官或某一组织从体内分离，在生理缓冲盐溶液中，以灌流、恒温、通氧等方法模拟并维持与机体内环境稳态相似的实验环境，在这一条件下，观察离体器官、组织实验标本的功能变化和刺激因素、体液因素、药物因素对其功能的影响。这一实验方法具有实验条件易于控制、实验操作简单方便、实验结果真实准确等优点，常用于器官、组织水平机制的探讨和研究，掌握本方法可为科研工作打下良好的基础。

离体器官、组织实验常用心、血管、肠段、子宫及神经肌肉等标本，用离体标本可比较直观地观测药物的作用，不同标本可用于测定不同的药物作用。

（1）离体蛙心和兔心是观测药物对心脏活动（包括心率、输出量、收缩力等）的影响最常用的标本；猫、兔、豚鼠和犬乳头肌标本制备比较简单，在适宜条件下，可较长时间保持良好的实验状态，是观测药物对心肌基本生理特性（如收缩性、兴奋性、自律性）的影响较好的实验标本。

（2）兔主动脉条对 α 受体兴奋药十分敏感，是测定作用于 α 受体的药物作用的理想标本，已被广泛用来鉴定和分析拟交感药及其拮抗药的作用。

（3）豚鼠回肠自发活动较少，描记时有稳定的基线，可用来测定似胆碱药的剂量－反应曲线。而兔空肠具有规则律收缩活动，可观测拟肾上腺素药和肾上腺素药，拟胆碱药和胆碱药对活动的影响。

（4）未妊娠兔子宫对 α 受体兴奋药十分敏感，可用于鉴定 α 受体兴奋药或阻断药。豚鼠离体气管片主要含 β 受体，广泛用于鉴定和分析作用于 β 受体的药物。

（5）蛙坐骨神经腓肠肌标本，小鸡颈半棘肌，大鼠膈神经标本常用来评价作用于骨骼肌的药物。

◆ 拓展阅读3-10-1　离体气管标本的制备

在离体器官实验法中，不同动物的不同器官均需要最适宜的营养环境，因此各种动物的生理盐溶液成分和配制都有区别。在离体器官研究中应特别引起重视。

（1）渗透压　要等渗，但不同种属动物的要求不同。如氯化钠溶液，冷血动物用 0.6% ~ 0.75%，温血动物用 0.8% ~ 0.9%。

（2）各种离子　溶液中含有一定比例的不同电解质离子 Na^+、K^+、Ca^{2+}、Mg^{2+}、H^+、OH^- 等是维持组织器官功能所必需。组织器官不同，对生理盐溶液中离子的成分和浓度要求亦不同。

（3）pH影响　人工生理盐溶液中 pH 一般需要调为中性，对于哺乳动物心脏冠状动脉，酸性环境可使平滑肌松弛；碱性环境则可使节律加快，振幅缩小。

（4）其他条件　葡萄糖提供组织活动所需能量，临用时再加入，以防变质。有的离体器官需要氧气，如离体子宫、离体兔心、乳头肌等，而离体肠段通以空气即可。

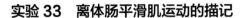

实验 33　离体肠平滑肌运动的描记

离体肠张力描记常用于研究小肠的功能，其标本来源于十二指肠、空肠和回肠部分的肠管。其中，十二指肠多用于研究肠道自律性，空肠多用于定性实验，回肠多用于定量实验。通过描记离体肠的活动，不仅可以证明平滑肌的生理特性，而且这种方法还可以用来测定微量化学物质或药物的生物活性，是一种生物学鉴定法。

【实验目的】

1. 学习离体肠平滑肌器官灌流的实验方法。

2. 观察传出神经系统药物对离体豚鼠小肠平滑肌的作用。

3. 了解肠内受体及作用原理及药物对受体的作用。

【实验原理】

消化道平滑肌与骨骼肌、心肌一样，具有肌肉组织共有的特性，如兴奋性、传导性和收缩性等。但消化道平滑肌具有兴奋性较低，收缩缓慢，富有伸展性，对电刺激不敏感，但对于牵张、温度和化学刺激较为敏感等特点。给予离体肠以接近于在体情况的适宜环境，仍可引导出慢波和快波 2 种电活动。

胃肠道、膀胱等平滑肌以胆碱能受体占优势，小剂量或低浓度的乙酰胆碱（ACh）即能激动 M 胆碱受体；阿托品能阻断胆碱能递质或拟胆碱药物与受体的结合，从而产生抗胆碱作用；组胺对多种动物的胃肠道和气道平滑肌 H_1 受体有兴奋作用，豚鼠尤其敏感；苯海拉明为选择性 H_1 受体拮抗剂；α 受体阻断药（如酚妥拉明等）可竞争性拮抗肾上腺素激动 α 受体的作用而收缩肠管。

【实验材料】

1. 实验对象　豚鼠，体重 400～450 g，雌雄不拘。

2. 实验器材　HW200S 恒温平滑肌实验系统，张力换能器，生物信号采集与处理系统，平皿，浴管，铁支架，常规手术器械。

3. 实验试剂　台氏液，1∶10 000 乙酰胆碱溶液，1∶10 000 肾上腺素溶液，1∶1 000 阿托品溶液，1∶100 $BaCl_2$ 溶液，1∶100 000 磷酸组胺溶液，1% 酚妥拉明溶液，1∶10 000 苯海拉明溶液。

【实验步骤】

1. 实验装置的准备　恒温平滑肌实验系统由恒温、供气、供液和排液及记录部分组成。浴槽内水温由恒温装置控制，实验槽连接有通气量调节装置，可将通气量调节为 1～2 个气泡 /s。同时，该系统还具有自动移液和自动排液功能。

2. 取禁食 8 h 后的豚鼠，CO_2 麻醉处死，仰卧位放置，沿腹白线剖开腹腔，剪取空肠部分，放入装有 4℃预冷的台氏液平皿中。

3. 取一段空肠肠管，用预热 38℃的台氏液冲洗肠内容物，待其基本清除后，将周围的脂肪和结缔组织剪除，并将其剪成若干个 1～2 cm 长的肠管。

4. 对角线悬挂肠管，一端用丝线系在 L 形管上的小钩上，在对角线方向用丝线将另一端系于与张力传感器相连的小钩上，放入含有预热至 37～38℃台氏液的恒温平滑肌实验系统的浴管中，调节其前负荷为 1 g，调整铁支架，保持丝线垂直，避免丝线与浴管管壁相接触（图 3-10-1）。通入 95% O_2 + 5% CO_2 的混合气体，平衡 10～15 min 后，即可

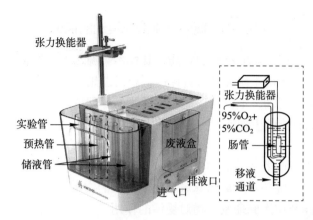

图 3-10-1　HW200S 恒温平滑肌实验系统及离体肠管标本的悬挂

开始实验。

【观察项目】

本实验的观察指标包括：肠管的紧张性（基线的水平）、收缩频率（单位时间内的收缩次数）和收缩力（收缩曲线的幅度）。

1. 观察离体肠管的自动节律性收缩，包括其收缩曲线的波形和幅度。

2. 乙酰胆碱与阿托品　向浴管内加入 1∶10 000 乙酰胆碱溶液 0.1~0.2 mL，观察并记录离体肠管收缩活动变化。在观察到明显的效应后，加入 1∶1 000 阿托品 0.2 mL，2 min 后再加入等量的乙酰胆碱溶液，观察并记录离体肠收缩活动变化，与前一实验结果进行比较。实验完成后，排出浴管中的台氏液，用预热 38℃ 的台氏液反复冲洗 3 次，去除标本中的残留药物，待离体肠活动恢复后，再进行下一项实验。

3. 肾上腺素与酚妥拉明　向浴管内加入 1∶10 000 肾上腺素溶液 0.1~0.2 mL，观察并记录离体肠收缩活动变化。在观察到明显的效应时，加入 1% 酚妥拉明溶液 0.1~0.2 mL，2 min 后再加入等量的肾上腺素溶液，观察并记录离体肠收缩活动变化，并与前一实验结果比较。更换浴管内台氏液，反复冲洗 3 次，进行下一项实验。

4. 组胺与苯海拉明　向浴管内加入 1∶100 000 磷酸组胺 0.3 mL，观察并记录离体肠收缩活动变化。在观察到明显的效应后，加入 1∶10 000 苯海拉明溶液 0.3 mL，观察并记录离体肠收缩活动变化，2 min 后再加入等量组胺溶液，观察并记录离体肠收缩活动变化，与前一实验结果比较。更换浴管内台氏液，反复冲洗 3 次，进行下一项实验。

5. 氯化钡　向浴管内加入 1∶100 BaCl$_2$ 溶液 1 mL，观察并记录离体肠收缩活动变化。在观察到明显的效应后，分别加入 1∶1 000 阿托品 0.2 mL 和 1∶10 000 苯海拉明溶液 0.3 mL，观察并记录离体肠收缩活动变化。

▶▶微视频 3-10-1　豚鼠离体肠平滑肌灌流方法

【注意事项】

1. 冲洗肠管的动作需轻柔，以避免其痉挛。

2. 换洗用营养液应先加热到同一温度，浴管内台氏液容积在冲洗前后要保持一致。

3. 肠管与张力换能器或 L 形管间连接线不能与管壁接触，亦不要太松或太紧。实验中不能改变记录仪的灵敏度及标本的负荷量。

4. 向浴管内加药时，每个药物或浓度皆应固定使用同一注射器；加药时不要碰连接线，也不要把药滴到管壁上。

5. 用台氏液冲洗，一般应冲洗 3 次，待肠管恢复正常活动后再进行下一项目。

6. 制备好的标本，连同台氏液 4℃保存，12 h 内可使用。

分析与思考

1. 某一未知药液，可致离体肠平滑肌收缩幅度加大，基线升高。如果预先加入阿托品，再加入该药液，则平滑肌无明显反应。此药液中含有哪些物质？

2. 本实验中各项因素对离体小肠平滑肌的运动各有何影响，为什么？

（李森　王萍）

实验 34　受体激动剂和拮抗剂药效动力学参数的测定

离体大鼠主动脉在适当的实验条件下可较长时间保持其生物学活性，对相应的药物产生药理学效应，可用于观察药物对离体动脉舒缩功能的影响，特别是观察受体激动剂和拮抗剂对血管张力的影响，从而定量分析其药效动力学参数如亲和指数（pD_2）、拮抗指数（pA_2）等，比较不同药物作用的效价。

【实验目的】

1. 学习大鼠离体胸主动脉环的制备，熟悉其实验条件。

2. 学习肾上腺素受体激动剂亲和指数（pD_2）的测定和计算方法。

3. 学习肾上腺素受体拮抗剂拮抗指数（pA_2）的测定和计算方法。

【实验原理】

激动剂是指对受体有较强亲和力和内在活性，能通过受体兴奋发挥最大效应的化合物。亲和指数 pD_2 可反映药物与受体的亲和力大小，其定义为平衡解离常数 K_D 的负对数。因 K_D 等于能使 50% 受体被结合，即可产生 50% 全效强度的药物浓度（mol/L），pD_2 的值越大，说明受体激动剂的作用越强。

拮抗剂是指能与受体可逆性结合，但无内在活性的化合物。竞争性拮抗剂能使激动剂的量 – 效关系曲线平行右移，但其最大效应 E_{max} 保持不变。拮抗指数 pA_2 指竞争性拮抗剂的半拮抗浓度 A_2 的负对数。A_2 等于能使激动剂的效价降低 1/2 时的拮抗剂浓度（mol/L），A_2 反映竞争性拮抗剂与受体的亲和力大小，pA_2 的值越大，说明拮抗剂的作用越强。

【实验材料】

1. 实验对象　大鼠，体重 220 ~ 250 g，雄性。

2. 实验器材　HV1403 离体组织器官恒温灌流系统，张力换能器，生物信号采集与处理系统，培养皿，手术剪，止血钳，显微手术剪，显微手术镊。

3. 实验试剂　6×10^{-2} mol/L KCl，10^{-5} mol/L 乙酰胆碱（ACh），95% O_2+5% CO_2 混合气体，克氏液（pH 7.2 ~ 7.4），10^{-6} ~ 10^{-1} mol/L 去甲肾上腺素（NE），10^{-3} 酚妥拉明。

【实验步骤】

1. 大鼠胸主动脉环的制备

（1）CO_2 麻醉处死大鼠，仰卧位放置。

（2）剪开大鼠胸腔，分离胸主动脉，置于4℃预冷的克氏液中，用显微手术剪及显微手术镊去除周围组织，将其剪成 1～2 mm 宽的血管环段，悬挂于离体组织器官恒温灌流系统（图3-10-2）的2个不锈钢钩针上，一端固定于浴槽，另一端连接张力换能器，张力换能器与生物信号采集与处理系统相连，记录血管张力的变化。

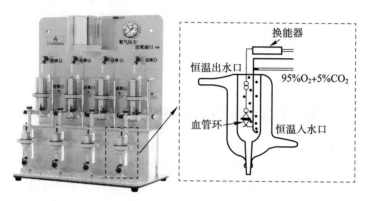

图 3-10-2 HV1403 离体组织器官恒温灌流系统及血管环的悬挂

（3）将血管环放入含 10 mL 克氏液的浴槽内，持续通入 95% O_2 + 5% CO_2 的混合气体。调静息张力为 0 g，平衡血管 30 min，期间隔 15 min 更换 1 次液体，此后给予前负荷，前 15 min 调为 1 g，之后调至 2 g，在该前负荷条件下平衡 60 min，每隔 15 min 更换一次液体。用 60 mmol/L 的 KCl 检验血管收缩活性，10 min 后用预热 37℃的克氏液冲洗，反复冲洗 3 次至张力恢复到初始值。

（4）用棉签摩擦血管环内表面去除血管内皮，以 10^{-5} mol/L 的 ACh 检验血管内皮是否完整。待血管环张力稳定后，换液 1 次，浴槽中加入 10^{-6} mol/L 的 NE，收缩达峰后，再加入 10^{-5} mol/L 的 ACh，若 ACh 能使 NE 预收缩的血管环舒张 60%～80%，即认为内皮保持完整；反之，则认为内皮被破坏或去除。

（5）30 min 后进行后续实验，记录血管环张力变化。张力变化以 60 mmol/L 的 KCl 诱发的最大收缩幅度为 100%，以加入药物后的血管张力幅度与 KCl 诱发的最大收缩幅度变化相对值的百分比（%）来表示。

◆ **拓展阅读 3-10-2** 离体微血管标本的制备

2. 给药方案

（1）向浴槽内从小到大加入不同浓度梯度的去甲肾上腺素（NE）（10^{-6}～10^{-1} mol/L）溶液 0.1 mL，NE 以累加浓度递增，当每个浓度引起胸主动脉环收缩反应达到最大值时，立即累加另一个浓度，直到收缩反应不再增加，即达到最大反应（表 3-10-1）。

（2）用克氏液冲洗标本 3～5 次，稳定 10 min 后，加入 10^{-3} mol/L 酚妥拉明 0.1 mL，再次记录累加浓度的 NE 的收缩反应（表 3-10-2）。

表 3-10-1 去甲肾上腺素 pD_2 的测定

NE（mol/L）	10^{-6}	10^{-5}	10^{-4}	10^{-3}	10^{-2}	10^{-1}
收缩效应（g）						

表 3-10-2 酚妥拉明 pA_2 的测定

酚妥拉明（mol/L）			10^{-3}			
NE（mol/L）	10^{-6}	10^{-5}	10^{-4}	10^{-3}	10^{-2}	10^{-1}
收缩效应（g）						

3. 实验结果的计算 计算肾上腺素受体激动剂去甲肾上腺素的亲和指数 pD_2 和肾上腺素受体拮抗剂酚妥拉明的拮抗指数 pA_2。

pD_2 采用双倒数作图法（Linweaver–Burk 法）来计算。公式如下：

$$\frac{1}{E} = \frac{K_D}{E_{max}} \cdot \frac{1}{D} + \frac{1}{E_{max}}$$

即以效应的倒数为 Y，以药物的剂量倒数为 X，进行直线回归，得到回归方程。在 Y 轴的截距为最大效应 E_{max} 的倒数，斜率和 E_{max} 的乘积即为 K_D。这一方法的计算要注意药物的浓度不能太高于 K_D 或者太低于 K_D。此外还要注意剂量的安排，要使剂量的倒数间距离相等。

pA_2 计算：竞争性拮抗剂可以将上述公式改为：

$$\frac{1}{E^5} = \frac{K_D}{E_{max}} \left(1 + \frac{1}{K_1} \right) \frac{1}{D'} + \frac{1}{E_{max}}$$

由于竞争性拮抗剂不改变，所以加入竞争性拮抗剂后激动剂的最大效应 E_{max} 不变。E′ 为加入拮抗剂后激动剂的效应，D′ 为拮抗剂存在下激动剂的浓度，K_1 为竞争性拮抗剂和受体结合的平衡解离常数，pA_2 定义为 $-\lg K_1$，故仍采用双倒数作图法求出 K_1，以效应 E′ 的倒数为 Y，以药物的剂量 D′ 倒数为 X，进行直线回归，得到回归方程。在 Y 轴的截距为最大效应 E_{max} 的倒数，斜率已知，拮抗剂浓度 I 和 E_{max} 已知，即可求出 K_1。

【注意事项】
1. 血管标本制备的操作应动作轻柔，避免牵拉或夹捏。
2. 生理盐溶液的配制应准确。
3. 保持浴槽内生理盐溶液温度为 37～38℃，并持续通入 95% O_2+5% CO_2 混合气体，保证生理缓冲盐溶液成分、pH 和温度的稳定。
4. 药效动力学参数计算过程较复杂，实验前应认真学习相关理论知识。

分析与思考

1. 测定药物的 pD_2 和 pA_2 有何意义？
2. 实验过程中哪些因素会影响 pA_2、pD_2 的测定结果，如何影响？

（李森 范小芳）

实验 35　Langendorff 离体心脏灌流及左心室功能的测定

Langendorff 离体心脏灌流实验是心脏研究领域中使用最为广泛的实验工具之一，具有可重复性高、稳定性良好和操作技术要求相对较低等突出优点。利用该实验可以排除其他器官及神经、体液系统对心脏的影响而单独对心脏进行生理、生化及药理方面的研究。

该实验常采用大鼠作为实验对象，将大鼠心脏从胸腔内取出后，连接灌流装置，使心脏在恒温 37℃恒压的条件下，以通入 95% O_2 + 5% CO_2 混合气体的克 - 亨液逆行灌注冠状动脉系统，营养心肌细胞，维持心脏正常的自主节律性活动，即 Langendorff 离体心脏灌流标本。研究者可根据需要调整该离体标本的心室率、前负荷、后负荷、灌注压等影响因素，经左心室插入球囊，进行左心室压测定；亦可观察离体心脏的正常功能和不同条件下心功能变化规律；并在灌流液由冠状动脉灌流心肌，经冠状静脉窦从右心房、肺动脉和腔静脉口流出时，测定单位时间的流出量即冠状动脉流量。

在 Langendorff 离体心脏标本的制备过程中，一些方法学因素能够影响实验标本的稳定性和有效性，这些因素包括实验动物的体重、麻醉药的使用、克 - 亨液的配制，温度、主动脉插管的位置和深度、灌注流量或灌注压、球囊的大小、管路内的气泡等。

◆ 拓展阅读 3-10-3　某些因素和药物对离体蛙心活动的影响

【实验材料】

1. 实验对象　大鼠，体重 250 ~ 300 g，雄性。

2. 实验器材与药品　Langendorff 离体心脏灌流系统（包括 PowerLab 数据采集分析系统、Langendorff 离体心脏灌流装置、蠕动泵、桥式放大器、压力传感器、生物电放大器、温度 Pod），眼科剪，眼科镊，自制球囊。

3. 实验试剂　氯胺酮，地西泮，肝素钠注射液，95% O_2 +5% CO_2 混合气体，克 - 亨液（pH 7.2 ~ 7.4）。

【实验步骤】

1. 实验前准备

（1）清洁管路，每次使用前至少用 1 000 mL 超纯水彻底冲洗灌流装置。

（2）配制克 - 亨液，其中的葡萄糖在临用前配制并加入，配制好的溶液最好经微孔滤膜过滤后使用，并预留 100 mL 放入 4℃预冷备用。

（3）打开 LabChart 软件，调试仪器，在实验开始前进行通道设置，单位转换，调零，调节灌注流量为 10 mL/min，连接信号传感器。

（4）调节灌注液 pH 为 7.2 ~ 7.4，并给灌注液中持续通入 95% O_2+5% CO_2 的混合气体，打开水浴开关，使灌注液温度维持在（37±0.5）℃。

（5）准备实验装置，制作球囊（球囊导管可以采用 PE 管，头端可以用透明乳胶套制作），连接球囊和压力换能器，PE 管的另一端连接三通阀；在整个灌流装置内充入恒温并充分通 95% O_2 + 5% CO_2 混合气体的克氏液，避免管路中出现气泡；备测球囊的压力。

2. 抗凝及麻醉　取心脏前，腹腔注射肝素钠注射液 3 125 U/kg 抗凝；稍后腹腔注射氯胺酮与地西泮联合麻醉（静脉注射氯胺酮 7.5 mg/kg+ 地西泮 0.375 mg/kg；或腹腔注射氯胺酮 50 mg/kg+ 地西泮 2.5 mg/kg）。

3. 开胸取心　待大鼠麻醉后，经膈肌于胸腔两侧剪开前胸壁，止血钳夹住前胸壁，翻向头部，充分暴露心脏，用显微手术镊提夹于主动脉根部，尽量靠近头端离断血管（保留至少 0.5 ~ 1 cm 长度的主动脉），迅速剪断腔静脉及心脏周围组织，游离心脏，放入预冷 4℃的克 – 亨液中，剪开心包膜，轻轻按压心室，将残留血液排除。

4. 主动脉插管　斜剪主动脉弓，插管时打开灌流液使其慢速滴下以防形成气栓。主动脉插管不宜过深，以免损伤主动脉瓣及堵住冠状动脉开口，影响冠状动脉的灌流。用动脉夹夹住主动脉，以 1 号丝线将主动脉结扎于插管上，结扎部位刚好位于插管凹槽处。调整至正常流速或流量，恢复冠状动脉灌流。恒压灌流时，设定灌流压力为 100 ~ 140 mmHg，恒流灌流时，设定灌流流速为 8 ~ 12 mL/min。

5. 心脏在经 37℃的克 – 亨液灌注后，仔细辨别主动脉、腔静脉及肺动脉的解剖位置，修剪掉心脏周围组织（包括肺组织、气管及附着于心脏上的其他组织）。

6. 待心跳稳定（心率为 200 ~ 300 次 /min），用眼科剪在左心耳下剪以小口，将球囊由左心房经二尖瓣置入左心室内，球囊与压力换能器相连。

7. 通过球囊内注水，调节球囊的大小，同时监测 LabChart 软件中左心室压力通道记录到的波形及左心室舒张末压（EDP）通道数值的变化。一般需要达到并维持 EDP 在 4 ~ 10 mmHg，同时左心室舒张压（LVDP）达到 40 ~ 60 mmHg，固定球囊。Langendorff 离体心脏灌流标本的制备装置见图 3-10-3。

8. 调节固定保温灌流槽，使保温灌流槽罩住心脏。灌流液进入冠状血管后到右心房经腔静脉及肺动脉滴入双层灌流槽中，经槽底部的漏斗形开口流

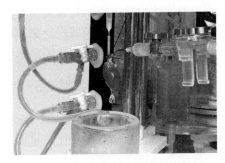

图 3-10-3　Langendorff 离体心脏灌流实验标本的制备装置

出，用量筒收集单位时间内液体的流出量即为冠脉流量。流量基本稳定后，记录左心室压、左心室舒张末压、左心室压变化速率、心脏表面心电图和心脏表面温度。

【注意事项】

1. 利用 Langendorff 离体心脏灌流标本进行研究时，须保持标本在实验过程中的稳定，才能得到具有可靠性和准确性的实验结果。因此，初学者应在预先充分地熟悉仪器使用，熟练掌握开胸取心、插管、球囊置入等操作的基础上开展该实验，尤其是摘取心脏和主动脉插管的这一实验操作环节必须迅速完成，防止心脏长时间缺氧造成的功能损伤。

2. 采用克 – 亨液进行 Langendorff 离体心脏灌流操作过程中，溶液容易受到室温的影响，易产生乳白色混浊而导致实验的失败。出现此类问题时，可将其中 $CaCl_2$ 的浓度稍作调整，保持在 1.2 ~ 1.8 mmol/L 的范围内即可；此外，为了减少微粒和变性蛋白对心脏的影响，克 – 亨液最好现用现配，配制后经微孔滤膜过滤。

3. 除非研究温度对心脏的影响，流出口的灌注液的温度要始终维持在 37 ~ 38℃，过高或过低的灌注液温度会损伤心肌细胞，影响实验结果的准确性；此外，由于克 – 亨液偏碱性，因此，必须持续通入 95% O_2 + 5% CO_2 的混合气体以保证其 pH 处于生理水平的 7.2 ~ 7.4；灌注压力以维持正常冠状动脉流量在 7 ~ 10 mL/min 为宜。

4. 开胸取心前麻醉需使用对心脏影响较弱的麻醉剂如氯胺酮、地西泮等，若氯胺酮、地西泮等药物不易获得，可改用 2% 戊巴比妥钠 50 ~ 60 mg/kg 麻醉，但需注意控制其麻醉

剂量，尽可能避免其对心脏的麻痹作用。

5. 主动脉插管不宜过深，以防损伤主动脉瓣或阻塞冠状动脉口影响灌流；球囊的大小需与左心室大小相适应，球囊太大不能完全张开，球囊太小则不能与心室壁有效贴合，均能够影响传感压力的变化，降低实验结果的准确性。

6. 除 Langendorff 离体心脏灌流实验外，研究者还常用离体蛙心灌流标本作为实验对象，观察刺激因素、神经因素和体液因素对于心脏活动的影响，实验方法参见"拓展阅读3-10-3 某些因素和药物对离体蛙心活动的影响"。

（李森　范小芳）

第十一节　血流动力学检测方法与技术

血流动力学主要研究血流量、血流阻力、血压及它们之间的相互关系，其检测方法是国内外心脑血管研究领域广泛采用的最基本、最常用的实验方法之一。血流动力学参数是认识心脏血管功能动态变化的基本数据。

实验 36　颈总动脉压和左心室压力的测定

心脏左心室压（left ventricular pressure，LVP）及其变化速率（± dp/dt max）是反映和评估左心室收缩和舒张功能的重要指标。不论在临床的心导管检测，还是在基础医学的实验教学与科研中经常要用到这一测量方法。一般情况下，大鼠、家兔采用右侧颈总动脉插管至心脏左心室的方法，即可获得反映左心室收缩功能与舒张功能的指标，而且操作简便、易行。此外，大小鼠还可以进行开胸手术，暴露心脏，在小动物人工呼吸机辅助呼吸下，经左心室心尖部插管至左心室。本实验主要介绍直接测定法测定大鼠颈总动脉压和左心室压力。

一、颈总动脉插管法

【实验材料】

1. 实验对象　大鼠，体重 250 ~ 300 g，雌雄不拘。

2. 实验器材　常用鼠类手术器械，细丝线，棉球，PE50 导管（导管外径为 0.96 mm，内径为 0.58 mm），生物信号采集与处理系统，血压换能器，鼠台。

3. 实验试剂　1% 戊巴比妥钠，0.3% 肝素钠溶液等。

【实验步骤】

1. 术前准备

（1）大鼠禁食 2 h，但不禁水。

（2）将 PE50 导管和压力换能器内预先充满 0.3% 肝素钠溶液，排出气泡，并将三通开关置于 45° 角的关闭状态。

（3）打开计算机及生物信号采集与处理系统，通道一选择血压进行动脉血压的观察和记录，通道二选择通道一数据的微分，以便记录 ± dp/dt max。

2. 颈总动脉的分离术　大鼠称重，以 1% 戊巴比妥钠 0.4 mL/（100 g·BW）腹腔注射麻醉后保定于鼠台上。在甲状软骨与胸骨上缘之间沿颈腹正中做 2 cm 左右的切口；用弯头眼科镊钝性分离皮下结缔组织和覆盖在气管上方的肌肉，暴露出气管。在气管的左右两侧，可见颜色较为鲜红的、粗大的、搏动的血管即为颈总动脉。颈总动脉和白色的迷走神经在同一个鞘膜内。通常选择右侧颈总动脉插管至左心室。用弯头眼科镊轻柔地打开鞘膜，小心钝性分离出右侧颈总动脉 2~3 cm，在其下穿 2 条细丝线（3-0 手术线）备用。

3. 颈总动脉插管术 结扎颈总动脉远心端，用动脉夹夹闭近心端，然后在距远心端结扎处约 0.2 cm 的动脉壁上用眼科剪以 45° 剪一 "V" 形小口，用 6# 弯头钩针挑起动脉切口，将准备好的导管向近心端插入约 1 cm，用近心端的丝线结扎动脉血管和插管（该结不能太紧，既要使血管切口处无渗血，又要让心导管可以继续顺利插入）。松开动脉夹，记录一段颈总动脉的血压波形。

4. 左心室插管术 用左手拇指、示指捏住剪口处的血管和已插入其管腔的导管，用右手试探性用力向心脏方向送入导管，同时观察生物信号采集与处理系统记录的血压波形。导管经过颈总动脉、主动脉弓到达主动脉瓣膜口时（入心室处），血压的波幅变大，且手指可明显感觉到心脏的搏动，此时切勿强行推入，可将导管略微提起，在主动脉瓣膜开放时（心室收缩射血时）顺势将导管送入心室（力量可稍大）。当出现明显的 "脱空" 感时，表明导管已进入左心室，此时生物信号采集与处理系统显示左心室压力波形图（心室舒张末压应基本接近零，并持续一定时相，其波形上升支收缩相快速陡直，收缩相末与舒张起始相形成短暂波峰，心室舒张形成波形近似于心肌动作电位复极过程，但无明显平台期），如图 3-11-1 所示。根据记录的波形，适当调节一下导管的位置，然后将近心端的丝线扎紧，再用远心端的丝线结扎、固定导管，稳定 5~10 min 后可进行后续实验。

家兔用外径为 1.57 mm、内径为 1.14 mm 的导管，操作过程与大鼠相同。

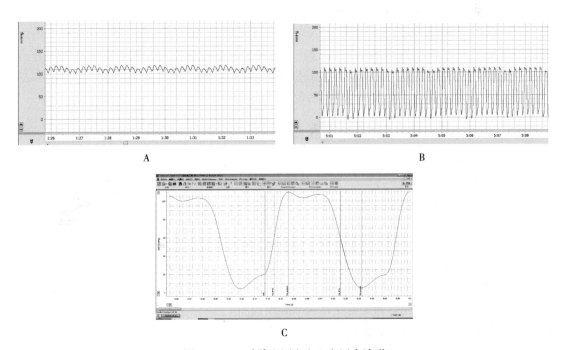

图 3-11-1 动脉血压和左心室压力波形

A. 动脉血压波形；B. 左心室压力波形；C. 左心室压力波形分析图

【注意事项】

1. PE 导管前端不能太尖，否则容易插破血管壁，发生大出血。

2. 在插管过程中，如果原来波幅较大的血压波形，突然变小或者成为一条直线，可能是导管口抵在了动脉血管壁上，或是抵在了主动脉瓣膜上，这时应该轻轻后退一下导管，或者转动一下导管方向，使原来的血压波形出现后再继续送入即可进入左心室。切记：没有血压波形显示时不要强行送入，否则容易插破血管壁。

▶️ 微视频 3-11-1 大鼠颈总动脉分离插管术

二、经左心室心尖部插管法

1. 颈部手术 取大鼠 1 只，称体重，戊巴比妥钠腹腔注射麻醉后，将其保定于实验台上，颈部、胸部备皮。用手术剪刀剪开颈部正中的皮肤，用眼科镊钝性分离皮下组织和覆盖在气管上面的肌肉，暴露气管，进行气管插管，打开人工呼吸机进行人工呼吸。

2. 开胸手术 沿胸骨正中剪开皮肤，紧贴胸骨左缘剪开第 5、第 4 肋骨，用烧灼器烧灼止血，进入胸腔，调整人工呼吸机的潮气量到双侧肺膨起适度为止。用扩胸器撑开切口，剪开心包，左心室心尖部穿刺，导管从左心室心尖处插入左心室，即可记录出左心室压和左心室压变化速率的波形。

三、指标及含义

可测定的指标：左心室收缩压（left ventricular systolic pressure，LVSP）、左心室舒张压（left ventricular diastolic pressure，LVDP）、左心室舒张末压（left ventricular end diastolic pressure，LVEDP）、左心室压最大上升速率（+dp/dt max）、左心室压最大下降速率（–dp/dt max）、心率（heart rate，HR）。还可以获得动脉血压（BP）的指标，包括动脉收缩压（systolic blood pressure，SBP）、动脉舒张压（diastolic blood pressure，DBP）和平均动脉压（mean blood pressure，MBP）。在这些指标中，左心室收缩压、左心室压最大上升速率主要反映左心室的收缩功能，左心室舒张压（LVDP）、左心室舒张末压（LVEDP）和左心室压最大下降速率，主要反映左心室的舒张功能。

四、其他心脏血流动力学检测方法

1. 压力－容积（P-V）导管技术 可直接测量大鼠和小鼠心室压力－容积曲线，也可称之心室压力－容积环（P-V loop），表达的是在一个心动周期中，心室压力与容积的变化关系，汇集了影响每搏输出量的主要因素。通过压力－容积环不仅可以了解到心室的射血过程中的血流动力学变化，而且可以动态地检测临床治疗效果。P-V 导管直径为 1.0～2.0 F，导管的头端配有压力感受器和用于测定体积的电极。P-V 导管技术检测心功能的方法较为直观、准确，为心脏血流动力学测定的首选方法。实验方法同 PE 导管手术，经右侧颈动脉将 P-V 导管依次插入升主动脉和左心室。根据主动脉和左心室内的压力变化系统自动记录各个部位的压力和压力变化速率等曲线图。

▶️ 微视频 3-11-2 大鼠左心衰压力－容积导管插管术

2. 新型高频超声技术 适用于对各种小鼠模型（心肌肥厚、心肌梗死、缺血再灌注等）心脏解剖结构和相关血流动力学指标进行动态观察，以期为模型制备质量良好与否提供依据。高频超声技术虽为无创检查，但其易受到不同操作者、不同截面的影响，检测数据没有 P–V 导管技术准确。

3. MRI 心脏成像　MRI 因不受病变部位限制，图像分辨率高，可同时对血管几何形态、血管壁特征及血流速度进行无创性测量等，在对动脉血流动力学状态进行评估方面应用前景良好。利用相位对比法（PC–MR）成像技术，可相对准确地获取血管内每个像素点的血流速度向量值，反映一个心动周期内血流速度的变化，为评估血流动力学提供必要信息。基于影像学数据对动脉血流动力学进行评估可通过计算流体力学方法（CFD）实现。将 MRI 获取的血管形态和速度数据导入工作站，应用 CFD 专业软件可以重建局部流体场，可计算血流速度、血流率及静态压力等多项血流动力学参数，完整地显示心动周期内血管局部血流状态。

P–V 导管技术是测定小动物心脏血流动力学的优选方法，其测定数据丰富，而且操作较方便。但是由于其是有创方法，实验完毕动物难以存活，因而一般每只动物只能应用一次，不能连续观察同一动物的心功能变化。对于需要多次连续检测同一只小动物心脏功能的实验而言，心脏超声检查是首选的无创血流动力学检测方法，可以连续动态检测小动物的心脏形态和功能变化，而 MRI 的心脏成像更为客观。

（范小芳）

实验 37　右心室压及肺动脉压的测定

心脏右心室压（right ventricular pressure，RVP）的变化，主要反映右心室的收缩与舒张功能。右心室收缩与舒张功能的改变受到两方面因素的影响，一是右心室心肌自身收缩、舒张性能的改变，二是肺循环内压力的变化，如肺动脉高压（pulmonary hypertension）。一般情况下，是用特制的塑料导管（图 3–11–2），从右侧颈外静脉插入，经上腔静脉进入右心房，再进入右心室测定右心室压，再插入肺动脉测定肺动脉压，这一测量方法有一定的难度。本实验主要介绍右心导管法测定大鼠右心室压及肺动脉压。

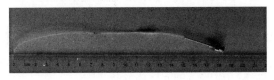

图 3–11–2　右心室导管

【实验材料】

1. 实验对象　大鼠，体重 250~300 g，雌雄不拘。

2. 实验器材　常用鼠类手术器械，细丝线，棉球，特制 PE50 导管，生物信号采集与处理系统，血压换能器，鼠台。

3. 实验试剂　1% 戊巴比妥钠，0.1% 肝素钠溶液等。

【实验步骤】

1. 实验前准备　大鼠禁食 2 h，但不禁水。将 PE50 导管和压力换能器内预先充满 0.1% 肝素钠溶液，排出气泡，并将三通开关置于 45° 的关闭状态。打开计算机及生物信号采集与处理系统，通道一选择中心静脉压进行压力记录，通道二选择通道一数据的微分，以便记录 ±dp/dt。

颈外静脉插管：常用的静脉导管插管为软硬适中的 PE 管，长约 10 cm，与三通开关相连接。导管内预先充满 0.1% 肝素钠溶液，并将三通开关置于 45° 的关闭状态。

2. 颈外静脉分离插管术　大鼠称重后，以 1% 戊巴比妥钠 0.4 mL/（100 g·BW）腹腔注射麻醉后保定于鼠台上。颈外静脉管径较粗、颜色较深，位于颈部皮下，较浅表。切开颈部皮肤后，用止血钳提起切开的一侧皮肤，用弯头镊小心分离皮下筋膜，即可看到呈暗紫红色的静脉。由于静脉壁比较薄，分离时应尽量用弯头镊轻巧地钝性分离，不要用力牵拉或者用剪刀分离，分离长度 0.5～1 cm 即可，然后穿 2 条细丝线（3-0）备用。

稍提静脉游离段的近心端，待血管充盈后结扎静脉的远心端。在离远心端结扎处的近心端静脉壁上用眼科剪呈 45° 剪一 "V" 形小口，用 6# 弯头钩针挑起血管切口，将静脉导管向近心端插入 0.5～1 cm。用细丝线结扎静脉，松开动脉夹。

注意事项：静脉剪口不宜过大，一般约为静脉管径的 1/3 或者 1/2，否则血管易插断。导管顶部宜平滑，不要过尖，避免插管时刺破血管壁，导致大出血；插管时用力要轻柔，不要盲目用力，以免撕裂血管导致出血；对于血管分支可采用两端结扎中间剪断的方法处理。

3. 右心导管插管及右心室压的测定　静脉导管向近心端插入约 1 cm 后，用细丝线将静脉和静脉导管结扎在一起，打一活结（该活结既要使血管切口处无渗血，又要让心导管可以继续顺利插入），打开三通开关，使之与压力换能器相通。将导管插至上腔静脉近右心房入口处，大鼠插入 2～3 cm，此时可以检测中心静脉压。

导管向近心端推送时，在锁骨位置时会遇到较大阻力，此时可将导管稍向后退并缓慢旋转推进，切不可硬推。在接近右心房入口处时会遇到第二个阻力，此时轻轻旋转并向前推进，出现 "脱空" 感时，表明导管已进入右心房，此时生物信号采集与处理系统显示右心房压力波形图，幅度 0～5 mmHg（图 3-11-3A）。接近右心室入口处时，会遇到第三个阻力，调整导管尖端方向，边转边进，在房室瓣开放时，将导管推入右心室，可见导管振动与心跳频率一致，此时生物信号采集与处理系统显示右心室压力波形图，幅度 0～25 mmHg（图 3-11-3B）。

4. 肺动脉插管及肺动脉压测定　导管进入右心室后，可稍作停顿，借助血流方向将导管导向右室流出道，轻推导管便可进入肺动脉，导管插入约 4 cm，此时生物信号采集与处理系统显示肺动脉压力波形图（图 3-11-3C）。

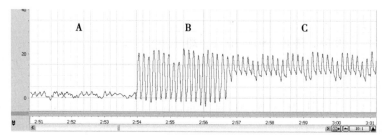

右心房压力波形　　右心室压力波形　　肺动脉压力波形

图 3-11-3　右心房、右心室及肺动脉压力波形

5. 指标及含义 由于右心室与肺循环密切相关，因此多数情况下，右心室压（RVP）的变化，主要用来反映和评价肺循环功能的变化。如肺源性心脏病患者，就是由于长期、慢性的肺部疾患，引起肺动脉压力增高，累及右心室压力也增高，当受累严重到右心失去代偿能力时，还可以发生心力衰竭。因此右心室压力的变化，是反映和评价肺循环功能变化的重要指标。

【注意事项】

1. 采用右心导管法进行肺动脉压测量时，导管前端适当的弯度是非常重要的一个环节。弯度小了，导管容易在右心房内滑入下腔静脉；而弯度太大时，导管可能会在右心房内打圈而不能进入右心室及肺动脉。

2. 测定各类压力前，应先记录"0线"（压力传感器与大气相通时的压力信号），并保持压力传感器与动物心脏在同一水平线上。

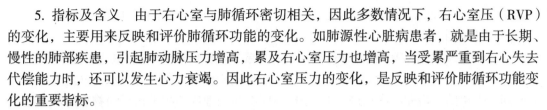

拓展阅读 3-11-1 清醒大鼠无创尾动脉血压的测量

微视频 3-11-3 大鼠颈外静脉分离插管术

微视频 3-11-4 大鼠右心室压、肺动脉压测定术

（范小芳）

第十二节 实验动物行为学方法

动物行为学实验是脑科学研究领域的重要组成部分，能较科学、客观地评价各种条件下动物行为的表现，并能应用于解释临床相关疾病的发病机制及药物治疗与筛选等研究中。动物行为学实验种类繁多，研究不同的疾病模型时，研究人员需根据该疾病模型对应的行为表现而选择合适的行为检测方法，同时结合一些新的实验（如光遗传）与干预（如基因敲除）手段，以期在阐明机制、开发具有特异性的药物等方面有所突破。

动物行为学实验大致可以分为学习记忆与认知类、焦虑抑郁类、运动功能类、神经精神与成瘾类、社交障碍类、痛觉感知类及睡眠障碍类等。随着计算机技术在生物学领域应用的飞速发展，一些行为学实验的图像采集与数据处理均可由相关的软件完成分析，从而给实验结果带来更多的方便及更好的参考价值。本节重点介绍学习记忆与认知类、焦虑抑郁类、运动功能类的行为学检测方法。

实验 38 学习记忆与认知类

一、Morris 水迷宫实验

Morris 水迷宫实验（water maze test，WMT）是由英国心理学家 Richard Morris 于 1984 年设计并应用于啮齿类（大鼠/小鼠）动物空间学习记忆能力检测的一种方法，是研究动物空间学习记忆的经典实验。该实验通过记录受试动物学习在水中寻找隐藏平台并通过分析其寻找平台所用时间和轨迹路径，以判断其记忆功能。WMT 不仅用于研究与空间学习记忆相关的脑区功能，而且可用于研究与之相关的药物开发、筛选与评价，还可用于环境、基因、应激等因素对空间学习记忆的影响与调控机制。WMT 操作简便，结果可靠，能较客观地反映动物空间记忆（spatial memory）、工作记忆（working memory）及空间辨别

（spatial discriminability）能力的改变，是开展学习与记忆功能研究的首选经典实验。

【实验目的】

1. 学习并掌握用 WMT 检测啮齿类动物（大鼠 / 小鼠）学习与记忆能力的操作方法。

2. 通过比较动物（大鼠 / 小鼠）在 WMT 中检测指标的变化（寻找水下逃避平台所需的时间、采用的策略和游泳轨迹等），分析不同实验处理或药物干预对动物空间学习记忆功能的影响，并探讨其作用的调控机制。

【实验材料】

1. 实验对象　大鼠 / 小鼠。

2. 实验器材　Morris 水迷宫装置（实验站，圆形水池，加热棒，逃逸平台），视频采集与图像数据分析系统。

（1）Morris 水迷宫圆形水池　水池尺寸：直径 1 200 mm，高度 500 mm。逃逸平台：大鼠：直径 100 mm，高度 220 mm；小鼠：直径 65 mm，高度 150 mm。适当的恒温设备使水温保持在 23～25℃。水池配有良好的注水和排水设备，在同一轮水迷宫的测试中，水池的位置一旦确定，就不要轻易变动。

（2）水迷宫图像自动采集和处理系统　图像自动采集和处理系统采用彩色图像处理算法，实时跟踪大鼠 / 小鼠运动轨迹，可以统计分析实验动物在 4 个象限，即内、中、外环经过的路径和时间，6 个时段有效率，朝内角，平均运动速度，经过虚拟平台次数，虚拟平台停留时间，有效区时间 / 路径，各时段有效率等，自动按项目分组记录实验结果。所有路径和时间参数在实验停止后系统自动完成统计。

【实验步骤】

1. 实验训练阶段连续进行 3 d，每天训练 4 次。训练时，将大鼠面向池壁从 4 个入水点分别放入水池，记录大鼠从入水至找到水下隐蔽平台并站立于其上所需时间，作为潜伏期（s），大鼠找到平台后，让其在平台上站立 10 s。若入水后 60 s 大鼠未能找到平台，则将其轻轻从水中拖上平台，并停留 10 s，然后进行下一次训练。每只大鼠从 4 个入水点分别放入水池为 1 次训练，2 次训练之间间隔 30 s。

2. 打开 WMT-100 Morris 水迷宫视频分析系统，点击"开始实验"按钮，弹出"实验参数设定"对话框，可以设置动物编号、环境温度、环境湿度、是否录像等参数，完成后将动物放于水迷宫内，点击"确定"按钮，系统自动开始运行。

【观察项目】

1. 定位航行实验（place navigation test）　用于测量大鼠对水迷宫学习和记忆的获取能力。实验观察和记录大鼠寻找并爬上平台的路线图及所需时间，即记录其潜伏期。

2. 空间搜索实验（spatial probe test）　用于测量大鼠学会寻找平台后，对平台空间位置记忆的保持能力。定位航行实验结束后，撤去平台，从同一个入水点放入水中，测其第一次到达原平台位置的时间、穿越原平台的次数。

3. 空间辨别能力实验（spatial discriminability test）　即双平台实验，用于测量大鼠的"空间辨别能力"。在水迷宫中设置 2 个外观完全一致（排除"视觉辨别"），但位置不同（空间差异）的可见平台。其中一个平台不会沉没（安全平台），另一个平台一触即下沉（伪安全平台）。记录大鼠的"正确反应次数"，即在一定的实验次数中，大鼠不接触伪安全平台而到达安全平台的次数。显然，"正确反应次数"越高，"空间辨别"能力越好。

【注意事项】

1. 实验室内的环境和实验者的位置都可作为大鼠搜索目标时的参照物，因此，实验室内设备和实验者的位置应相对固定。且每次实验应选择在同一时间段内完成（排除节律影响），不同实验处理的动物应交替进行。

2. 实验应在隔音效果良好，房间亮度、温度及湿度适宜的行为实验室内进行。

3. 要观察动物在水池里的游泳状态，防止动物因疲劳或游泳过度等原因而溺亡。

4. 前后动物实验之间应更换水池里的水，保持水温适宜，以免上一只动物遗留的信息（如排泄物、气味）对下一只动物产生刺激和影响。

二、巴恩斯迷宫实验

巴恩斯迷宫实验（Barnes maze test，BMT）是美国学者 Carol A Barnes 于 1979 年发明的用于检测啮齿类动物空间记忆功能的一种行为学检测方法，是利用啮齿类动物避光喜暗且爱探究的特性而建立。动物获得的记忆强化是从一个光亮、敞开的平台上面逃往位于平台下面的一个黑暗、狭小的箱里，该箱称为目标箱，动物通过训练学习并记忆目标箱的位置。该模型对动物的应激性较小，既不像放射臂迷宫那样需要禁食，也不像水迷宫那样应激性强。因此，在记忆研究中较为常用，尤其适用于与应激相关的记忆研究及基因敲除小鼠的行为表型研究。

巴恩斯迷宫是由特制医用有机板制成的一个圆形平台，圆台直径：750 mm；平台高度：500 mm；躲避盒：长 × 宽 × 高 =150 mm×80 mm×55 mm（小鼠）。平台周边有 18 个等距离圆洞，洞的直径为 50 mm，其中一个洞（称为目标洞）与一暗箱（即目标箱）相连。其他圆洞则为空洞，不与任何物体相连。暗箱为抽屉式，便于从中取出动物。从平台表面看不见目标箱，迷宫抬高后，动物通过目标洞可逃至目标箱内。通过训练，动物获得对目标洞的空间定位。

【实验目的】

1. 学习并掌握用 BMT 检测啮齿类动物（大鼠／小鼠）空间记忆能力的操作方法。

2. 通过比较动物（大鼠／小鼠）在 BMT 中检测指标的变化，分析不同实验处理或药物干预对动物空间记忆功能的影响，并探讨其作用的调控机制。

【实验材料】

1. 实验对象　大鼠／小鼠。

2. 实验器材　巴恩斯迷宫装置，计时器。

【实验步骤】

1. 实验开始前一天，将动物单个从目标洞置于目标箱内适应 4 min。

2. 将动物置于迷宫中央的塑料圆桶（直径 20 cm，高 27 cm）内限制活动 5 s。

3. 移开圆桶，启动计时器，实验者在挡帘后进行观察。动物四肢均进入目标箱，则计为一次逃避（escape），并让动物在箱内停留 30 s。每只动物一次最多观察 4 min。在此期间如果动物仍然找不到目标箱，则将动物从迷宫移开，放入目标箱内并停留 30 s。利用这一间隙清洁迷宫。动物每天训练 2 次，连续 5～6 d。

4. 从第二次训练开始，每次训练之前将迷宫随机转动一至数个洞的位置，但目标箱始终固定在同一方位，以防止动物依靠气味而非凭借记忆来确定目标洞的位置。

【观察项目】

实验时把受试动物放置在高台中央，记录动物找到正确洞口的时间，以及进入错误洞口的次数（一次错误定义为动物把头伸向或探究任何一个非目标洞，包括专注于探究同一个非目标洞），以反映动物空间参考记忆能力。也可以通过记录动物重复进入错误的洞口数来检测动物的工作记忆能力。

【注意事项】

1. 动物记忆力减弱，主要表现为动物成功获得一次逃避之前的错误次数比对照组增多，其次到达目标箱的潜伏期延长；探究任意洞的潜伏期可以延长，也可没有明显变化。记忆力增强则表现相反，即错误次数减少，到达目标箱的潜伏期缩短。

2. 巴恩斯迷宫平台类似一个大敞箱（open field），任何影响开场行为（自发活动）的因素（如药物处理或基因改变）均可影响实验结果。

3. 品系差异性。小鼠的爱探究特性使其成为巴恩斯迷宫研究的理想动物，但不同品系的小鼠在该实验中的行为表现差别很大。例如，129S6 小鼠在巴恩斯迷宫中很少有探究行为，因而很难找到目标洞。而 C57BL/6J 小鼠则有相当多的探究行为，适合于巴恩斯迷宫实验。这一点在基因改变小鼠的记忆研究中尤其要注意。

4. 动物在迷宫遗留的气味对下一只动物的迷宫操作影响很大。因此，除在 2 次训练之间旋转迷宫外，还应用 75% 乙醇清洁迷宫，以免上一只动物遗留的信息（如排泄物、气味）对下一只动物产生刺激和影响。

（范俊明　龚永生）

实验 39　焦虑抑郁类

一、高架十字迷宫实验

啮齿类动物（大鼠/小鼠）具有嗜暗特性（安全环境，如闭合臂），会偏嗜于在较暗的环境中活动，但出于对外界环境（危险环境，如开放臂）的好奇而又有一定的探究性，同时对高悬的敞开环境（距离地面高度 50～70 cm）会感到恐惧和不安。这些复杂的新异环境促使动物探究与回避行为的冲突，从而产生类焦虑样心理并表现出行为反应。高架十字迷宫（elevated plus maze，EPM）正是基于动物对新异环境的探究特性和对高悬敞开臂的恐惧形成矛盾冲突行为来检测动物的焦虑状态。EPM 由一对开放臂和一对闭合臂组成，开放臂和闭合臂交接处形成一个中心平台。EPM 广泛应用于药理学、毒理学、神经生物学、预防医学、动物心理学及行为生物学等众多学科的研究，是医学院校与科研机构开展动物焦虑、抑郁行为研究的经典实验之一。

【实验目的】

1. 学习并掌握用 EPM 实验检测啮齿类动物（大鼠/小鼠）类焦虑样行为反应的操作方法。

2. 通过比较动物（大鼠/小鼠）在 EPM 实验中检测指标的变化，分析不同实验处理或药物干预对动物类焦虑样行为反应的影响，并探讨其作用的调控机制。

【实验材料】

1. 实验对象　大鼠 / 小鼠。

2. 实验器材　高架十字迷宫及视频采集与分析系统。

【实验步骤】

EPM 装置由不透明的医用有机板制作，包括 2 条开放臂（大鼠：长 × 宽 =50 cm×10 cm；小鼠：长 × 宽 =35 cm×5 cm）和 2 条闭合臂（大鼠：长 × 宽 × 高 =50 cm×10 cm×40 cm；小鼠：长 × 宽 × 高 =35 cm×5 cm×15 cm），开放臂边缘留有 1 cm 高的薄边，以防止动物在检测过程中从开放臂边沿掉落，开放臂和闭合臂的交合处形成一个方形平台（大鼠：10 cm×10 cm；小鼠：5 cm×5 cm），迷宫距离地面高度为 70 cm（大鼠）或 50 cm（小鼠）。实验开始前 24 h，将受试动物置于行为学检测实验室适应过夜。检测时，将受试动物置于站台中间，头朝向开放臂，让动物在迷宫里自由活动。动物在迷宫里的活动轨迹由置于迷宫正上方 1.5 m 的红外摄像装置记录后传至计算机的视频分析系统。每只动物测试时间为 5 min。

【观察项目】

1. 进入开放臂次数百分比［进入开放臂次数 /（开放臂 + 闭合臂次数）］，两前肢进入开放臂内即算一次。

2. 进入开放臂时间百分比［进入开放臂时间 /（开放臂 + 闭合臂时间）］。

3. 总次数（开放臂 + 闭合臂）。

4. 首次进入闭合臂的时间（潜伏期）。

【注意事项】

1. 本实验应由熟悉动物操作的实验者完成，且在实验前 1 周，每天抓取或抚摸实验动物 1 ~ 5 min，以消除实验动物对实验者的恐惧，避免动物出现应激反应。

2. 动物在实验前 24 h 应适当限饲，且每次实验应选择在同一时间段内完成（排除节律影响），不同实验处理的动物应交替进行。

3. 实验应在隔音效果良好，房间亮度、温度及湿度适宜的行为实验室内进行，迷宫的周边环境以弱光照为宜，切忌光源直接照射在迷宫上，同时要避免光线不均匀。

4. 将实验动物放入迷宫中央区，头朝向开放臂，并且保证每只受试动物放在同一位置，头朝同一方向。实验过程中实验者需距离迷宫 1 m 以外的距离，以减少人为干扰。

5. 前后动物实验之间应用 75% 乙醇擦拭迷宫内壁，清理异物，以免上一只动物遗留的信息（如排泄物、气味）对下一只动物产生刺激和影响。

二、旷场实验

旷场实验（open field test，OFT）又称开场实验，是评价实验动物在新异环境中自主行为、探索行为及用于测量焦虑相关行为。啮齿类动物（大鼠 / 小鼠）由于对新异环境的恐惧，主要在箱子的周边部位活动，而在中央区活动较少，但是动物的探究本性又必然促使它试图在中央区活动从而产生冲突行为。抗焦虑药物在不改变动物一般运动的情况下可以增加实验动物进入箱子中央区的次数和中央区停留时间增加，提示动物的冲突行为减少；致焦虑剂则相反，使得实验动物在中央区的活动时间减少，即表示动物的冲突状态加剧。因此，旷场实验多用于焦虑或抑郁情绪的评价。此外，中枢兴奋药物可以明显增加自主的活动而减少探究行为，故可以明显的区分焦虑抑郁类药物和中枢类药物。主要观察指标：观察时间、总路程（总活动度）、平均速度、休息时间、活动时间、活动次数、线性度、区域分布指标（四边、四角、四周、中央的活动情况）、站立次数、运动轨迹及视频录像。

大鼠旷场反应箱高 30~40 cm，底边长 100 cm，内壁涂黑，底面平均分为 25 个 4 cm×4 cm 小方格，正上方 2 m 处架一数码摄像头，其视野可覆盖整个旷场内部。旷场光照为全人工照明，可人为设定"白天"和"黑夜"，白天由两侧墙壁的 4 只节能灯发出约 200 lux 照度来模拟，夜晚由一侧墙壁的红外光源提供照明。实验人员和计算机等设备位于另一房间以减小对动物的干扰，实验室背景噪声控制在 65 dB 以下。小鼠旷场反应箱高 25~30 cm，底边长 72 cm，内壁涂黑，底面平均分为 64 个小方格。

【实验目的】

1. 学习并掌握用 OFT 检测啮齿类动物（大鼠 / 小鼠）类焦虑样行为反应的操作方法。

2. 通过比较动物（大鼠 / 小鼠）在 OFT 实验中检测指标的变化，分析不同实验处理或药物干预对动物类焦虑样行为反应的影响，并探讨其作用的调控机制。

【实验材料】

1. 实验对象　大鼠 / 小鼠（单道白色动物）。

2. 实验器材　旷场反应箱，数据自动采集与处理系统。

【实验步骤】

实验在安静的环境下进行。将动物放入箱内底面中心，同时进行摄像和计时。观察一定时间后停止摄像，观察时间可根据实验拟定，一般为 3~5 min。清洗方箱内壁及底面，以免上次动物余留的信息（如排泄物、气味）影响下次测试结果。更换动物，继续实验。

【观察项目】

根据计算机软件设计不同可观察的参数不同，如单位时间内动物在中央格停留时间、某一肢体越过的格子数为水平得分（crossing）、后肢站立次数为垂直得分（rearing）、修饰次数、尿便次数、运动速度、运动距离、休息时间、沿边运动距离、中央运动距离等。

【注意事项】

1. 动物在 24 h 内有其活动周期，故每次实验应选择在同一时间段内完成。

2. 实验应在隔音效果良好，房间亮度、温度及湿度适宜的行为实验室内进行。

3. 2 次实验之间清洗实验设备，以免上次动物余留信息影响下次实验结果。

三、强迫游泳实验

强迫游泳实验（forced swimming test，FST）是通过将受试动物置于一个局限的环境中（如水中），动物出于本能的求生欲望而在该环境中拼命挣扎，试图逃离但又无法逃脱，从而被迫在一个无可回避的应激环境下活动。经过一段时间后，动物即表现出典型的"不动状态"，生物学上称为"行为绝望状态"。通过记录动物处于该环境下而产生绝望状态过程中的一系列参数，能反映出动物的抑郁程度。FST 是开展动物抑郁行为研究的经典实验之一，广泛应用于药理学、神经生物学、行为生物学及心理学等学科的研究，同时应用在抑郁的发病机制、抗抑郁药物筛选等研究中。

【实验目的】

1. 学习并掌握用强迫游泳实验检测啮齿类动物（大鼠／小鼠）抑郁行为反应的操作方法。

2. 通过比较动物（大鼠／小鼠）在强迫游泳实验中检测指标的变化，分析不同实验处理或药物干预对动物抑郁行为反应的影响，并探讨其作用的调控机制。

【实验材料】

1. 实验对象　大鼠／小鼠。

2. 实验器材　强迫游泳专用透明水桶，全自动可控温加热循环泵，LED 高均匀背光板灯箱，强迫游泳视频采集与分析系统，吹风机。

【实验步骤】

实验开始前 2 h，将受试大鼠置于行为学实验室适应环境后，将大鼠放入高 50 cm、直径 18 cm 的圆柱形透明水桶中，桶内水深 30 cm（小鼠用水桶尺寸：高 50 cm，直径 14 cm，水深 17 cm），水温 23 ~ 25℃。从大鼠入水后开始记录，时长为 5 min。动物在水桶里的活动状态由置于正前方 1 m 的红外摄像装置记录后传至计算机端强迫游泳视频采集与分析系统后，计算动物的游动时间（游泳时间 + 挣扎时间）与静止时间（静止定义为漂浮或为了保持头部抬出水面而小幅度划水）。测试完成后，用漏勺将动物捞出水面，吹风机吹干大鼠体毛，然后放回笼中。

【观察项目】

1. 总活动时间　游泳时间 + 挣扎时间。

2. 总不动时间　漂浮时间 + 静止时间。

【注意事项】

1. 动物在实验前 24 h 应适当限饲，且每次实验应选择在同一时间段内完成（排除节律影响），不同实验处理的动物应交替进行。

2. 实验应在隔音效果良好，房间亮度、温度及湿度适宜的行为实验室内进行。

3. 要时刻观察动物在桶里的状态，防止动物因疲劳或游泳过度等原因而溺亡。

4. 前后动物实验之间应更换桶里的水，保持水温适宜，以免上一只动物遗留的信息（如排泄物、气味）对下一只动物产生刺激和影响。

四、悬尾实验

悬尾实验（tail suspension test，TST）是将受试动物尾部保定使其呈倒立悬挂状态，动物出于本能的求生欲望而拼命挣扎，试图逃离所处的应激环境，但经过开始一段时间的尝试后，仍然无法挣脱而得以求生，于是产生绝望的、放弃生存的心理，行为上表现出典型的"行为绝望状态"，这种行为表现与抑郁的表现相似。通过记录动物处于该环境下而产生绝望状态过程中的挣扎与不动时间，能反映动物的抑郁程度，不动时间越长抑郁程度越严重。TST 是继强迫游泳实验之后，用于开展动物抑郁行为研究的经典实验之一，广泛应用于药理学、神经生物学、行为生物学及心理学等学科的研究，同时应用在抑郁的发病机制、抗抑郁药物筛选等研究中。

【实验目的】

1. 学习并掌握用悬尾实验检测啮齿类动物（大鼠／小鼠）抑郁行为反应的操作方法。

2. 通过比较动物（大鼠／小鼠）在悬尾实验中检测指标的变化，分析不同实验处理或药物干预对动物抑郁行为反应的影响，并探讨其作用的调控机制。

【实验材料】

1. 实验对象　大鼠／小鼠。

2. 实验器材　悬尾实验箱，保定支架，LED 高均匀背光板，悬尾实验视频采集与分析系统。

【实验步骤】

实验开始前 2 h，将受试小鼠置于行为学实验室适应环境后，置于悬尾箱平板上，在小鼠尾部 1/3 处（尾尖）用医用胶带固定的横杠上，横杠距地面约 25 cm，使小鼠距地面约 10 cm，四周用背光板遮挡动物视线，随后移去水平板，以使小鼠呈倒挂状态，开始记录小鼠的活动状态，时长为 5 min。动物的活动状态由置于正前方 1 m 的红外摄像装置记录后传至计算机端悬尾实验视频采集与分析系统后，计算动物的活动时间（挣扎时间）与静止时间（静止定义为悬挂或为了保持平衡而小幅度晃动）。测试完成后，用平板托住小鼠，将小鼠尾尖的医用胶带撕去后，然后放回笼中。

【观察项目】

1. 活动时间　挣扎时间。

2. 活动强度　定义为受试动物活动偏离正中的幅度。

3. 静止时间　定义为悬挂或为了保持平衡而小幅度晃动。

【注意事项】

1. 动物在实验前 24 h 应适当限饲，且每次实验应选择在同一时间段内完成（排除节律影响），不同实验处理的动物应交替进行。

2. 实验应在隔音效果良好，房间亮度、温度及湿度适宜的行为实验室内进行，悬尾箱的周边环境以弱光照为宜，切忌光源直接照射在受试动物上。

3. 实验过程中应用挡板遮挡受试动物视线，且实验者需距离悬尾箱 1 m 以外的距离以减少对动物求生欲望的干扰。

4. 前后动物实验之间应用 75% 乙醇擦拭悬尾箱和地面，清理异物，以免上一只动物遗留的信息（如排泄物、气味）对下一只动物产生刺激和影响。

（范俊明　龚永生）

实验 40　运动功能类

一、网屏测验

【实验目的】

1. 学习并掌握用网屏测验（screen test）检测动物运动能力的操作方法。

2. 通过比较动物（大鼠／小鼠）抓取网带的时间与肌力和抓握能力的评分结果，分析不同实验处理或药物干预后动物运动功能的变化，探讨运动功能调控的可能机制。

【实验材料】

1. 实验对象　大鼠／小鼠。

2. 实验器材 网屏装置，海绵垫，计时器。

【实验步骤】

网屏由长一方形的网带组成（大鼠：长 × 宽 =50 cm×40 cm；小鼠：长 × 宽 =25 cm×20 cm），网带直径为 2 mm，网眼大小为 1 cm×1 cm。网屏的左右和上下缘都用 2.5 cm 高的木条框边固定，距地面高度为 80 cm，正下方地面铺以海绵垫（长 × 宽 = 50 cm×40 cm），以防实验过程中动物跌落受伤。实验开始时，先将网屏水平放置，将大鼠置于网屏中间（固定同一位置），然后将网屏一端缓缓抬高，在 2 s 内将网屏变成垂直位后，保持 5 s，使大鼠在网屏的下边缘面朝地面方向。观察大鼠前爪抓握网屏的情况，记录抓取网带的时间，并对大鼠的肌力和抓握能力予以评分。为了减少操作及评分误差，每只大鼠行 3 次实验，取平均值。

【观察项目】

1. 大鼠抓取网带的时间 在 5 s 内记录大鼠转头向上、爬升到网屏上边缘或从网屏上脱落的时间。如未转头向上而直接从网屏上掉落，或在爬向网屏上缘的过程中从网屏上脱落则时间记录为 5 s。

2. 大鼠的肌力和抓握能力评分 正常值 =0 分，最大值 =3 分。0 分：前爪抓握网带约 5 s 之久，不会掉下来；1 分：暂时抓住网屏，中间滑落一段距离，但没有掉下来；2 分：在 5 s 内掉下来；3 分：在网屏转动过程中，大鼠即刻掉下来。

【注意事项】

1. 动物在实验前 24 h 应适当限饲，且每次实验应选择在同一时间段内完成（排除节律影响）。

2. 实验应在隔音效果良好，房间亮度、温度及湿度适宜的行为实验室内进行。

3. 由熟悉动物操作的实验者完成，避免动物出现应激反应。

4. 上一只动物实验结束后，用 75% 乙醇棉球擦拭网屏面，风干后，再进行下一只动物实验，以免遗留上一只动物的信息（如排泄物、气味）而影响测试结果。

二、平衡木测试

【实验目的】

1. 学习并掌握用平衡木测试（balance beam test，BBT）检测动物运动协调与平衡能力的操作方法。

2. 通过比较动物（大鼠 / 小鼠）在平衡木的评分结果，分析不同实验处理或药物干预后动物运动协调与平衡能力的变化，探讨运动平衡调控的可能机制。

【实验材料】

1. 实验对象 大鼠 / 小鼠。

2. 实验器材 平衡木，海绵垫，计时器。

【实验步骤】

平衡木长 1 m，宽 2 cm，距地面高度 1 m，两端架在暗箱上，暗箱有个 10 cm×10 cm 的入口。平衡木正下方铺以海绵垫，以防实验过程中动物跌落受伤。平衡木人为分成长 10 cm 的始动距离和 90 cm 的过杆距离。实验分为训练期和测试期，间隔 2 h。在训练期，将大鼠置于平衡木的一端，引导大鼠认识平衡木的方位，意识到平衡木两端是安全的暗箱。在测试期开始前，将大鼠尽量平稳地放置于平衡木中间位置，记录动物到达一端暗箱的时间，观察时长为 60 s，超过 60 s 记录为 60 s，若大鼠掉落重新开始实验，3 次均不能到达暗箱则记录为 60 s。同时观察动物在横梁上的平衡状态，对大鼠的平衡表现予以评分。每只大鼠测 3 次，取 3 次的平均成绩为最终分值。

【观察项目】

1. 平衡木穿行时间　用计时器记录大鼠从平衡木中点到达一端暗箱的时间，观察时长为 60 s，超过 60 s 的则记录为 60 s。

2. 平衡木评分　正常值 =0，最大值 =6。0 分：可保持稳定的平衡姿势；1 分：可紧抓平衡木边缘；2 分：可抱住平衡木，但单侧肢体从落于平衡木下；3 分：可抱住平衡木，但双侧肢体在平衡木上旋转或从落于平衡木下（>60 s）；4 分：试图在平衡木上平衡但还是跌落（>40 s）；5 分：试图在平衡木上平衡但还是跌落（>20 s）；6 分：跌落，未尝试保持平衡或挂在平衡木上（<20 s）。

【注意事项】

1. 动物在实验前 24 h 应适当限饲，且每次实验应在同一时间段内完成（排除节律影响）。

2. 实验应在隔音效果良好、房间亮度、温度及湿度适宜的行为实验室内进行。

3. 应由熟悉动物操作的实验者完成，避免动物出现应激反应。

4. 上一只动物实验结束后，用 75% 乙醇棉球擦拭横梁，风干后，再进行下一只动物实验，以免遗留上一只动物的信息（如排泄物、气味）而影响测试结果。

（范俊明　龚永生）

数字课程学习

▶▶ 教学视频　　📥 教学 PPT　　📝 自测题

第四章
基于人类疾病动物模型的整合实验

人类疾病的动物模型（animal models of human disease）是指各种医学科学研究中建立的具有人类疾病模拟表现的动物。应用动物模型是现代医学认识生命科学客观规律的实验方法和手段。通过对动物模型的研究，有意识地改变自然条件下不可能或不容易排除的因素，以便更准确地观察模型的实验结果并与人类疾病进行比较研究，有助于方便、有效地认识人类疾病的发生发展规律，研究防治措施。

本章通过复制各系统疾病动物模型（animal model of different system disease）为主线组织教学内容，以基础医学主题实验有机整合多学科研究手段，从而培养学生实验设计的思路及综合应用实验技术的能力，进而整合所学的医学知识，将各学科知识的内在联系进行有机交叉融合，形成包括生理学特征、病理生理学改变、生化指标变化、病理诊断、药物治疗在内的整体医学观念。

第一节　神经精神系统疾病实验

临床案例

患者，男，76 岁。3 h 前突发右手抓握无力，右上肢不能抬举，右下肢不能站立，伴口齿不清，遂入当地医院急诊。入院查体：体温 37.2℃，脉搏 82 次 /min，呼吸 17 次 /min，血压 160/110 mmHg，口齿不清，颈软无抵抗，克尼格征（−），嗜睡，混合性失语，右侧鼻唇沟稍浅，伸舌偏右，右上肢肌力 1 ~ 2 级，右上肢坠落试验（＋），右下肢肌力 3 级，其余肌张力正常，右侧肢体腱反射减弱，左侧肢体腱反射正常。双侧指鼻试验、跟 − 膝 − 胫试验、闭目难立征不配合。辅助检查：谷草转氨酶 52 U/L，肌酸激酶 423 U/L，肌钙蛋白 −I 2.36 ng/mL。颅脑 MR 提示左侧颞叶、顶叶、额叶、基底节区急性脑梗死，左侧大脑中动脉水平段中段以远闭塞。临床诊断：缺血性脑卒中（左侧大脑半球），高血压。予降压、静脉溶栓等对症治疗后，右侧肢体无力症状加重，血压 138/81 mmHg，右侧鼻唇沟稍浅，伸舌偏右，右上肢肌力 0 ~ 1 级，右侧肢体腱反射减弱，右下肢病理征（＋）。头颅 CT 检查提示未见出血。

讨论：

1. 缺血性脑卒中发生的主要原因有哪些？

2. 什么是缺血再灌注损伤?

3. 缺血再灌注引起脑损伤的机制是什么?

4. 实验中如何建立脑缺血再灌注损伤动物模型?

实验 1 局灶性脑缺血再灌注损伤

脑卒中(cerebral stroke)又称"中风""脑血管意外"(cerebral vascular accident, CVA),是由于脑部血管突然破裂或因血管阻塞导致血液不能流入大脑而引起脑组织损伤的一组急性脑血管疾病,包括缺血性脑卒中和出血性脑卒中。统计显示,卒中是一种全球性疾病,是导致人类死亡的第二大病因。我国脑卒中仍呈现高发病率、高致残率、高复发率、高病死率、高经济负担五大特点。在脑卒中的治疗中重建血流或增强缺血区的血流供应是缺血脑组织修复损伤的必需条件,但同时带来的再灌注损伤也是目前最受关注的问题。

脑卒中临床表现多种多样,主要取决于梗死灶的大小和梗死的部位,大多数表现为局灶性神经功能缺损的症状和体征,如偏瘫、偏盲和偏身感觉障碍;也可以出现言语功能障碍。针对脑卒中,目前尚缺乏有效的预防和治疗手段。建立并完善与临床相关性高的脑卒中动物模型及对其深入研究,是揭示卒中病理机制的有效途径。

◆ 拓展阅读 4-1-1 *脑卒中研究进展*

【造模机制】

大脑中动脉(MCA)是人类脑卒中的多发部位,大脑中动脉闭塞模型是局灶性脑缺血的标准模型,具有很好的重复性,并能最大程度模拟人类缺血性脑卒中的发生。

轻度缺血/缺氧的情况下,中枢神经系统能通过保护机制减轻细胞和组织损伤。但缺血缺氧严重时,会发生不可逆的神经损害如细胞死亡,可导致严重后遗症或机体死亡。大鼠的脑血管解剖结构主要有 Willis 环、大脑前动脉、大脑中动脉、大脑后动脉(图 4-1-1)。动物脑组织的能量和氧气供应依赖动脉的供应,动脉畅通则组织存活。若动脉的血流量下降到一定程度或完全阻断,可造成该动脉供应区组织的能量和氧气供应中断,引起组织细胞死亡、结构破坏等病理改变。由于大鼠脑动脉解剖结构原因,阻断大脑中动脉可引起组织坏死,从而模拟人类的脑缺血模型。

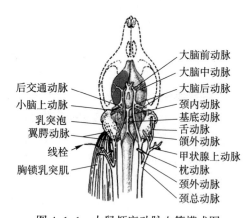

图 4-1-1 大鼠颅底动脉血管模式图

沙土鼠由于没有联系颈内动脉系统和椎基底动脉系统的后交通动脉,不能构成完整的 Willis 环,可结扎一侧或双侧颈总动脉,造成局部或完全性缺血模型。或以无创微血管夹夹闭动脉,制成缺血再灌注损伤模型。

对于局灶性脑缺血模型的制备,目前比较常用的有开颅法、线栓法、光化学诱导法和栓塞法等,造成大鼠大脑中动脉血流阻断与再通,从而导致其相应灌流区域局灶性脑缺血再灌注损伤。

【实验目的】

1. 学习线栓法制作局灶性脑缺血再灌注损伤模型和永久性脑缺血模型。

2. 掌握脑缺血模型的成功判断标准和指标。

【实验材料】

1. 实验对象　大鼠，体重 250 ~ 280 g，雌雄不拘。

2. 实验器材与试剂　①栓塞线的制备：栓塞线采用单股尼龙渔线（直径为 0.25 mm），在手术显微镜下，将其剪成长度为 24 mm 的线段，一头顶端烫成光滑圆状，直径增大至 0.30 mm，并于头端 5 mm 平均敷以硅酮（或用多聚赖氨酸包被），晾干，在距头端 22 mm、18 mm、6 mm 处做标记，紫外线消毒备用。②电子秤，荧光显微镜，小动物手术台，小动物麻醉机，手术器械，电凝器，微动脉夹，玻璃分针，栓塞线（4-0 尼龙线栓），手术灯，3-0 丝线，异氟烷，75% 乙醇，TTC（2,3,5- 三氯苯基四氮唑），生理盐水，二甲苯，苦味酸溶液，碘伏，石蜡，伊红酸性溶液，4% 甲醛溶液，苏木精染液，TUNEL 检测液，70% 乙醇，80% 乙醇，90% 乙醇，95% 乙醇，100% 乙醇，ELISA 试剂盒。

【模型制备】

1. 大鼠称重，随机分为模型组和假手术组，并做好标记。异氟烷吸入麻醉，仰卧位保定，维持体温在 37℃，注意保定时双前肢尽可能伸展。颈部常规消毒保定。

2. 做颈前正中切口（1 ~ 2 cm），钝性分离皮下组织和肌肉，避免损伤甲状腺和甲状旁腺。

3. 在颈前三角内找到右侧颈总动脉（CCA），向远心端仔细分离颈外动脉（ECA）和颈内动脉（ICA）。游离和保护迷走神经。其中颈外动脉需暴露出 3 ~ 5 mm，颈内动脉需分离至翼腭动脉。

4. 在颈外动脉远端距颈总动脉分叉处约 4 mm 处用 3-0 丝线双道结扎颈外动脉，结扎用的手术线不要剪断。再用电凝器在结扎点远心端电凝颈外动脉，用眼科手术剪在结扎点和电凝点之间剪断颈外动脉。将颈外动脉向鼠尾方向牵拉，使颈外动脉和颈内动脉成一条直线。用微血管夹在颈外动脉起始处夹闭颈总动脉近心端和颈内动脉远心端，在靠近颈外动脉结扎点前端剪一 "V" 形小口（亦可用针头穿刺），缓慢将栓塞线经颈外动脉插入颈内动脉，打开颈内动脉远心端的微动脉夹。大鼠颈部血管手术模式图见图 4-1-2。

5. 根据栓塞线上的标记，判断栓塞线插入的深度。颈总动脉分叉进入的栓塞线到大脑中动脉的起始处，线栓插入 17 ~ 18 mm。通过颅底到达或通过大脑中动脉和大脑前动脉分叉时会感觉轻微的阻力，此时插线力度一定要轻，稍感阻力立即停止向前插线。"V" 形切口近心端结扎颈外动脉，使栓塞线和颈外动脉固定在一起。松开微动脉夹恢复颈总动脉血流和颈内动脉血流。

6. 剪断各结扎点上的手术线，逐层缝合，将栓塞线多余的部分缝合在创口之间，暴露于皮外。如果制作永久性脑缺血模型则将露于动脉外

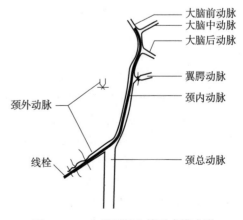

大脑前动脉
大脑中动脉
大脑后动脉

翼腭动脉

颈内动脉

颈外动脉

线栓

颈总动脉

图 4-1-2　大鼠颈部血管手术模式图

的栓塞线剪掉。

假手术模型的制备：假手术组手术方式同模型组，但不做栓塞，仅暴露出右侧颈总动脉、颈外动脉、颈内动脉，然后逐层缝合即可。

局灶性脑缺血再灌注模型根据需要设定缺血时间，一般为 1～2 h，视实验要求而定。届时将栓塞线慢慢退回到颈外动脉残端内（6 mm 处标记点暴露出来为止）恢复灌注。以提尾悬空时左前肢屈曲内收为模型成功的标准。

【观察项目】

1. 神经行为学评价　局灶性脑缺血再灌注后 2 h、6 h、24 h 后进行神经行为学评分，常用 Longa 及 Bederson 的 5 分制法。

（1）0 分　无神经损伤症状。

（2）1 分　不能完全伸展对侧前爪。

（3）2 分　向对侧转圈。

（4）3 分　向对侧倾倒。

（5）4 分　不能自发性走，意识丧失。

分值越高，说明动物行为障碍越严重。评分后将整个实验组的评分作均数和标准差（$\bar{x} \pm S$），并做 t 检验。

2. TTC 染色及梗死面积测定　短暂性局灶性脑缺血再灌注大鼠在再灌注 24 h 时神经行为缺陷评分后，深度麻醉断头取脑，置于冰箱中 –20℃速冻 10 min，去除嗅球、小脑、低位脑干。沿标尺做冠状位切片，从额极由前向后做 2 mm 切片，共 5 片，迅速将脑片置于 37℃预热的 1% 氯化 –2,3,5– 三苯基四氮唑（TTC）染液中，避光 37℃温浴 30 min，期间每隔 5 min 翻动脑片一次。TTC 是一种水溶性盐，它可与活性细胞线粒体内脱氢酶反应生成深红色脂溶性物质，死亡细胞由于线粒体脱氢酶失活而不显色，故非缺血区正常脑组织被染成鲜红色，梗死区呈苍白色（图 4–1–3）。染好的脑片置于 4% 甲醛溶液中固定 24 h 后拍照，应用 Imagepro–plus 图像分析软件计算脑梗死面积及各层面积，由公式 V= Σ（A1+A2）t/2 算出梗死体积。其中 t 为切片厚度，A1 和 A2 分别表示切块嘴、尾侧梗死面积，同样方法计算出同侧大脑半球体积，计算出梗死灶体积占缺血侧大脑半球体积的百分比。

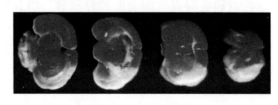

图 4–1–3　TTC 染色

3. 石蜡切片的 HE 染色　短暂性局灶性脑缺血再灌注大鼠在再灌注 24 h 时神经行为缺陷评分后，深度麻醉断头取脑，在距额极 2 mm 和距尾极 1 mm 处各切一刀，取中间段入新鲜配制的 4% 甲醛溶液中固定 24 h。经常规步骤处理：脱水、透明、浸蜡、石蜡包埋、连续切片，切片厚 5 μm。行 HE 染色，显微镜下观察细胞形态，并拍照。以出现细胞核消失或核固缩浓染，胞质红染，为变性坏死细胞。

4. 脑缺血再灌注损伤的发病机制探讨　关于脑缺血再灌注损伤的发病机制有若干学说：①兴奋性氨基酸毒性。②细胞信号转导，包括 Ca^{2+} 超载和 NO 损伤。③线粒体损伤。④氧自由基大量生成。⑤免疫炎症损伤。⑥细胞凋亡。⑦其他因素。这些学说并不是孤立存在的，而是密不可分、互相联系的。在本实验中，可根据所在实验室相关条件，自行设计相关的机制探讨。

（1）脑缺血再灌注损伤与细胞凋亡　脑缺血再灌注损伤与细胞凋亡有着密切的关系，可采用 TUNEL 法观察脑缺血再灌注损伤大鼠海马 CA1 区细胞凋亡的变化，采用免疫组化法观察 Bcl-2 及 Bax 等蛋白表达水平的变化，进一步探讨脑缺血再灌注损伤的细胞凋亡机制。

（2）脑缺血再灌注损伤与炎症反应　炎症反应是脑缺血再灌注重要的病理生理机制，伴有细胞黏附分子和细胞因子上调，多个白细胞亚群的黏附、激活和迁移。脑缺血再灌注损伤使循环中的白细胞（T 细胞和中性粒细胞）活化，包括内皮细胞和免疫细胞的化学诱导物、趋化因子、黏附分子上调。T 淋巴细胞募集［通过 P 选择素 /P 选择素糖蛋白配体 -1（PSGL-1）］并与血管稳定结合［通过细胞间黏附分子（ICAM-1）/ 淋巴细胞功能相关抗原 -1（LFA-1）及血管细胞黏附分子 -1（VCAM-1）/ 极晚期抗原 -4（VLA-4）］后，通过 CD40/CD40L 与活化的血小板相互作用，形成血栓。可用 ELISA 法检测 ICAM-1、VCAM-1、CD40 等，进一步探讨脑缺血再灌注损伤的炎症机制。

教学资源 4-1-1　大鼠局灶性脑缺血再灌注损伤模型制备技术路线

【注意事项】

1. 分离颈外动脉时勿损伤和游离颈外动脉的分支枕动脉、甲状腺上动脉和咽升动脉。要特别注意迷走神经的保护，一般用玻璃分针分离血管，可以减少对迷走神经的损伤，尽量避免对迷走神经的直接牵拉。

2. 分离动脉神经时，勿损伤邻近的迷走神经和舌下神经袢，颈内动脉分支翼腭动脉建议不要结扎。此外切勿损伤颈动脉体。

3. 栓塞线推进时勿推入翼腭动脉。

4. 手术时，要密切观察大鼠的状态并注意控制体温，如发现呼吸异常，可用镊子将大鼠舌体牵向口角一侧，防止舌根阻塞呼吸道窒息而死。必要时，可以进行人工胸外按压。

5. 栓塞线是模型成败的关键，栓塞线通常用单股的尼龙手术线制成。线栓头端通常需要制成圆钝、棒槌状。

6. 手术过程中，应用经颅多普勒超声检测大脑中动脉血流，当血流下降至术前的70%，说明模型制备成功。

拓展阅读 4-1-2　沙土鼠全脑缺血再灌注损伤模型制备

分析与思考

1. 线栓法制作局灶性脑缺血再灌注损伤大鼠模型的评定标准是什么？
2. 线栓法制备局灶性脑缺血再灌注损伤大鼠模型的操作要点有哪些？
3. 脑缺血再灌注损伤最明显的形态学变化是什么？

（王萍　范小芳　曹永刚）

临床案例

患者，女，42 岁。6 h 前饮酒（约 1 000 mL 高度白酒）后出现神志不清，呼之不应，口吐白沫，遂入当地医院急救。入院查体：体温 35.8℃，脉搏 116 次 /min，呼吸 25 次 /min，血压 114/65 mmHg，神志昏迷，GCS 评分：E1V1M1，双侧瞳孔等大，直径 2 mm，对光反射灵敏，四肢肌力检查不合作，双侧巴宾斯基征（−）。CT 示：脑肿胀，胃腔扩张。予洗胃、降颅压、利尿等治疗。临床诊断：急性酒精中毒，酒精性脑病。

讨论：

1. 急性酒精中毒的发病机制是什么？

2. 乙醇在人体内如何进行代谢？

3. 乙醇在不同性别或不同种族人群中的代谢有无区别？

4. 实验中如何建立急性酒精中毒动物模型？

实验 2　急性酒精中毒

酒精滥用和酒精依赖是当今世界严重的社会问题和医学问题。乙醇主要损害人体中枢神经系统，使神经系统功能紊乱和抑制，严重中毒者可导致呼吸、循环中枢抑制和麻痹而死亡。

急性酒精中毒过程常分为 3 个阶段：①兴奋期，表现为欣快、兴奋等。②共济失调期，表现为步履不稳、肢体摇晃、言语含糊等。③昏睡期，表现为昏睡不醒等。

应用多种药物，包括头孢菌素类、硝基咪唑类、磺脲类降糖药及呋喃唑酮、氯霉素、酮康唑、丙卡巴肼等，在用药期间接触乙醇或停药后一段时间内饮酒可引起双硫仑样反应，表现为胸闷、气短、喉头水肿、口唇发绀、呼吸困难、心率增快、血压下降、四肢乏力、面部潮红及精神恍惚等，甚至发生过敏性休克并伴有意识丧失。容易误诊为急性冠脉综合征、心力衰竭等。双硫仑样反应的严重程度与应用药物的剂量、饮酒量成正比。

【造模机制】

1. 酒精中毒机制　乙醇具有脂溶性，可迅速透过大脑神经细胞膜，并作用于膜上的某些酶而影响细胞功能。乙醇对中枢神经系统的抑制作用，随着剂量的增加，由大脑皮质向下，通过边缘系统、小脑、网状结构到延髓。小剂量出现兴奋作用，这是由于乙醇作用于大脑细胞突触后膜 γ-氨基丁酸（GABA）受体，从而抑制 γ-氨基丁酸受体对脑的抑制作用。血中乙醇浓度增高，作用于小脑，引起共济失调；作用于网状结构，引起昏睡和昏迷。极高浓度乙醇抑制延髓呼吸中枢引起呼吸、循环功能衰竭。

2. 肝损伤机制　乙醇在胃中缓慢少量吸收，主要在十二指肠和回肠上段通过单纯扩散吸收。仅有 2%～10% 以原型通过肺、肾和汗液排泄出，其余的 90%～98% 主要在肝内发生氧化代谢。乙醇引起的肝损伤和氧化应激反应密切相关。乙醇在肝内通过乙醇脱氢酶（alcohol dehydrogenase，ADH）、微粒体乙醇氧化酶系统（microsomal ethanol oxidase system，MEOS）和过氧化氢酶系统进行氧化代谢为乙醛，乙醛进一步经过线粒体中和胞质中的乙醛脱氢酶（ALDH）代谢为乙酸。乙醇在代谢过程中 NADH 水平会增加，NAD^+/NADH 比值降低有利于肝三酰甘油和脂肪酸的合成；依赖细胞色素 P450 2E1（CYP2E1）催化作用的 MEOS 氧化乙醇时产生大量的活性氧簇（reactive oxygen species，ROS），ROS 可进一步导致生物膜脂质过氧化。

考虑到伦理要求，酒精中毒等相关研究多以动物模型为基础。人类与啮齿动物同源，基因相似度高（与小鼠可达 80%），且经济实用，故酒精中毒动物模型常采用啮齿动物，如 C57BL/6J 小鼠、BALB/c 小鼠、昆明小鼠、SD 大鼠等。

【实验目的】

1. 掌握小鼠灌胃操作。

2. 掌握酒精中毒的机制及肝损伤机制。

3. 了解小鼠行为学研究方法。

【实验材料】

1. 实验对象　小鼠，体重 20~25 g，雌雄不拘。

2. 实验器材与试剂　灌胃针，生理盐水，毛细管，肝素，50%~60% 乙醇（56度），头孢哌酮钠。

【模型制备】

1. 实验前准备　小鼠禁食 2 h（不禁水）。

2. 实验分组　30 只小鼠随机等分为空白对照组（A组）：灌胃、注射均用等容量的生理盐水；急性酒精中毒组（B组）：50%~60% 乙醇经口一次性灌胃 0.18~0.20 mL/10 g；双硫仑反应组（C组）：灌胃前 1 h 腹腔注射头孢哌酮钠 0.5 mg/g，再给予同等容量的 50%~60% 乙醇。

【观察项目】

1. 行为学实验　方法见表 4-1-1。

表 4-1-1　小鼠酒精中毒行为学实验

阶段	实验方法	应用
兴奋期	旷场实验	探究药物（包括乙醇）镇静、毒性或兴奋性作用的机制
共济失调期	平衡木实验、后肢滑落实验、转棒实验、网屏实验、共济失调量表[a]等	评估小鼠或大鼠肢体平衡及肌肉运动协调能力
昏睡期	翻正反射消失实验[b]	观察判断药物（包括乙醇）的麻醉程度

[a] 共济失调量表：根据 Metten 等将酒精中毒小鼠的行为表现分为后腿张开、步态晃动、鼻子拖地、腹部负重 4 个方面进行评分；

[b] 翻正反射消失实验（loss of righting reflex test, LORRT）：通过观察处于异常体位的动物是否能恢复正常体位来确定动物的反射状况，可用于检查麻醉程度，也是判断动物是否醉酒的经典方法。乙醇暴露后，将实验动物背部朝下呈仰位姿势，若 30 s 内未能翻转身体，则判断为翻正反射消失和醉酒昏迷。

2. 时间记录　给予乙醇、头孢哌酮钠的时间，以及小鼠翻正反射消失时间（以小鼠背部向下保持 30 s 为标准），计算醉酒时间（翻正反射消失时间 – 给予乙醇时间）或死亡时间并记录。

3. 小鼠体内乙醇浓度检测　分别于给予乙醇前、给予乙醇 30 min 后及苏醒后行小鼠眼眶静脉窦取血（全血）100 μL，肝素抗凝处理，采用顶空 – 气相色谱法测定小鼠血中的乙醇浓度。

4. 急性酒清性肝损伤指标检测　24 h 后用颈椎脱白法实施安乐死术，HE 染色观察肝病理变化、检测肝功能及脂质过氧化等有关指标。

◆ 拓展阅读 4-1-3　气相色谱法测定乙醇浓度的操作方法

（马建设）

临床案例

患儿，男，出生后 1 h。足月，因"胎窘"产钳助产出生，出生后即出现发绀，肌张力低，立即予气管插管、胎粪吸引，复苏囊加压给氧，胸外按压，肾上腺素气管插管内滴入等治疗，出生后 Apgar 评分 1 min、5 min、10 min、15 min 分别为 5（各扣 1 分）、5（各扣 1 分）、3（肌张力、喉反射扣 2 分，余各扣 1 分）、7 分（肌张力、呼吸、喉反射各扣 1 分），后转至新生儿科。查体：体温 36.6℃，心率 141 次/min，呼吸 48 次/min，血压 61/31 mmHg，神志清，反应欠佳，稍易激惹，四肢自主活动偏少，肌张力偏低，肢端及口唇微绀，肢端凉。辅助检查：C 反应蛋白（CRP）12 mg/L；血气分析：pH 7.17，动脉血氧分压（PaO$_2$）80.7 mmHg，动脉血二氧化碳分压（PaCO$_2$）33.9 mmHg，碱剩余（BE）−15.5 mmol/L，标准碳酸氢盐（SB）12.8 mmol/L，乳酸 12.7 mmol/L。予亚低温维持、吸氧、镇静、纠酸等治疗。临床诊断：新生儿窒息，新生儿缺氧缺血性脑病可能。入院后，患儿出现惊厥，表现为间断肌阵挛型发作。

讨论：

1. 新生儿缺氧缺血性脑病的主要病因是什么？
2. 新生儿缺氧缺血性脑病的病理学改变有哪些？
3. 重度缺氧缺血性脑病的新生儿远期神经系统后遗症表现有哪些？
4. 实验中如何建立缺氧缺血性脑病动物模型？

实验 3　缺氧缺血性脑病

新生儿缺氧缺血性脑病（hypoxic ischemic encephalophathy，HIE）是指围产期子宫内胎儿窘迫、宫内感染、分娩期或分娩后胎儿窒息引起的部分或完全缺氧、脑血流减少或暂停而导致的胎儿或新生儿脑损伤。据统计，我国新生儿缺氧缺血性脑病为活产儿的 3%～6%，其中 15%～20% 在新生儿期死亡，存活的重度窒息导致的缺氧缺血性脑病的新生儿，有 75% 会遗留神经系统的后遗症，给家庭及社会带来沉重负担。新生儿 HIE 的发病机制并不明确。因此，建立与新生儿 HIE 相关的动物模型并检测相关指标的改变是阐明疾病发生与发展的重要策略之一。

【造模机制】

由于大鼠脑的血液供应与人类相似，且具有易获取、花费少等优势，常选择作为模型动物造模。时间一般选择出生后 7～10 d，该时间段的大鼠脑组织的发育程度类似于 32～40 周妊娠胎儿的大脑。主要的造模方法包括阻断动脉血管、夹闭气管和建立宫内缺氧环境等。其中阻断动脉血管的方法有单侧颈总动脉结扎、双侧颈总动脉结扎等。由于 Willis 环的对侧代偿，单独的缺血并不能造成脑损伤，只有联合缺氧才能诱导脑损伤。轻度缺血/缺氧的情况下，中枢神经系统能通过保护机制减轻细胞和组织损伤。但缺氧缺血严重时，将发生不可逆的神经损害如细胞死亡，导致严重后遗症或机体死亡。

【实验目的】

1. 学习结扎法制作新生鼠缺氧缺血性脑损伤模型。
2. 掌握新生鼠缺氧缺血性脑损伤模型制备的判断标准和指标。
3. 探讨缺氧缺血性脑病的发生机制。

【实验材料】

1. 实验对象 新生大鼠，7～10日龄，体重8～10 g。

2. 实验器材与试剂 小动物麻醉机，手术显微镜，恒温垫，纤维光学光源，小动物缺氧舱，荧光显微镜，光学显微镜，水迷宫，11 cm维纳斯镊子，玻璃分针，眼科弯镊，眼科剪，6-0手术线，持针器，缝合针，8% O_2-92% N_2混合气体，异氟烷，碘伏，苏木素-伊红（HE）染色试剂盒，2,3,4-氯化三苯基四氮唑（TTC）染色液，梯度乙醇，二甲苯，TUNEL试剂盒，PBS缓冲液。

【模型制备】

1. 实验分组 按随机数字表将新生鼠分为假手术组（sham）、缺氧缺血组（hypoxia-ischemia，HI）。HI组又分为急性缺氧缺血120 min组（acute hypoxia-ischemia，HI-A）、缺氧缺血120 min后观察24 h组（short time hypoxia-ischemia，HI-S）、缺氧缺血120 min后观察30 d组（long time hypoxia-ischemia，HI-L），并设立各自时间点的假手术组，每组12只。

2. 麻醉，保定 新生鼠用异氟烷吸入麻醉后，采取仰卧位保定，恒温垫维持动物体温在37℃。

3. 颈部手术及结扎左侧颈总动脉 颈部常规消毒后，眼科弯镊提起皮肤，用眼科剪沿颈部正中线稍偏左做约1 cm的切口（必要时选用电凝刀止血），左手持弯镊，右手持玻璃分针，钝性分离肌肉，寻找到左侧颈总动脉，注意不要伤及迷走神经。用6-0手术线双线结扎左侧颈总动脉近端及远端，并于中间剪断血管，缝合切口，碘伏消毒。假手术组仅在颈部做切口，分离左侧颈总动脉，但不结扎，其余手术方法同模型组。手术过程应尽量在15 min内完成。

4. 缺氧 术后将新生鼠放回母鼠旁边恢复1 h后，HI组置于37℃、8%氧浓度的缺氧环境中（缺氧舱内通入8% O_2-92% N_2混合气体，1 L/min流量）缺氧120 min，建立HIE模型，假手术组不缺氧。HI-A组于缺氧120 min后进行后续实验，HI-S组于缺氧120 min后送回母鼠身旁喂养24 h后进行后续实验，HI-L组于缺氧120 min后送回母鼠身旁喂养30 d后进行后续实验。

【观察项目】

1.急性缺氧缺血120 min后处死新生鼠，观察脑组织病理改变。

（1）HE染色观察大脑的病理形态学改变 新生鼠用异氟烷麻醉后，断头取脑，放入新鲜配制的4%多聚甲醛溶液中固定过夜，梯度乙醇脱水和二甲苯透明后石蜡包埋，于视交叉起始向尾侧连续冠状切面切片，切片厚度约5 μm，切片经HE染色，中性树胶封片，光学显微镜下观察脑组织充血、细胞水肿、核消失或核固缩情况。

（2）TTC染色评价脑梗死体积 新生鼠用异氟烷麻醉后，断头取脑，置于冰箱中-20℃短暂冷冻20 min后，于视交叉起始向尾侧连续冠状切面切片，切片厚度约20 μm。将切片置于新鲜配制的2% TTC染色液中，室温避光孵育30 min，PBS缓冲液洗涤后置于4%多聚甲醛中固定24 h，光学显微镜拍照观察并用ImagePro plus软件测量，计算脑梗死体积。未缺血坏死区颜色呈红色，缺血坏死区呈白色。梗死面积 = 正常半球面积 - 梗死侧非梗死区面积，梗死面积乘以切片厚度20 μm为梗死体积。梗死体积（%）=〔（正常半球体积 - 梗死侧非梗死体积）/ 正常半球体积〕×100%。

2. 造模 24 h 后检测神经功能损伤、脑组织病理改变及细胞凋亡情况。

（1）短期动物行为学检测 HIE 后的神经功能损伤 ①翻正反射实验：造模 24 h 后将新生大鼠仰卧位置于桌面上保持 2 s 后松开，记录其由仰卧位至完全翻正呈四足站立所需的时间，以秒为计时单位。②神经行为评分（Longa 评分）：对各组新生大鼠进行神经功能评分。评分标准：0 分，无神经功能缺损，正常；1 分，左侧前爪不能完全伸展，轻度神经功能缺损；2 分，爬行过程中向左侧（瘫痪侧）转圈，中度神经功能缺损；3 分，爬行过程中向左侧（瘫痪侧）倾倒，重度神经功能缺损；4 分，不能自发爬行，意识不清。神经功能缺陷评分得分越高，损伤越严重。

（2）用干湿重法测定脑组织含水量（brain water content，BWC） 造模 24 h 后将新生鼠用异氟烷麻醉，断头处死后快速取脑，沿矢状缝切开，称取右侧脑组织为湿重，80℃烘干 24 h 至恒重后称量为干重。BWC %=（脑组织湿重 – 脑组织干重）/脑组织湿重 ×100%。

（3）TUNEL 染色观察脑组织细胞凋亡 石蜡切片常规脱蜡水化至水，TUNEL 染色试剂盒说明书操作，DAB 染色，常规脱水，透明，封片后显微镜下观察，TUNEL 阳性细胞即凋亡细胞细胞核中可见棕黄色颗粒。每只动物取 3 张连续切片，每张切片高倍镜下（400 倍）随机选取海马 CA1 区不重叠的 2 个视野，计数 TUNEL 阳性细胞平均数，以"个 /HP"表示。实验均设阳性与阴性对照，以试剂盒提供阳性片为阳性对照，以 0.01 mol/L PBS 缓冲液代替一抗为阴性对照，以排除假阳性或假阴性结果。

拓展阅读 4-1-4 TUNEL 染色操作方法

（4）HE 染色观察大脑的病理形态学改变以及 TTC 染色评价脑梗死体积，方法同上。

3. 造模 30 d 后大鼠神经行为学（运动协调及学习记忆功能）检测

（1）平衡木实验 对各组大鼠平衡木实验评分，具体实验方法见第三章第十二节。

（2）Morris 水迷宫实验 大鼠训练阶段每天潜伏期分别记为 t1、t2、t3……，检测阶段穿越平台的次数记为 N，在目标象限停留的时间记为 t，游泳距离记为 S。具体实验方法见第三章第十二节。

4. HIE 的发病机制探讨 根据实验室条件，设计探索性实验，初步探讨 HIE 的发病机制：①氧化应激性损伤；②神经炎症作用；③神经兴奋性毒性作用；④细胞凋亡；⑤铁稳态失衡；⑥其他。

5. 结果分析 对全班数据汇总后列表求出各项指标的均数和标准差（$\bar{x} \pm S$），并进行统计学分析处理，2 组间比较采用 t 检验，多组间比较采用单因素方差分析。

【注意事项】

1. 手术时，需密切观察新生鼠的体温及呼吸。

2. 分离颈总动脉时，勿伤及迷走神经。结扎颈总动脉时，一定要扎紧，不要让线结脱落和渗血。

分析与思考

1. 什么是缺氧缺血性脑病？

2. 缺氧缺血性脑病的病因有哪些？

3. 新生儿缺氧缺血性脑病神经系统的表现症状有哪些?

(申屠杨萍 范小芳)

第二节 循环系统疾病实验

临床案例

患者，男，48 岁。2 d 前活动时突发胸骨后针扎样疼痛，休息数分钟可自行缓解。1 d 前，休息时再次出现胸骨后压榨性疼痛，持续不缓解，遂入当地医院就诊。入院查体：体温 37.6℃，脉搏 80 次 /min，呼吸 20 次 /min，血压 145/83 mmHg。两肺呼吸音清，未闻及干湿啰音，各瓣膜听诊区未闻及病理性杂音，双下肢无水肿，神经系统检查（－）。辅助检查：急诊谷草转氨酶 56 U/L，急诊肌酸激酶 461 U/L，肌钙蛋白 I 5.25 ng/mL。心电图：窦性心律，Ⅲ导联异常 Q 波，$V_3 \sim V_6$ 导联 T 波改变。予心电监护、吸氧、抗血小板聚集、抗凝、改善心肌重构等治疗。临床诊断：冠状动脉粥样硬化性心脏病，急性心肌梗死（Killlp Ⅰ级）。

讨论：

1. 动脉粥样硬化的病因有哪些?
2. 急性心肌梗死的发病机制是什么?
3. 急性心肌梗死的病理改变有哪些?
4. 实验中如何建立急性心肌梗死动物模型?

实验 4 急性心肌梗死

心肌缺血（myocardial ischemia）是指各种原因引起的冠状动脉血流量降低，心脏的供氧减少，导致心肌能量代谢异常，不能支持心脏正常工作的一种病理状态。建立合适的动物模型，将成为疾病的发病机制和病理生理改变的研究基础，更为新药研发和疾病治疗方法的进步提供技术支持。临床上引起心肌缺血的病因有很多，如炎症、痉挛、栓塞、创伤和先天性畸形等，但最主要、最常见的病因是冠状动脉硬化引起的冠脉狭窄或闭塞。

【造模机制】

建立合适的心肌梗死动物模型是研究心肌梗死机制及治疗的关键。大鼠心肌梗死模型制备有许多方法，主要分为手术造模和药物诱导造模。手术造模主要有冠状动脉结扎术、冠状动脉阻塞术和冠状动脉夹闭术等手术方法，药物造模常用的药物为异丙肾上腺素和垂体后叶素。

结扎冠状动脉左前降支造成局限性心肌梗死模型，定位准确，操作快速简便，有利于观察梗死后再灌注心肌细胞的损伤、恢复情况。冠状动脉左前降支结扎造成心肌梗死的病理生理、生化改变与临床心肌梗死的契合度更高，是目前应用比较广泛的心肌梗死模型研究方法。

◆ 拓展阅读 4-2-1 冠状动脉结扎制备大鼠心肌梗死模型及评价实验研究

【实验目的】

1. 学习冠状动脉左前降支结扎制备心肌梗死模型的方法。

2. 掌握心肌梗死模型成功的判断标准和指标。

【实验材料】

1. 实验对象 大鼠，体重 250～280 g，雌雄不拘。

2. 实验器材与试剂 生物信号采集与处理系统，小动物手术台，小动物呼吸机，电子秤，超声心电图机，全自动生化分析仪，开睑器，手术器械，气管插管，动脉夹，玻璃分针，手术灯，1 mL 注射器，3-0 丝线，5-0 丝线，1% 戊巴比妥钠，碘伏，75% 乙醇，TTC，10% 甲醛溶液，生理盐水，苦味酸溶液。

【模型制备】

1. 实验前准备 大鼠禁食 6 h 以上，称重，随机分为模型组和假手术组，并做好标记。

2. 麻醉保定 腹腔注射麻醉［1% 戊巴比妥钠，0.4 mL/（100 g·BW）］，仰卧位保定，颈部、胸部备皮，碘伏消毒皮肤。

3. 气管插管 气管插管时左手拉紧大鼠舌头，右手持插管，紧贴上颚后边一直向前，将 16 G 气管套管插入气道。发现胸部出现规律性收缩，证明气管插管成功。固定气管插管，连接小动物呼吸机，参数为：呼吸频率 80，呼吸比 1.25：1，潮气量 2 mL/100 g。注意不要插到食管内。

4. 开胸 沿左侧第 4 肋间（或心脏搏动最明显处）做一斜行切口约 1.5 cm，用止血钳逐层分离皮下组织，钝性分离肋间肌。在心脏搏动最明显处用止血钳穿破胸膜，用开睑器撑开胸廓（切勿撑断肋骨）。

5. 结扎冠状动脉 在手术显微镜下，暴露心脏，打开心包膜，轻压右胸，将心脏挤出，持 5-0 无创缝合针丝线，于肺动脉圆锥与左心耳之间，平行左心耳下边缘 1～2 mm 处进针，深度为 1.0～1.5 mm，过线后进行结扎，结扎力度适中，以防将心肌和血管切断（图 4-2-1）。

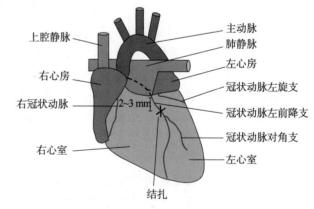

图 4-2-1 大鼠冠状动脉结扎部位示意图

6. 清理、缝合 清理胸腔，用 3-0 缝合线逐层缝合肌肉后，立即使用注射器抽出气体以恢复胸腔负压，棉签蘸取注射用青霉素钠浸润手术区，防止感染。最后缓慢拔除气管插管，同时胸外按压数下，帮助大鼠恢复自主呼吸。

7. 模型成功判断指标 结扎后可见心脏表面相应区域由鲜红色变成苍白色，结扎血管周围心肌发绀（图 4-2-2）；心电图表现为 ST 段弓背抬高或（和）T 波高耸、QRS 波电压增高或（且）波幅增宽，可作为心肌缺血标志。

假手术组大鼠只穿针不结扎冠状动脉，其余操作与模型组相同。

【观察项目】

1. 心电图记录　将白、红、黑色针形电极分别插入大鼠的右前肢、左后肢和右后肢皮下，启动生物信号采集与处理系统，描记 II 导联心电图。记录术前、术中、术后 0.5 h 及 1 h 时的心电图并观察各导联 ST 段的改变情况。大鼠结扎成功的标志为心电图显示 II 导联 ST 段弓背向上抬高大于 0.1 mV 或出现病理性 Q 波。

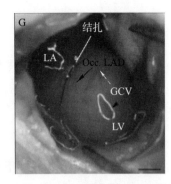

图 4-2-2　大鼠冠状动脉结扎后效果

2. 超声心动图记录　术后 24 h 进行大鼠超声心动图记录。大鼠麻醉后，仰卧位保定于操作台上。在大鼠胸部均匀涂抹一层超声耦合剂，将操作台向右下倾斜 30°~45°，并通过 X、Y 微调操作台位置。B 型超声长轴切面可获二维成像，可见左心室、主动脉和二尖瓣瓣叶，获得图像，测量左心室面积变化分数。位置不变，M 型超声长轴切面获得 M-mode 图像，取样线位于最大腔径处。对 M 型超声图像进行测量，获得左心室前壁厚度（LVAW）、左心室内径（LVID）、左心室后壁厚度（LVPW）、左心室射血分数（LVEF）、左心室短轴缩短率（LVFS）、左心室容积（LV Vol）等参数。使用血流多普勒测量二尖瓣血流变化情况。所有数据采用超声系统自带软件进行分析。

3. 血清心肌损伤标志物测定　心肌损伤标志物有心肌肌钙蛋白 I（CTnI）或 T（CTnT）、肌酸激酶同工酶（CK-MB）、肌红蛋白、天冬氨酸氨基转移酶（AST）、乳酸脱氢酶（LDH）和 D- 二聚体（DD）等。手术造模成功后，大鼠经腹主动脉取血，4℃ 3 000 r/min 离心 10 min，取上清液，置于 1.5 mL EP 管，全自动生化分析仪检测血清心肌酶含量。

4. 心脏样本采集及 TTC 染色　剪破右心耳，沿取血位置灌入 50 mL 左右的生理盐水，冲洗心脏。取心脏包裹于锡箔纸中，置于冰箱中 –80℃速冻 30 min，沿标尺做冠状位切片，将心脏切成 1~2 mm 厚度的切片，放入 1% TTC 溶液中，将盛有 TTC 溶液的避光容器放入 37℃水浴，5~8 min 后取出心脏切片放入 10% 甲醛溶液中固定，24 h 后进行拍照，观察梗死范围（图 4-2-3）。梗死范围用 Image J 软件分析心脏切片白色区域占心脏全面积的百分比表示。

⊞ **教学资源 4-2-1**　急性心肌梗死实验技术路线

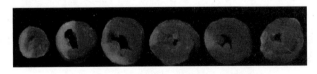

图 4-2-3　梗死区域和非梗死区域比较

【注意事项】

1. 手术操作需要精确掌握心脏的解剖结构及冠状动脉的走向。

2. 用止血钳撑开胸廓时，注意力度，切勿撑断肋骨。

3. 大鼠在冠状动脉结扎后可能会出现心律失常，注意监测心电，积极处理。

4. 手术过程中注意保持动物体温。

分析与思考

1. 如何确定冠状动脉左前降支结扎位置？
2. 急性心肌梗死模型成功后心电图可出现哪些变化？

（王萍　戚汉平）

临床案例

患者，男，44 岁。急性下壁心肌梗死，右冠脉支架植入术后 1 d，频发短阵室速。查体：体温 37.3 ℃，脉搏 87 次 /min，呼吸 21 次 /min，血压 91/73 mmHg，神志清，精神可，瞳孔等大等圆，对光反射灵敏。辅助检查：肌钙蛋白 I 22.8 ng/mL，磷酸肌酸激酶 1 672 U/L，乳酸脱氢酶 1 020 U/L。予抗血小板聚集、补钾、补镁等治疗。临床诊断：冠心病，急性下壁心肌梗死。

讨论：

1. 心肌缺血再灌注损伤的发生机制是什么？
2. 心肌缺血再灌注损伤的变化包括哪些？
3. 再灌注心律失常发生的可能机制有哪些？
4. 实验中如何建立心肌缺血再灌注损伤动物模型？

实验 5　心肌缺血再灌注损伤

心肌缺血可导致心肌的缺血性损伤，而在一定时间后恢复血液供应，常可加重原有的缺血性心肌损伤，即产生再灌注损伤。缺血再灌注损伤常诱发心律失常，是其重要的临床表现。

心内直视手术、冠状动脉搭桥术、冠状动脉腔内成形术、溶栓术后及心肌内侧支循环血量突然增加等情况下，都可能发生心肌缺血再灌注损伤。其发生机制目前认为主要与细胞内氧自由基大量产生、钙离子超负荷、白细胞炎症作用及高能磷酸化合物缺乏等有关。

【造模机制】

对麻醉动物行左冠状动脉前降支结扎术和松解术，造成冠状动脉闭塞和再通，引起左心室肌发生明显的心肌缺血再灌注损伤。缺血再灌注时，心肌氧自由基大量增加、细胞内钙离子超载及能量代谢紊乱等因素，使心室肌舒缩功能发生障碍，诱发严重的心律失常。因此，应用降低氧自由基生成和拮抗钙超载措施，可以减轻或阻止心肌再灌注损伤。

心肌缺血后引起心肌细胞结构改变，往往导致心功能的变化，因此心脏血流动力学指标也应作为主要观察内容。

一、大鼠在体心肌缺血再灌注损伤模型

【实验目的】

1. 学习开胸结扎法制备大鼠 / 家兔心肌缺血再灌注损伤模型。
2. 学习心肌缺血再灌注损伤后评价心肌损伤的检测方法。

【实验材料】

1. 实验对象　大鼠，体重 250 ~ 280 g，雌雄不拘。

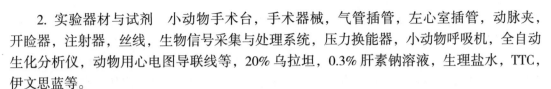

2. 实验器材与试剂 小动物手术台，手术器械，气管插管，左心室插管，动脉夹，开睑器，注射器，丝线，生物信号采集与处理系统，压力换能器，小动物呼吸机，全自动生化分析仪，动物用心电图导联线等，20% 乌拉坦，0.3% 肝素钠溶液，生理盐水，TTC，伊文思蓝等。

【模型制备】

1. 大鼠称重，腹腔注射 1% 戊巴比妥钠［0.4 mL/（100 g·BW）］麻醉后行颈、胸部备皮及手术，分离气管做插管连接呼吸机（呼吸机参数：潮气量 2 mL/100 g，呼吸比 3：2，呼吸频率 55～60 次/min），分离右侧颈总动脉行左心室插管，监测左心室内压；连接标准 II 导联心电图（针形电极，右上：白，右下：黑，左下：红），监测大鼠心电活动。

2. 在心脏搏动最明显肋间（约在胸骨左侧第 4 肋间）打开胸腔，开睑器撑开肋骨，打开心包后向下压开睑器使心脏弹出胸腔，左手拇指、示指和中指轻捏住心脏，在左心耳下方以心脏表面左冠状静脉主干为标志，用 5-0 丝线无创缝合针于左心耳根部下方 2 mm 处穿过心肌表层，在肺动脉圆锥旁出针；观察心电图，待其恢复稳定 15 min 后做一活结以结扎左冠状动脉前降支，标准 II 导联心电图显示 ST 段弓背向上抬高、心脏表面相应区域颜色变暗，表明缺血成功。30 min 后松结扎线，心电图 ST 段下降 1/2 以上、心脏表面变红，表明心肌组织恢复再灌注。

3. 动物可分为以下 4 组：①模型组：结扎 30 mim 再放开 30 mim，复制缺血再灌注模型。②预处理组：结扎 5 min 后再放开 5 min（重复 2 次），造成缺血预处置；而后结扎 30 mim 再放开 30 mim，复制缺血再灌注模型。③后处理组：结扎 30 mim，再灌注 30 s 后再结扎 30 s（重复 2 次），造成缺血后处置；而后再放开 30 mim，复制缺血再灌注模型。④假手术组：冠状动脉下过针但不做结扎。

二、家兔心肌缺血再灌注模型

【模型制备】

实验操作方法基本与大鼠一致，由于家兔的胸腔结构特殊，胸腔被纵隔分为互不相通的两半，心脏又有心包与胸腔隔开，当开胸和打开心包膜暴露心脏时，只要不损坏隔膜，动物可以不用呼吸机。

模型制作方法：剪去左侧胸壁的兔毛，胸骨左侧切口，沿左侧 3、4 肋间开胸暴露心脏，并彻底止血后，剪开心包，于左冠状动脉前降支主干根部下 2 mm 处穿 5-0 Prolene 线，硅胶管套线备用，待动物稳定 15 min 后打活结可使硅胶管压迫造成前降支闭塞，以 ST 段弓背向上抬高、局部心肌颜色变暗为结扎有效指标。结扎 30 min 后松线使前降支再灌注 1 h，并观察上述各项指标，以 ST 段逐渐回落、心肌颜色逐渐变红为血流再通标志。

【观察项目】

1. 生物信号采集与处理系统记录 1 通道记录标准 II 导联心电图（右上：白、右下：黑、左下：红），2 通道记录心室压，3 通道根据 2 通道数据计算左心室内压微分，即左心室内压变化速率（±dp/dtmax）。

（1）心功能指标 包括左心室收缩压（LVSP）、左心室舒张压（LVDP）、左心室内压最大上升速率（+dp/dtmax）、左心室内压最大下降速率（−dp/dtmax）。

（2）心电图监测 连续监测标准 II 导联心电图波形，计算心率和测量心电图参数，作为缺血前对照。心肌缺血后心电图 ST 段抬高，当缺血心肌恢复血液供应后，抬高的 ST 段下降 1/2 以上。

2. 左心室心肌染色　再灌注 30 min 后，再次结扎冠状动脉，向心腔内快速注入 2% 伊文思蓝（Evans blue），自根部剪下心脏，剪去心房、心室，4℃生理盐水漂洗，垂直于左心室长轴将其切成 1~2 mm 厚的环形薄片，37℃水浴中 1% TTC 染色 15 min。正常心肌为蓝色，梗死区（infarct zone）为白色，缺血心肌未梗死区为红色。

3. 心肌酶和过氧化物检测　再灌注 30 min 后，颈总动脉取血 2 mL，用全自动生化分析仪检测心肌酶谱指标。打开腹腔从后腔静脉取血 2 mL，用于检测超氧化物歧化酶（SOD）活性和丙二醛（MDA）含量。

【注意事项】

1. 针对再灌注损伤的机制，借助此模型可以观察多种药物的预防、治疗作用。

2. 根据不同的实验目的和动物缺血再灌注时间的长短不同选择造模方法。本模型不适用于再灌注时间较长的慢性实验。

3. 严格掌握缺血时间，过长或过短都不易诱发再灌注性心律失常。缺血再灌注诱发的心律失常多为快速型心律失常，包括室性期前收缩、室性心动过速和心室颤动。

4. 动脉穿线用无创伤小圆缝合针，动作要轻巧，位置准确，进针宜浅，否则易引起传导阻滞而致死。

分析与思考

1. 采用结扎冠状动脉制备缺血再灌注心律失常模型，心电图有哪些典型变化？还可观察哪些指标？

2. 心肌缺血再灌注损伤后评价心肌损伤的方法有哪些？

（胡浩　李冬玲　范小芳）

临床案例

患者，男，57 岁。12 h 前突发神志不清，伴呼吸费力，咳粉红色泡沫痰，至当地医院予吗啡、呋塞米等治疗后，神志稍好转，能点头示意。6 h 前再次出现氧饱和度下降，呼吸困难，予气管插管转入重症监护室。查体：体温 37.0℃，脉搏 87 次/min，呼吸 23 次/min，血压 106/63 mmHg，神志处于镇静状态，气管插管接呼吸机辅助通气，两侧瞳孔等大等圆，直径 1 mm，对光反射消失，两肺呼吸音粗，可闻及湿性啰音，双下肢轻度水肿，双侧巴宾斯基征（−）。辅助检查：脑钠肽 > 35 000 pg/mL，乳酸脱氢酶 1 091 U/L，肌酸激酶 205 U/L，肌钙蛋白 I 3.5 ng/mL。予利尿、扩血管、镇静、营养心肌等治疗。临床诊断：急性心力衰竭。

讨论：

1. 心力衰竭的基本病因和诱因分别有哪些？

2. 心力衰竭有哪些类型？

3. 心力衰竭的发生机制是什么？

4. 实验中如何建立急性心力衰竭动物模型？

实验 6 急性左心衰竭

心功能不全是指各种原因引起的心脏收缩和（或）舒张功能发生障碍，导致心排血量绝对或相对下降，以致不能满足机体代谢需要的一种病理过程。其典型心脏及血流动力学特点是心排血量减少、舒张末期压力增高、心肌舒缩性能异常、动脉血压下降和静脉血压增高。在临床上表现为呼吸困难、水肿及静脉压升高等静脉淤血和心排血量减少的综合征。心功能不全包括心脏泵血功能受损后由完全代偿直至失代偿的全过程，而心力衰竭（heart failure，简称心衰）则是指心功能不全的失代偿阶段，两者在本质上是相同的，只是在程度上有所区别。在心衰的研究中，需要建立动物心衰模型。

将心导管插入左心室，测量左心室血流动力学相关参数，是研究心功能变化的主要手段。常用的观测指标包括：①左心室内压（LVP）：左心室内血液对心室壁的侧压力。②左心室收缩压（LVSP）：左心室内压的最高值，即快速射血期末的左心室内压，当前后负荷升高或心肌收缩力增强时左心室收缩压上升。③左心室舒张最低压（LVDP）：左心室内压的最低值，即快速充盈期末的心室内压。④左心室舒张末压（LVEDP）：左心室舒张末或心房收缩末或快速射血期开始时的室内压，代表左心室前负荷。⑤左心室内压变化速率（dp/dt）：对左心室内压一阶求导后得到，是反映心肌收缩力的较好指标。⑥左心室内压最大变化速率（±dp/dtmax）：包括左心室内压最大上升速率（+dp/dtmax）和左心室内压最大下降速率（−dp/dtmax）。+dp/dtmax 出现在等容收缩期，受心率及前后负荷的影响；−dp/dtmax 出现在等容舒张期，反映心肌舒张时收缩成分延长的最大速率，是测定心肌舒张功能最常用的指标之一。⑦T 值（t−dp/dtmax）：左心室开始收缩至左心室内压最大上升速率的时间。当心肌收缩力加强、心率增加时，T 值减小（图 4-2-4）。

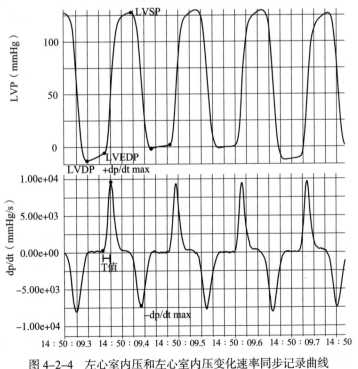

图 4-2-4 左心室内压和左心室内压变化速率同步记录曲线

【造模机制】

现已建立的动物心力衰竭模型包括5种。①加重前负荷：包括快速大量输液，二尖瓣、三尖瓣和主动脉瓣关闭不全，动静脉短路和左心房主动脉吻合等。②加重后负荷：包括主动脉缩窄、主动脉狭窄、肺动脉缩窄和肺动脉狭窄。③冠状动脉缺血：如冠状动脉的结扎、夹闭。④心室快速起搏：多用于建立慢性心衰模型，血流动力学指标较稳定。⑤心肌毒及抑制药物：阿霉素多用于建立慢性心衰模型，普萘洛尔、戊巴比妥钠、维拉帕米多用于建立急性心衰模型。

本实验通过戊巴比妥钠或维拉帕米建立急性心衰模型。

戊巴比妥钠通过抑制心肌细胞肌质网对 Ca^{2+} 摄取，并增加肌质网的磷酸酯与 Ca^{2+} 的结合，使心肌细胞内 Ca^{2+} 量减少而抑制细胞膜除极，故可产生负性肌力作用，使心肌收缩力主要是心肌收缩性能减退，导致左心衰竭。

维拉帕米是苯烷胺类钙离子拮抗剂，其诱导心力衰竭的机制主要为：①对心脏的抑制作用，即负性频率、负性传导及负性肌力作用，且为剂量依赖性；②扩张血管作用，即对外周血管具有明显的扩张作用，使外周阻力降低，平均动脉压下降。

【实验目的】

1. 掌握急性左心衰竭动物模型制备方法及了解心力衰竭的病理生理机制。
2. 掌握急性心力衰竭的抢救方案及抗心力衰竭药物的作用及机制。
3. 了解急性心力衰竭时的各项心功能及生化免疫等指标的变化意义。

【实验材料】

1. 实验对象　家兔，体重 2.0～2.5 kg，雌雄不拘。
2. 实验器材与试剂　兔手术台，手术器械，生物信号采集与处理系统，压力换能器，气管插管，心导管，静脉插管，动脉夹，动物用心电图导联线，2 mL、5 mL、20 mL 玻璃注射器，丝线，20% 乌拉坦，1% 普鲁卡因，0.3% 肝素钠溶液，生理盐水，维拉帕米注射液或 2% 戊巴比妥钠，去乙酰毛花苷注射液，1% 呋塞米，肾上腺素，阿托品，利多卡因，多巴胺等。

【模型制备】

1. 术前准备　打开生物信号采集与处理系统，第1通道：呼吸；第2通道：左心室压；第3通道：中心静脉压；第4通道：心电；第5通道选择对1通道进行微分。心导管及血压换能器内充满肝素钠溶液。

2. 麻醉，保定　家兔称重，经耳缘静脉注射 20% 乌拉坦 5 mL/（kg·BW）麻醉后将其仰卧位保定于兔手术台上。

3. 常规颈部手术　分离右侧颈静脉并插管，插至右心房开口处，测定中心静脉压及用于取血。分离出气管并插管，分离右侧颈总动脉将心导管插入颈总动脉内。

4. 左心室插管（测左心室内压）　记录血压波形，将导管继续插向左心室腔，当波形由血压波变成下沿达 0 mmHg 附近具有明显舒张期而峰顶平坦的波形时，即表明导管口已通过主动脉瓣进入左心室腔内，再送入导管 0.2～0.4 cm，若仍保持同样波形则将心导管结扎固定。

5. 插入心电电极　将连接心电图导联线的白、红、黑色针形心电电极分别插入家兔的右前肢、左后肢和右后肢皮下，记录Ⅱ导联心电图。

6. 建立静脉通路　将头皮针连接输液瓶（NS），然后用头皮针头刺入耳缘静脉中，并固定。

7. 制备心衰模型　第一种方法：先以 2% 戊巴比妥钠溶液 2.2 mL/kg 缓慢静脉注射，待左心室压下降至给药前的 30% ~ 40% 为急性心衰指标。为防止呼吸暂停，连接小动物呼吸机。第二种方法：将 0.25% 维拉帕米以 40 滴/min 的速度经耳缘静脉输入，待收缩压、LVSP 下降后减慢速度，以 10 滴/min 维持输入，使 +dp/dtmax 下降 40%，并维持 2 h 以上。

【观察项目】

1. 药物治疗　急性心衰出现时，自行设定抢救方案。静脉注射 1% 呋塞米 0.5 mL/kg、静脉注射去乙酰毛花苷 0.6 mL/kg、静脉注射肾上腺素 0.1 mL/kg、静脉注射阿托品（5 mg/mL）0.1 mL/kg、静脉注射利多卡因 0.4 mL/kg、静脉滴注硝酸甘油溶液约 20 滴/min（70 μg/min）或静脉注射多巴胺 0.2 mL/kg。

2. 心功能指标　造模前、造模后、治疗后左心室收缩压（LVSP）、左心室舒张末压（LVEDP）、左心室压最大变化速率（±dp/dtmax）和 T 值。

3. 心电图　造模前、造模后、治疗后心电图的变化。

4. 生化指标　按试管编号，在造模前、造模后、治疗后用 5 mL 玻璃注射器分别从静脉插管内取血 3 ~ 4 mL，采用 ELISA 法测 BNP、Pro-BNP 含量及生化指标（心肌酶谱等）。

5. 心重指数　实验结束后，放血处死家兔，取出心脏，称量全心重量、左右心室重量，计算全心重指数、心室重指数和左心室重指数。

6. 组织病理学检测　将心脏用生理盐水清洗数次，取心室横断面组织，经常规步骤处理：脱水、透明、浸蜡、石蜡包埋、连续切片，切片厚 5 μm。行 HE 染色，光镜下观察心室肌组织病理变化。

【注意事项】

1. 插入心导管前应首先在体表粗略测量一下需要的心导管长度，插入心导管时动作应轻柔，边插入边注意观察血压变化，避免将心脏刺穿或导管紧贴心脏内壁。

2. 判断动物是否出现心衰以给药前指标为依据，注意记录好给药前各指标。

3. 维拉帕米开始给药速度可较快，待收缩压、LVSP 下降后要及时减慢速度并维持。

分析与思考

1. 建立动物心力衰竭模型有哪些方法？
2. 左心室功能测定的常用参数有哪些，有何意义？
3. 维拉帕米诱导心力衰竭的机制是什么？
4. 戊巴比妥钠诱导心力衰竭的机制是什么？

（胡浩　李冬玲）

临床案例

患者，女，30 岁。骑自行车时被汽车撞伤，自感左季肋部和后背疼痛，头晕、无力。30 min 后被急送到医院。入院查体：体温 35℃、脉搏 115 次/min、呼吸 24 次/min、血压

80/55 mmHg、中心静脉压 1 cmH$_2$O、血氧饱和度 92%。痛苦面容，面色苍白，表情淡漠，四肢湿冷。腹胀、全腹轻度压痛、反跳痛和肌紧张，以左上腹明显，移动性浊音（＋），肠鸣音减弱，其他查体未见异常。辅助检查：腹腔穿刺抽出不凝固的血液。临床诊断：脾破裂致失血性休克。

讨论：

1. 如何判断已发展为失血性休克？机体会发生何种缺氧？

2. 失血性休克时呼吸功能有何变化？可能会发生何种酸碱平衡紊乱？

3. 休克治疗的原则是什么？使用多巴胺起何作用？

4. 休克有哪些类型，发病机制如何？

5. 实验中如何建立休克动物模型？

实验 7　急性失血性休克

休克（shock）是机体遭受强烈的致病因素侵袭后，由于有效循环血量锐减，组织血流灌注广泛、持续、显著减少，机体功能失去代偿，致全身微循环功能不良，生命重要器官严重障碍的症候群。失血、烧伤、感染、过敏为常见病因。低血容量性休克为血管内容量不足，引起心室充盈不足和心搏量减少；血管扩张性休克通常是由于血管扩张所致的血管内容量不足，其循环血容量正常或增加，但心脏充盈和组织灌注不足；心源性休克是指心脏泵功能受损或心脏血流排出道受损引起的心排血量快速下降，而代偿性血管快速收缩不足所致的有效循环血量不足、低灌注和低血压状态。

【造模机制】

大量失血引起的休克称为失血性休克。失血后是否发生休克不仅取决于失血的量，还取决于失血的速度。休克往往是在快速、大量（超过总血量的 30%～35%）失血而又得不到及时补充的情况下发生的。当血容量不足超越代偿功能时，就会呈现休克综合征，表现为心排血量减少，周围血管收缩，血压下降。组织灌注减少，促使发生无氧代谢，导致血液乳酸含量增高和代谢性酸中毒。血流再分布使脑和心的血供能得到维持。血管进一步收缩导致细胞损害。血管内皮细胞的损害致使体液和蛋白丢失，加重低血容量，最终将会发生多器官功能衰竭。

◆ 拓展阅读 4-2-2　*动脉血气分析相关知识*

【实验目的】

1. 观察正常家兔／大鼠循环系统生理特性及血气、体温、尿量等指标。

2. 复制家兔／大鼠失血性休克模型，观察休克初期与休克期机体的代偿机制及微循环变化特点。

3. 分析休克期的药物治疗及效果。

一、家兔失血性休克模型

【实验材料】

1. **实验对象**　家兔，体重 2.0～2.5 kg，雌雄不拘。

2. **实验器材与试剂**　家兔手术台，生物信号采集与处理系统，微循环观察仪，血气分析仪，数字温度计，压力换能器＋颈动脉插管，呼吸流量换能器，手术刀，手术剪

（弯、尖、圆），止血钳，蚊式止血钳，眼科剪，眼科镊，敷料镊，动脉夹，气管插管，双腔导尿管，尿液记录盒，纱布，缝合线，静脉输液器＋静脉插管，股动脉插管。注射器，烧杯，保鲜膜，0# 粗线（原 7# 线），3 个 0 细线（原 1# 线）。20% 乌拉坦，生理盐水，0.3% 肝素钠溶液，多巴胺注射液，羟乙基淀粉 130/0.4 氯化钠注射液（6% HES 130/0.4），间羟胺，地塞米松。

【模型制备】

1. 术前准备　家兔称重后，自耳缘静脉注入 20% 乌拉坦 5 mL/（kg·BW）麻醉后，仰卧保定于兔手术台上；做家兔颈部、腹部、耻骨联合部、腹股沟部剪毛备皮。测家兔肛温。经尿道插管连接尿液记录盒，记录尿量（导尿管经尿道开口缓慢插入，雌性家兔尿道开口位于阴道内上壁，注意避免插入子宫！）。

2. 连接仪器，记录输入信号　打开计算机及生物信号采集与处理系统，将压力换能器连接到 1 通道，选择输入信号为压力；呼吸流量换能器连接到 2 通道，选择输入信号为呼吸。

3. 颈部手术　在颈部正中切 3～4 cm 的切口，钝性分离肌肉、暴露气管，游离双侧颈总动脉、右侧颈外静脉，并在下方各穿 2 根细线，待插管备用。①做气管插管，然后连接呼吸流量换能器用止血钳夹闭另一侧的通气管；②做颈外静脉插管，用连有输液器的静脉插管，向心插入，结扎固定，将输液速度调至 5 滴/min，以保持静脉通畅。

4. 股部手术　在一侧腹股沟处沿动脉走向做皮肤约 4 cm 长切口，可见乳白色的股神经，其内侧平行的紫红色血管为股静脉，在股神经与股静脉下方有 1 条粉红色的血管伴行即为股动脉。仔细、轻柔钝性剥离，因为股静脉上有许多细小分支，易损伤出血。在股动脉下穿 2 根线，插管备用。

5. 腹部手术　在腹部手术在剑突下方 3 cm 处做 2～3 cm 的皮肤切开。找到腹白线，在其上切口，打开腹腔，将纱布剪口，放在腹部切口处（纱布的口径要大于腹部的切口）。从腹部的右下方，找出盲肠，并找到与其相连的一段游离度较大的小肠肠袢，轻轻将其拉出放在微循环观察仪的观察窗上，通过微循环图像分析系统，寻找肠系膜微循环，将微循环图像显示于计算机显示屏，观察肠系膜的动脉、静脉、毛细血管的血流速度变化。就绪后，将一小块保鲜膜放在观察环上。随后，将纱布盖在小肠上。定时往纱布喷洒 37℃ 生理盐水，保持小肠的湿润。

6. 动脉插管　在上述手术完成后，做颈总动脉及股动脉插管：①在左侧颈总动脉管上先做远心端结扎，近心端夹闭，然后，将连有压力换能器的插管充满 0.3% 肝素钠溶液（注意压力换能器内不要有气泡），向心插入颈总动脉内，结扎固定（注意两点结扎，第二点用远心端的结扎线结扎），连接生物信号采集与处理系统，记录血压变化。另一侧颈总动脉不插管，备用夹闭颈总动脉。②股动脉插管：同样做远心端结扎，近心端夹闭，将连有三通管的动脉插管充满液体，向心插入股动脉内，结扎固定（同样注意两点结扎，第二点用远心端的结扎线结扎），以备放血。

手术及各项插管完成后，将静脉输液量调至 20 滴/min，平衡 10 min，标记并记录血压、呼吸、肛温、尿量，自股动脉取血 0.6 mL 测定血气值。然后，夹闭左侧颈总动脉 20 s，观察血压变化及微循环变化。

7. 复制家兔失血性休克模型　待血压恢复 5 min 后，开始放血：取一个内装有 0.3% 肝素钠溶液 20 mL 的 100 mL 量筒，打开股动脉三通将血缓慢放入量筒内。观察动脉血压变化，待血压下降到 40 mmHg（平均压）时停止放血，观察血压及微循环变化。若血压上升，应继续放血，使其维持在 40 mmHg，30 min 后自股动脉取血 0.6 mL 测定血气值；记录尿量 15 min。同时夹闭另一侧颈总动脉 20 s，观察血压变化及微循环变化。测家兔肛温，计算放血总量及失血量占全血量的百分比。

8. 抢救治疗　在失血性休克模型制备成功后，自行设计抢救方案。

供选择的抢救方案：

（1）静脉滴注生理盐水 15 min（60 滴 /min）。

（2）静脉输入 6% HES 130/0.4 注射液。

（3）将血液回输，60 滴 /min。

（4）回输原血和生理盐水按 1∶1 配制的混合液。

（5）扩容的同时予以血管活性药多巴胺（0.2 mg/kg）或间羟胺（0.2 mg/kg），扩容的同时予以地塞米松 5 mg 抗感染治疗。

抢救过程中注意观察各项生理指标和肠系膜微循环是否逐渐恢复正常。

【观察项目】

观察项目见表 4-2-1。

1. 血压　观察生理状态、失血后休克、治疗后血压变化。

2. 微循环　观察生理状态、失血后休克、治疗后微循环变化。

3. 颈总动脉夹闭　观察外周压力感受器在失血前后对血压调节的影响。

4. 失血量　观察出现休克症状时的总失血量，以判断失血超过机体总血量的多少百分比会出现休克。

5. 血气及体温　监测生理状态、失血后休克、治疗后血气及体温变化。

6. 术毕，采用 2 倍剂量麻醉剂静脉注射，实施安乐死。

表 4-2-1　家兔循环系统生理状态、失血性休克及治疗后的各项指标

观察时间	血压		呼吸	血气	微循环	肛温	失血百分比
	收缩压 / 舒张压		频率 / 幅度	pH PO_2 PCO_2 HCO_3^-			
生理状态							
夹闭颈动脉							
失血后							
夹闭颈动脉							
治疗后							
夹闭颈动脉							

◆ 拓展阅读 4-2-3　家兔失血性休克模型的制备

🖥 教学资源 4-2-2　家兔急性失血性休克模型制备技术路线

【注意事项】

1. 麻醉时避免扎穿血管和注射速度过快，注意观察家兔呼吸、角膜反射和肌张力，以夹捏反应作为判断麻醉深度的金标准。

2. 手术过程中要依解剖层次逐层深入，避免手术创伤过大影响实验结果。

3. 分离气管、血管手法要轻柔，避免损伤或影响插管。

4. 颈、股动脉插管要仔细，切记"远心端扎、近心端夹"，插管后做双点固定，第一结必须扎牢。

5. 放出来的血应顺着瓶壁流入输液瓶，尽量减少红细胞损伤。

6. 牵拉肠袢要轻，以免引起创伤性休克。观察微循环时，如肠蠕动过快，可滴数滴1%普鲁卡因。

▶▷ 微视频 4-2-1 家兔失血性休克模型的制备

二、大鼠失血性休克模型

【实验材料】

1. 实验对象 大鼠，体重 250～300 g，雌雄不拘。

2. 实验器材与试剂 生物信号采集与处理系统，BI-2000 图像分析系统，鼠台，压力换能器，哺乳动物手术器械，大鼠动静脉插管，1 mL、2 mL、10 mL 注射器，1%戊巴比妥钠，生理盐水，0.3%肝素钠溶液，台氏液，羟乙基淀粉 130/0.4 氯化钠注射液（6% HES 130/0.4），0.1% 肾上腺素。

【模型制备】

1. 麻醉，保定 动物称重后，1%戊巴比妥钠麻醉［0.4 mL/（100 g·BW）］，仰卧位保定于手术台上。

2. 仪器连接 开启生物信号采集与处理系统，选择输入信号：1 通道——中心静脉压，与充满肝素的导管和充满肝素的压力换能器连接，备用；2 通道——压力，与充满肝素的导管和充满肝素的压力换能器连接，备用。

3. 颈部手术、插管 颈部备皮，分离右侧颈外静脉和左侧颈总动脉。颈总动脉插管，记录正常血压值；右侧颈外静脉插管至前腔静脉入右心房处，测量中心静脉压。

4. 股部手术 在一侧股三角区备皮，行股动脉插管，以备放血用。所有导管均连接三通，充满 0.3% 肝素钠溶液。

5. 微循环标本制备 在左腹直肌旁做纵向切口约 2 cm，打开腹腔，将一段游离度较大的小肠袢轻轻从腹腔拉出，放置在微循环恒温灌流盒内，用38℃台氏液恒温灌流。打开 BL-2000 医学图像分析系统，观察小肠系膜的微循环变化。

6. 复制失血性休克动物模型 用 10 mL 注射器从股动脉插管处的三通放血，让血液自然流入注射器内；如血压降低不明显，则用注射器缓慢匀速抽吸，直至使血压在 10 min 内降至 40 mmHg，并维持 30 min，记录各项指标。

血容量可按体重（g）×8% 来估算（mL）。出血量在血容量的 10% 以下，机体通过代偿机制可不表现症状；出血量达 20%～30%，动物发生休克；出血量达 50%，动物易死亡。

【观察项目】

1. 口腔黏膜颜色，体温。

2. 血压、平均动脉压（MAP）、脉压（Ps-d）、心率（HR）、中心静脉压（CVP）。

3. 微血管口径，血流速度，毛细血管数/视野。

4. 失血性休克的治疗 可分组选择：①经右颈外静脉导管缓慢注入少量 6% HES

130/0.4，于注射后 15 min、30 min 记录各项指标。② 1∶1 的全血与生理盐水混合液，记录各项指标。③ 0.1% 肾上腺素（0.01 mg/100 g），记录各项指标。④ 0.9% 生理盐水。

▶ 微视频 4-2-2　大鼠失血性休克模型的制备

分析与思考

1. 夹闭颈总动脉为何能影响血压，正常微循环血流是何状态？

2. 失血性休克如何判断，动物会发生何种缺氧？

3. 失血性休克时呼吸功能有何变化，动物可能会发生哪些酸碱平衡紊乱？

4. 失血性休克的抢救原则及措施是什么，你采用的是何种治疗方案，效果如何，其机制是什么？

（李利生　范小芳）

临床案例

患者，女，56 岁。3 年前反复出现劳累后心悸，未予重视。1 个月前自觉心悸加重，伴乏力，偶有头晕，遂至当地医院就诊。入院查体：体温 36.6℃，脉搏 62 次 /min，呼吸 18 次 /min，血压 144/73 mmHg，神志清，精神软，心率 62 次 /min，律不齐，各瓣膜听诊区未闻及明显病理性杂音，双下肢无明显水肿。心电图检查：窦性心律，频发室性期前收缩。予心电监护，择期行电生理检查及射频消融术。临床诊断：心律失常，频发室性期前收缩。

讨论：

1. 心律失常的病因有哪些？

2. 心律失常的类型包括哪些？

3. 心律失常的发生机制是什么？

4. 试述期前收缩和代偿间歇的产生机制。

5. 实验中如何建立室性心律失常动物模型？

实验 8　心律失常

心肌细胞的电生理特性表现为自律性、兴奋性和传导性。心律失常（arrhythmia cordis）是指心脏冲动的起源部位、心搏频率和节律及冲动传导的任一异常而言。其发生的机制包括冲动起源的异常、冲动传导的异常或两者兼而有之。临床表现有窦性心动过速、窦性心动过缓、窦性心律不齐、窦性停搏、逸搏、期前收缩（房性、室性、房室交界性）、阵发性心动过速（房性、室性、房室交界性）、心房或心室扑动、颤动等。诊断时除一些典型症状、体征外，心电图的诊断很重要。抗心律失常药通过不同的作用机制，纠正心肌细胞离子转运紊乱，发挥抗心律失常作用。

◆ 拓展阅读 4-2-4　2020 室性心律失常中国专家共识

制作实验性心律失常模型的方法较多，常用的有：

1. 电刺激引起的心律失常　可电刺激中枢神经或心脏诱发心律失常。

2. 结扎冠状动脉引起的心律失常　结扎冠脉一定时间后松扎，可制作缺血再灌注心律失常模型，除观察心电图的改变外，尚可观察血清中心肌酶的改变及心肌梗死面积等指标。

3. 药物诱导的心律失常　常用于诱发心律失常的药物有毒毛花苷、乌头碱、乙酰胆碱、氯仿－肾上腺素、氯化钡、氯化钙、强心苷等。

一、氯化钡诱发的大鼠室性心律失常模型

【造模机制】

氯化钡可增加心室浦肯野纤维细胞 Na^+ 内流，抑制 K^+ 外流，促进舒张期自动去极化，使心肌细胞自律性增高，诱发室性心律失常。

利多卡因是 I b 类抗心律失常药，轻度抑制 Na^+ 内流，同时促进 K^+ 外流，能减慢动作电位 4 相除极速率，降低自律性，对氯化钡所致心律失常有治疗作用。过量的利多卡因阻滞动作电位 0 相 Na^+ 内流，引起心率减慢、房室传导阻滞等缓慢型心律失常的表现。

【实验目的】

1. 学习室性心律失常模型制备方法。

2. 观察利多卡因抗心律失常作用。

3. 观察过量利多卡因所致缓慢型心律失常的表现。

【实验材料】

1. 实验对象　大鼠，体重 250～280 g，雌雄不拘。

2. 实验器材与试剂　生物信号采集与处理系统，心电电极及输入线，大鼠手术台，电子秤，手术器械，静脉导管，注射器（1 mL、2 mL、10 mL）及针头，手术灯，纱布，丝线，1% 戊巴比妥钠，0.4% 氯化钡，0.5% 盐酸利多卡因，0.1% 肝素钠溶液，生理盐水。

【模型制备】

1. 准备　大鼠术前禁食 2 h 以上，称重，腹腔注射 1% 戊巴比妥钠 0.4 mL/（100 g·BW）麻醉后仰卧位保定于手术台上。

2. 股静脉插管　剃去大鼠一侧腹股沟的毛，于大腿内侧股动脉搏动处，顺其走向剪开皮肤 3～4 cm 长，暴露并分离股静脉，下穿 2 根线备用。提起近心端线以阻断血流使股静脉充盈，待静脉充盈后结扎远心端。左手提起结扎线，右手持眼科剪在结扎线头侧附近与血管成 45° 在静脉管壁剪一"V"形斜口，然后将充满 0.1% 肝素钠溶液的股静脉导管插入管腔内，再用另一根线结扎固定。

▶▶▶ 微视频 4-2-3　大鼠股动脉插管

3. 插入心电电极　将白、红、黑色针形电极分别插入大鼠的右前肢、左后肢和右后肢皮下，启动生物信号采集与处理系统，描记Ⅱ导联心电图。

【观察项目】

1. 描记一段正常Ⅱ导联心电图，记录心电图变化作为实验结果。

2. 静脉注射 0.4% 氯化钡 4 mg/kg（0.1 mL/100 g），用适量生理盐水推入，连续描记心电图，观察氯化钡引起的心电图变化。

3. 当心律失常出现后，立即静脉注射 0.5% 盐酸利多卡因 5 mg/kg（0.1 mL/100 g），连续描记心电图，观察利多卡因是否有抗心律失常作用。

4. 待心电恢复正常后，静脉注射过量的利多卡因，观察记录心电图的变化。

【注意事项】

1. 股静脉充盈才能在其上剪开切口，切口不宜太大或太小，以管径的一半为宜。

2. 针型电极务必插入四肢皮下，避免插入肌肉组织，以防肌电干扰心电记录。

3. 氯化钡溶液应临用前新鲜配制，静脉注射速度要快，否则难以造成心律失常。

4. 给氯化钡后要连续记录心电图才能观察到心律失常变化全过程。

5. 静脉注射可选用舌下静脉注射或大鼠尾静脉注射。

二、乙酰胆碱 – 氯化钙诱发的小鼠心房颤动模型

【造模机制】

乙酰胆碱可作用于心房肌 M 受体，激活 M 受体依赖的钾离子通道，使钾离子外流增加，因而能缩短心房复极和不应期，可诱发心房颤动（简称房颤）。同时给予 $CaCl_2$，可导致细胞内 Ca^{2+} 浓度升高，使心房肌自律性增加，更易于诱发房颤。

【实验目的】

1. 掌握乙酰胆碱 – 氯化钙诱发的小鼠房颤模型实验方法。

2. 观察胺碘酮对小鼠房颤的治疗作用，理解药物作用机制。

【实验材料】

1. 实验对象　小鼠，体重 20~25 g，雌雄不拘。

2. 实验器材与试剂　生物信号采集与处理系统，动物用心电图导联线（末端带针），小鼠手术台，1 mL 注射器，1% 戊巴比妥钠，ACh–$CaCl_2$ 混合液（每毫升内含 $CaCl_2$ 6 mg，ACh 25 μg），0.5% 胺碘酮溶液等。

【模型制备】

1. 麻醉　小鼠 1 只，称重，腹腔注射 1% 戊巴比妥钠［0.4 mL/（100 g·BW）］麻醉。

2. 插入心电电极　小鼠仰卧位保定于小鼠手术台上，四肢皮下插入心电图导联线（右前肢：白色线，左后肢：红色线，右后肢：黑色线），描记肢体 Ⅱ 导联心电图。

3. 房颤模型制备　由小鼠尾静脉注射 ACh–$CaCl_2$ 混合液 0.1 mL/10 g。以 Ⅱ 导联心电图（ECG）上出现 f 波为房颤的指征，记录心律失常出现的时间及持续时间。

另取小鼠 1 只，麻醉后小鼠尾静脉缓慢胺碘酮 50 mg/kg（0.5%，0.1 mL/10 g）。5 min 后，尾静脉注射 ACh–$CaCl_2$ 混合液 0.1 mL/10 g，5 s 注射完毕，观察并描记心律失常的变化。

【观察项目】

比较两鼠心电图的变化，判断给药后心律失常发生时间和持续时间有无变化。

【注意事项】

1. ACh–$CaCl_2$ 混合液诱发的心律失常是房颤。

2. 小鼠静脉给药途径多采用尾静脉，应注意保护好尾静脉，注射时应从远心端向近心端逐渐推进。

分析与思考

1. 氯化钡的致心律失常作用机制如何，还有哪些药物可致心律失常，其机制如何？

2. 利多卡因属于哪种类型的抗心律失常药，通过何种机制发挥抗心律失常作用，其适应证有哪些？

3. 利多卡因对心室肌自律性有何影响？

（杜从阔　王萍　胡浩）

第三节　呼吸系统疾病实验

临床案例

患者，男，60 岁。2 d 前骑车时不慎摔倒，左侧胸部着地后出现疼痛，较剧烈，活动时加重，伴呼吸困难，进行性加重，呈端坐位呼吸，遂至当地医院就诊。入院查体：体温 37.0℃，脉搏 110 次/min，呼吸 30 次/min，血压 117/70 mmHg，神志清，精神软，抬入病房，端坐位，呼吸急促伴口唇发绀，颈软，气管居中，左侧呼吸运动减弱，呼吸音低，局部触痛和胸廓挤压征（＋）。血气分析：pH 7.28，动脉血二氧化碳分压（$PaCO_2$）52 mmHg，动脉血氧分压（PaO_2）65 mmHg，标准碳酸氢盐（SB）24 mmol/L，血氧饱和度（SaO_2）90%。胸部 CT 示：左侧 5～12 肋骨骨折，左侧液气胸。临床诊断：左侧多发肋骨骨折，左侧液气胸，呼吸功能不全。

讨论：

1. 该患者为什么会出现口唇黏膜发绀？其发生呼吸困难的机制是什么？

2. 正常情况下，呼吸运动、胸内负压变化和肺通气量变化是一致的，气胸时三者变化的一致性会发生什么变化？为什么？

3. 该患者呼吸功能不全发生的可能机制是什么？

4. 如何紧急处理该患者？

实验 9　气　　胸

胸膜腔是密闭的潜在性腔隙，左右各一，由紧贴在胸廓内壁的壁胸膜和覆盖于肺表面的脏胸膜构成。胸内压随呼吸运动而发生周期性变化，正常人在平静吸气末，胸内压为 $-8～-4\ cmH_2O$，呼气末为 $-4～-2\ cmH_2O$。平静呼吸时，胸膜腔内的压力（胸内压）虽随呼气和吸气而升降，但始终低于大气压，称为胸内负压。在紧闭口鼻用力呼气时，胸内压可高于大气压。

气胸（pneumothorax）是指气体进入胸膜腔导致胸腔积气，是常见的病理现象。因胸壁或肺部创伤引起者称为创伤性气胸，因疾病致肺组织自行破裂引起者称自发性气胸，如因治疗或诊断所需人为地将空气注入胸膜腔称人工气胸。气胸又可分为闭合性气胸（单纯性气胸）、交通性气胸（开放性气胸）及张力性气胸（高压性气胸）。

气胸使肺通气功能受限制，引起不同程度的缺氧和二氧化碳潴留，从而引起呼吸困难、心搏加快、血压升高，pH 降低，$PaCO_2$ 升高，PaO_2 降低，导致呼吸性酸中毒（可合并代谢性酸中毒）。低氧刺激外周化学感受器，$PaCO_2$ 升高刺激外周和中枢化学感受器，使呼吸频率加快。胸膜腔内高压和纵隔移位严重影响腔静脉血回流，回心血量减少，心输出量不足，从而发生低血压、休克。严重缺氧和心输出量不足最终发展为呼吸循环衰竭。

不同类型气胸的病因和临床表现各异，治疗手段亦存在区别。总的治疗原则为排出胸腔积气，封闭胸膜创口，使肺尽早复张，恢复呼吸和循环功能，同时治疗并发症和原发病。

【造模机制】

当胸膜腔的密闭性遭到破坏时，空气进入胸膜腔，形成气胸。气胸时，胸内压升高，甚至负压变成正压，由于肺脏本身的回缩力肺脏缩至其自然体积大小，呼吸运动增强而显得呼吸困难，但通气量减小，并对呼吸、循环、酸碱平衡产生影响。

本实验通过人工方法造成家兔气胸，复制限制性通气障碍、肺泡通气/血流比例失调所致的急性呼吸功能不全，观察家兔血压、心率、呼吸及血气分析等指标的变化，并与通过夹闭家兔气管造成气管狭窄而致的阻塞性通气障碍型急性呼吸功能不全相比较。

【实验目的】

1. 掌握直接法测量胸内压及呼吸运动的记录方法。

2. 掌握气胸时家兔血压、心率、呼吸及血气分析指标的变化。

3. 学习初步处理气胸的方法。

4. 熟悉血气分析常用的指标及其临床意义，结合血气指标进行酸碱平衡紊乱类型的判断。

【实验材料】

1. 实验对象 家兔。

2. 实验器材与试剂 生物信号采集与处理系统，血气分析仪，呼吸换能器，血压换能器，兔台，哺乳类动物手术器械，气管插管，50 cm 橡皮管，1 mL、20 mL、50 mL 注射器，7 号头皮针，气胸针（钝头 16 号针头），20% 乌拉坦，0.3% 肝素钠溶液。

【模型制备及观察项目】

1. 实验前准备

（1）仪器连接和调试　选择输入信号：通道1——压力，记录血压、心率；通道2——呼吸，记录呼吸运动；通道3——胸内压（单位：cmH_2O）；调节3个通道的速度相同。

（2）气管插管及动脉插管　家兔称重，经耳缘静脉注射20% 乌拉坦 5 mL/（kg·BW）麻醉，保定后行颈部手术。分离气管并插管，气管插管一端相连呼吸换能器；分离右侧颈总动脉并插管，动脉插管一端相连血压换能器。观察并记录一段家兔正常状态下的呼吸、血压曲线和心率。

（3）胸内压测定　家兔右侧第 4~5 肋间靠近腋前线处备皮，左手固定穿刺部位，右手持连接血压换能器的气胸针，于家兔右侧胸部腋前线第 4~5 肋间沿肋骨上缘垂直刺入皮肤并徐徐进针，刺入深度约为 0.5 cm，不宜过深或过浅，当针头进入胸膜腔后有落空感，胸内压记录通道的波形可见随呼吸运动上下波动（0线以下）。记录家兔正常状态下吸气末和呼气末胸内压值。

（4）血气分析　打开颈总动脉的动脉夹，缓慢打开三通开关，弃去最先流出的几滴血液后，用一次性注射器采血 1 mL，送检血气分析，测定 pH、$PaCO_2$、PaO_2、SB 等指标。采血后，推入少许 0.3% 肝素钠溶液冲洗动脉插管，防止插管内血液凝固。

2. 复制阻塞性通气功能障碍　用止血钳将气管插管的橡皮管夹闭 2/3~3/4，使家兔处于气道狭窄状态，观察呼吸、血压和心率的变化。待呼吸出现明显改变和口唇黏膜发绀后，取血行血气分析（方法同上，以下同）；然后松开止血钳，等待约 20 min，使家兔呼吸恢复正常。

3. 人工气胸对家兔呼吸运动及酸碱平衡的影响

（1）闭合性气胸　用注射器通过三通管注入约 50 mL 空气到右侧胸膜腔，记录胸内压，使胸内压接近正压水平，待家兔呼吸出现明显改变和口唇黏膜发绀后（维持 10 ~ 15 min），采集血样行血气分析，同时观察呼吸、血压和心率的变化。

（2）张力性气胸　用 50 mL 注射器通过三通管分 3 ~ 4 次将 150 ~ 200 mL 气体推入右侧胸膜腔内，记录胸内压，使胸内压大于正压水平（20 ~ 30 cmH$_2$O），维持 10 ~ 15 min 后，采集血样行血气分析，同时观察呼吸、血压和心率的变化。

（3）开放性气胸　移除血压换能器，让气胸针与外界相通（胸膜腔与大气相通而造成开放性气胸），维持 10 ~ 15 min 后采集血样行血气分析，同时观察呼吸、血压和心率的变化。

4. 气胸的处理方法

（1）胸膜腔穿刺抽气法　家兔呼吸出现明显改变和口唇黏膜发绀后，用 50 mL 注射器通过原来插在胸膜腔内的针头，将胸膜腔内的空气尽量抽尽，同时观察家兔呼吸、血压和心率的变化。

促进尽早复张是气胸急症处理的关键，抽气是迅速解除呼吸困难的首要措施。

（2）水封瓶正压引流法（亦称肋间插管水封瓶排气法）　插入胸膜腔内的针头通过三通管连接水封瓶闭式引流导管，将引流管置于水封瓶内液面下 2 cm，进行气体引流，可见气体通过导管从瓶内水面持续产生气泡，待水封瓶中不再有气泡逸出，且玻璃管中液面不再波动，证明肺已复张。

观察家兔肺复张后呼吸、血压和心率的变化，采集血样行血气分析。

5. 将实验结果列入表 4-3-1。

表 4-3-1　人工气胸的实验结果

	呼吸		心率 （次/min）	血压 （mmHg）	血气分析			胸内压 数值
	频率	幅度			PaO$_2$	PaCO$_2$	pH	
正常								
夹闭气管								
闭合性气胸								
张力性气胸								
开放性气胸								

6. 张力性气胸不予处理，直至家兔呼吸困难死亡后，开胸肉眼观察张力性气胸一侧肺组织充血等情况。

【注意事项】

1. 气胸针接三通后，通过 PE 管与血压换能器相连，注意血压换能器的零点应与胸壁插入点位于同一水平线上。

2. 穿刺时，气胸针针头应与胸壁垂直，顺肋骨上缘插入，以避免损伤肋间动脉；另外，针头斜面应朝向头侧，注意不要插得太深或太浅（约 0.5 cm），进针时不可用力过猛，以免穿破脏胸膜。

3. 取动脉血标本时切忌与空气接触。取血后立即隔绝空气，并用手搓动针管以使血液标本与抗凝剂充分混匀。血液标本取好后，立即送检，若不能及时送检，可将标本放入 4℃冰水中保存（不宜超过 1 h）。

4. 气管插管前应有效止血并注意清除气道异物。

5. 若测不到胸内负压请检查：①插管内是否有血凝块或组织阻塞。②插管是否插入过深，已穿过胸膜进入肺组织。③插管斜面是否贴着肺组织。④是否已造成气胸。

分析与思考

1. 平静呼吸时胸内压为什么始终低于大气压？在什么情况下，胸内压高于大气压？其机制如何？

2. 严重气胸会引起何种酸碱平衡紊乱？

3. 开放性气胸和张力性气胸血气检测结果有何不同，为什么？

4. 临床上哪些原因可以引起气胸，如何紧急处理和治疗？

（范小芳　龚永生）

临床案例

患儿，男，5 岁。16 h 前因家中煤气泄漏后出现昏睡，遂入当地医院急救。入院查体：体温 36.8℃，脉搏 105 次 /min，呼吸 30 次 /min，血压 102/52 mmHg，神志清，精神偏软，双侧瞳孔等大等圆，直径约 3 mm，对光反射存在。辅助检查：pH 7.40，动脉血二氧化碳分压（$PaCO_2$）39 mmHg，动脉血氧分压（PaO_2）85 mmHg，标准碳酸氢盐（SB）23.6 mmol/L，氧血红蛋白 9.0%，碳氧血红蛋白 12.6%。予以吸氧、高压氧舱、减轻脑水肿、营养脑神经等治疗。临床诊断：一氧化碳中毒。

讨论：

1. 缺氧的常见类型有哪些？

2. 缺氧引起中枢神经系统功能障碍的机制是什么？

3. 缺氧时组织、细胞的代偿变化有哪些？

4. 一氧化碳中毒引起缺氧的机制是什么？

实验 10　缺　　氧

缺氧（hypoxia）是指因组织的氧供应不足或用氧障碍，而导致组织的代谢、功能和形态结构发生异常变化的病理过程。缺氧是临床各种疾病中极常见的一类病理过程，脑、心脏等生命重要器官缺氧也是导致机体死亡的重要原因。

【造模机制】

不同类型的缺氧，其机体的代偿适应性反应和症状也不同。根据缺氧原因不同可将缺氧分为低张性缺氧、血液性缺氧、循环性缺氧和组织性缺氧 4 种类型。不同类型的缺氧，机体的血氧指标、循环系统、呼吸系统及皮肤与黏膜的颜色等均有不同的表现，而不同的

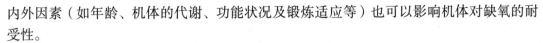

内外因素（如年龄、机体的代谢、功能状况及锻炼适应等）也可以影响机体对缺氧的耐受性。

【实验目的】

1. 复制低张性缺氧、血液性缺氧的动物模型，了解缺氧的原因及发病机制。

2. 观察不同类型缺氧时动物病理生理变化特点，注意其呼吸、皮肤黏膜及肝颜色等变化。

3. 了解温度和中枢神经系统机能状态对缺氧耐受的影响及对照实验和控制实验条件重要性，初步掌握计量资料的常用统计指标的应用。

【实验材料】

1. 实验对象　成年小鼠 10 只，体重 20～25 g，雌雄不拘。

2. 实验器材与试剂　1 mL、5 mL 注射器，小鼠缺氧瓶装置，一氧化碳发生装置，测耗氧装置，酒精灯，测氧仪，冰块，量筒，钠石灰，甲酸，浓硫酸，5% 亚硝酸钠，0.5% 亚甲蓝，生理盐水，0.25% 氯丙嗪，1% 咖啡因。

【模型制备及观察项目】

（一）不同类型缺氧时机体的变化

1. 低张性缺氧　①取钠石灰少许及小鼠 1 只放入 100 mL 广口瓶内。计数正常呼吸频率（次 /10 s），并注意深度。观察活动一般情况及耳、尾、口唇的颜色，同时用测氧仪测定瓶中的氧浓度（海平面空气氧浓度约 21%，此时氧分压为 160 mmHg）。②塞紧瓶塞，记录时间，以后每 5 min 重复观察上述指标一次直至动物死亡，记录死亡时间，并测定死亡时瓶中的氧浓度。

2. 一氧化碳中毒性缺氧　①将小鼠 1 只放入广口瓶中，观察活动一般情况及记录小鼠的呼吸频率、深度，口唇黏膜的颜色。②取甲酸 9 mL 放入烧瓶内，缓慢加入浓硫酸 6 mL，塞紧后与装有小鼠的广口瓶相连。（可用酒精灯加热，加速 CO 的产生，但不可过热以免液体沸腾，因 CO 产生过多过快易使动物迅速死亡，而致血液、肝颜色变化不典型）。

3. 亚硝酸钠中毒性缺氧　取体重相近的鼠 2 只，观察记录小鼠的呼吸频率、深度，口唇黏膜的颜色。向腹腔内各注射 5% 亚硝酸钠 0.3 mL 后，立即向其中一只腹腔内再注射 0.5% 亚甲蓝溶液 0.3 mL，另一只注射等量生理盐水。观察两鼠表现及死亡时间有无差异。

4. 小鼠死亡后尽快打开腹腔，取小块肝组织置滤纸片上一起进行血液或肝颜色比较。并与正常安乐死术后的小鼠进行比较。

5. 取脑组织，称重，并于 80℃ 干燥恒重，按干湿质量法计算脑含水率。脑含水率 =（湿脑重 − 干脑恒重）/ 脑湿重 × 100%。

（二）中枢神经系统功能状态和温度对动物耐受缺氧的影响

1. 实验分组　氯丙嗪实验组：用氯丙嗪和冰浴处理使动物中枢神经系统功能处于抑制，代谢率降低；咖啡因实验组：咖啡因处理使动物中枢神经系统功能处于兴奋状态，室温；对照组：给予生理盐水，室温。

2. 取性别相同，体重相近的小鼠 3 只，并准确称取体重，按随机分配的原则，给予不同处理。氯丙嗪实验组小鼠按 0.1 mL/10 g 腹腔注射 0.25% 氯丙嗪，然后放在冰浴的纱布上 10～15 min，使呼吸频率降为 70～80 次 /min；咖啡因实验组小鼠按 0.1 mL/10 g 腹腔注射

1% 咖啡因，室温放置 10~15 min；对照组小鼠腹腔注射等量生理盐水（0.1 mL/10 g），室温放置 10~15 min。

3. 将 3 只鼠分别放入 100 mL 的广口瓶内（瓶内放置少许钠石灰），塞紧瓶塞，连接测耗氧装置。

4. 待小鼠死亡后，记录小鼠在广口瓶内的存活时间，用测耗氧装置测定总耗氧量。根据总耗氧量 A（mL），存活时间（min），鼠体重 W（g）3 项指标，求出总耗氧率 R ［mL/（g·min）］。

公式：R（mL/g/min）=A（mL）÷W（g）÷T（min）

◆ 拓展阅读 4-3-1　测耗氧装置

5. 数据统计处理　收集各组各项指标的原始数据，列表并进行统计处理：求出各项指标均数和标准差（$\bar{x} \pm S$），并对不同组的存活时间（T）和总耗氧率（R）的均数差异做显著性检验。

【注意事项】

1. 浓硫酸有极强的腐蚀性，勿沾染皮肤、黏膜、衣服。

2. 缺氧瓶一定要密闭，可用凡士林涂在瓶口。

3. 腹腔注射，应靠近左下腹，勿损伤肝，但也应避免将药物注入膀胱。

分析与思考

1. 不同类型缺氧对呼吸和血液、肝颜色的影响是否相同，为什么？

2. 不同原因引起的缺氧，其发生机制有何不同？

3. 低温和抑制中枢神经系统功能为何能增强对缺氧的耐受？

4. 为什么要在缺氧瓶内放入钠石灰，对缺氧机制的分析有何意义？

（范小芳）

临床案例

患者，男，70 岁。8 d 前出现畏寒寒颤，咳嗽咳痰不多，少许白痰，能咳出，无胸闷气急，体温 38.7℃，自行服药降温；5 d 前出现胸闷气急，胃纳欠佳，伴鼻侧出现疱疹；3 d 前胸闷气急加重，伴胸痛、痰中带血丝，体温未见明显好转，遂至医院就诊。查体：体温 37.2℃，呼吸 30 次/min，脉搏 80 次/min，血压 132/64 mmHg；神志清，精神软；口唇处可见疱疹；双肺呼吸音粗，可闻及湿性啰音，心律齐，双下肢无水肿。甲流试验阳性。胸部 X 线片示：两肺弥漫性渗出斑片影。急诊生化：钙 1.91 mmol/L，葡萄糖 7.61 mmol/L，白蛋白 25.2 g/L，乳酸脱氢酶 556 U/L，C 反应蛋白 126.1 mg/L。急诊血气：给氧浓度（FiO₂）40.0%，pH 7.434，动脉血二氧化碳分压（PaCO₂）33.0 mmHg，动脉血氧分压（PaO₂）59.9 mmHg，碱剩余（BE）–1.7 mmol/L，全血乳酸（LAC）1.90 mmol/L，全血葡萄糖（GLU）7.00 mmol/L，氧合指数（P/F）151。血常规：白细胞计数 9.8×10⁹/L，红细胞计数 4.81×10¹²/L，血红蛋白 152 g/L，血小板计数 118×10⁹/L，中性粒细胞绝对数 9.20×10⁹/L。N 末端 B 型脑钠钛前体（NT–proBNP）：111 pg/mL。临床诊断：重症肺炎、甲型流感、Ⅰ型呼吸衰竭、酸碱平衡紊乱，急性呼吸窘迫综合征。

讨论：

1. 该患者发生低氧血症的直接原因、发病环节及诊断依据有哪些？

2. 诊断呼吸衰竭的最可靠指标是什么？

3. 急性呼吸窘迫综合征的发病机制是什么，其最基本的病理变化有哪些？

4. 急性呼吸窘迫综合征引起呼吸衰竭的主要机制是什么？

实验 11 急性呼吸窘迫综合征

急性肺损伤（acute lung injury，ALI）是指严重感染、创伤、休克等病理过程中并发的肺泡毛细血管膜损伤，导致肺水肿和肺不张，以进行性呼吸困难和顽固性低氧血症为临床特征的急性呼吸衰竭，肺部影像学上表现为非均一性的渗出性病变，其发展至严重阶段（氧合指数 <200）为急性呼吸窘迫综合征（acute respiratory distress syndrome，ARDS），因高病死率而备受关注。其发病机制与 ALI/ARDS 过度炎症反应中，炎性因子级联反应，氧自由基过量产生，中性粒细胞过度活化滞留毛细血管或肺泡腔产生过量髓过氧化物酶，使肺泡上皮及毛细血管内皮损伤，水转运障碍及肺表面活性物质异常有关，但其发病机制迄今尚未完全阐明。

【造模机制】

目前，常用以下几种造模方式。

1. 脂多糖（lipopolysaccharide，LPS） 是革兰氏阴性菌的主要致病成分，在 LPS 刺激下，炎症细胞迅速浸润肺组织，引起中性粒细胞和巨噬细胞浸润等炎症细胞聚集，进而导致相关炎性细胞激活，释放 IL-1β、IL-6 和 TNF-α 等一系列炎症介质，造成肺组织损伤。

2. 脓毒性休克引起的 ALI 肺是脓毒性休克患者最易受累的靶器官，其机制可能为病原体直接感染完整的内皮细胞，激活内皮细胞表面的识别受体，炎症因子与内皮受体结合引起内皮细胞收缩和细胞间黏附作用减弱等，使肺毛细血管内皮细胞破坏、通透性增加，进而引起肺水肿、肺氧合障碍。

3. 油酸 是一种毒性较强的脂肪酸，静脉注射即可刺激肺部微小血管强烈收缩，导致脂肪栓子阻塞肺毛细血管，引起肺微循环障碍。油酸进入体内后，激活补体，产生 C5a，后者趋化炎症细胞（PMN）在肺内扣押，并被激活，释放自由基，损伤毛细血管内皮细胞，并破坏肺泡表面活性物质，从而引起肺泡通气量与其毛细血管灌流量比例失调及肺泡毛细血管膜的弥散障碍，发生换气功能障碍，最终引起呼吸衰竭。

【实验目的】

1. 学习急性呼吸窘迫综合征实验动物模型的制备。

2. 观察急性呼吸窘迫综合征实验动物的表现，并探讨其发病机制及可能的防治措施。

【实验材料】

1. 实验对象 大鼠，体重约 250 g，雄性。

2. 实验器材与试剂 1% 戊巴比妥钠或异氟烷，微量进样器，5 mL 注射器，9 cm 培养皿，油酸（sigma 分析纯）或脂多糖，生理盐水，手术剪，眼科镊，持针器，△3/8 缝合针，4-0 丝线，3-0 丝线，12 号针头（钝头），16 号针头，15 mL、1.5 mL 离心管，4% 多聚甲醛，滤纸，载玻片，盖玻片，碘伏，棉签，BCA 蛋白定量试剂盒，瑞氏染色试剂，

1mL 可调微量移液，苏木素 – 伊红（HE）染色试剂盒，鼠台，电热鼓风干燥箱，血气分析仪，离心机，细胞计数仪，光学显微镜等。

【模型制备】

1. LPS 诱导的大鼠 ALI 模型　术前禁食（不禁水）4 ~ 6 h，称重，1% 戊巴比妥钠腹腔注射麻醉［0.4 mL/（100 g·BW）］，仰卧位保定，选用一次性静脉输液针的胶管制作套管，透射光插管法行大鼠气管插管，微量进样器平头针经由套管插入气管内进行缓慢滴注LPS（5 mg/kg）。LPS 给药后将大鼠竖立放置，缓慢转动大鼠，确保 LPS 均匀分布于两侧肺内。待动物苏醒后，正常饲养，按实验需要设 12 h、24 h 或 48 h 组等不同时间点。正常对照组给予无菌生理盐水，其余操作方法相同。

2. 盲肠穿孔法致脓毒性休克大鼠 ALI 模型　术前禁食（不禁水）4 ~ 6 h，称重，1% 戊巴比妥钠腹腔注射麻醉［0.4 mL/（100 g·BW）］，仰卧位保定，恒温装置使动物肛温保持在 36.5℃。手术区域备皮、消毒，沿腹白做一长约 2 cm 手术切口，找到盲肠后将其轻拉至腹腔外，保持回盲部通畅，将丝线于盲肠长度约 75% 近盲肠根部处结扎。结扎部分用 16 号针头均匀贯穿 6 个孔，确保肠内容物能顺利漏出，同时挤出黄豆大小肠内容物1 粒，用棉签将其均匀涂抹于腹腔，将盲肠复位后关腹。假手术组不进行盲肠结扎及穿孔，其余操作方法相同。

3. 油酸型大鼠 ALI 模型　大鼠术前禁食（不禁水）4 ~ 6 h，称重，1% 戊巴比妥钠腹腔注射麻醉［0.4 mL/（100 g·BW）］或异氟烷吸入麻醉后，仰卧位保定。颈部手术区域备皮，用碘伏消毒后，在大鼠颈部偏右侧锁骨上方约 0.5 cm 处用手术剪剪开约 1 cm 的横向小切口，用眼科镊小心分离皮下筋膜，寻找到颈外静脉，用微量进样器针头向心方向45° 角刺入颈外静脉，然后缓慢注入油酸（0.2 mL/kg），拔出针头，用棉签压迫针眼处片刻，缝合皮肤，碘伏消毒，将动物放回鼠笼内。正常对照组给予无菌生理盐水，其余操作方法相同。

家兔可采取耳缘静脉缓慢注射油酸 0.2 mL/kg，大鼠亦可采用尾静脉注射 LPS 或油酸制备 ALI 模型。

本实验采用油酸型大鼠 ALI/ARDS 模型。

【观察项目】

1. 一般情况　观察油酸给药前后实验动物一般状态，着重观察呼吸运动、口唇黏膜颜色，并记录呼吸频率。

2. 血气分析　油酸给药 2.5 ~ 3 h 后，再次麻醉后仰卧位保定，在甲状软骨下缘至胸骨上缘行颈部正中切口，分离颈总动脉并插管，采血 1 mL 做血气分析。以正常对照组大鼠血气指标作为对照。

3. 肺系数　放血处死动物，分离气管后夹闭并游离气管和食管，开胸，小心取出心和肺，细心剪去食管、心脏及肺门周围组织，用生理盐水冲洗其表面血液，并用滤纸吸去表面水分，观察肺外观，然后在普通药物天平上称重，计算肺系数。肺系数 = 肺重（mg）/ 体重（g）。

4. 支气管肺泡灌洗（bronchoalveolar lavage，BAL）　将肺放入 9 cm 培养皿内，用磨钝的 12 号针头插入气管并用线结扎固定，将 5 mL 生理盐水正压缓慢注入肺内，待注入生理盐水后，轻轻按摩肺组织 30 s，反复抽洗 3 次，回收肺泡灌洗液（bronchoalveolar lavage

fluid，BALF）。将 BALF 室温 1 000 r/min 离心 10 min，取上清，分装，–20℃冻存。取 10 μL 用于测定 BALF 中蛋白含量。

5. 细胞计数及分类 细胞沉淀用 1 mL 生理盐水重悬，采用细胞计数仪计数 BALF 中细胞数，即为细胞渗出数。取 10 μL 重悬液涂片，瑞氏染色，显微镜下观察细胞种类（白细胞计数及分类，中性粒细胞、单核细胞、肺泡吞噬细胞各占细胞总数的百分比）。

推片方法：取一滴重悬细胞液置于载玻片的一端，左手持载玻片，右手以边缘平滑的一端从悬液前方后移接触悬液，然后按推片与载片夹角保持 30°～45° 平稳地向前移动，载片上保留下一层薄膜，涂片制成后可手持玻片，在空气中左右挥动，使细胞膜迅速干燥，以免细胞皱缩。

6. 肺组织湿重和干重比（wet to dry ratio，W/D） 取不做支气管肺泡灌洗大鼠的左上肺组织约 0.1 g，称湿重（W）后，置于 80℃烤箱干燥 24 h 致重量恒定，称干重（D），计算 W/D，用以衡量肺组织中水的含量和肺水肿情况。其余肺组织 –80℃冻存。

W/D 计算式：肺湿重与干重比值 =（湿重 – 干重）/ 干重。

7. 病理学检查 在右肺中叶同一部位取约 1 cm×1 cm 大小肺组织，4% 多聚甲醛固定 24 h，常规石蜡包埋、切片、HE 染色，光镜下观察肺组织的病理形态改变。

以肺组织水肿、出血、炎性细胞浸润和小气道损伤等项病理改变，分为 5 级，见表 4-3-2。求出大鼠肺组织的各项病理改变程度的平均程度，作为肺损伤分数。

表 4-3-2 ALI 肺组织学评分标准

评分	病理变化程度	组织学改变
0	正常	无异常改变
1	轻且很局限	间质充血、水肿及 PMN 轻度浸润，肺泡腔中偶见 RBC 和 PMN
2	中等且局限	中度充血、水肿，PMN 部分充盈肺泡腔，尚未实变
3	中等但广泛	中度充血、水肿，PMN 较广泛或局部很显著充盈肺泡腔
4	重	显著充血、水肿，PMN 几近充满肺泡腔或完全实变

8. 炎症因子检测 酶联免疫吸附法（ELISA）测定 BALF 中 TNF-α、IL-6 等炎症因子含量。

9. 探索性指标 查阅文献，自行设计方案（如炎症反应、细胞死亡/凋亡、氧化还原失衡、凝血和纤溶失衡、表观遗传学等机制探讨），根据所在实验室的条件开展。

【实验总结】

整理记录实验结果，进而进行数据处理和统计学显著性检验分析，最后撰写实验报告或论文。

【注意事项】

1. 必须保证油酸准确注入血管内，由于使用剂量较小，用注射器直接注射误差较大。

2. 油酸纯度越高，所需剂量越少，不良反应越少，模型越稳定。纯度低、杂质多的油酸不良反应大，不适合大剂量制备重度肺损伤模型。注射方法越精确越好，一次剂量不宜过大，注射速度不宜过快。注射剂量偏低为宜，偏高则使动物在 24 h 内死亡，不利于观察研究。

3. 处死动物以放血为好，取肺时应将心肺提起，结扎后离断腔静脉及主动脉，并于气管分叉上 0.5 cm 处再结扎一线，从线上端剪断气管，最后连同心肺血管全部结扎离断，务求准确得出肺的重量。

4. 油酸型大鼠急性肺损伤模型制备时可采用右侧颈外静脉插管后，经三通从导管内直接给予油酸，此方法给予油酸后需再推注少量的 0.1% 肝素钠溶液冲洗导管。

分 析 与 思 考

1. ARDS 和 ALI 的定义和诊断标准是什么？ARDS 和 ALI 两者的联系与区别是什么？

2. 静脉注射油酸为什么会引起急性呼吸窘迫综合征？

3. 急性呼吸窘迫综合征典型的症状与体征有哪些？

（范小芳　龚永生）

临床案例

患者，女，56 岁。因活动后胸闷，气短 50 余天，加重 7 d 入院。查体：血压 122/84 mmHg，心率 82 次 /min，胸骨左缘 4 肋间闻及 3/6 级收缩期杂音。动脉血气分析：pH 7.54，PaO_2 64 mmHg，$PaCO_2$ 26.8 mmHg；凝血指标：凝血酶原时间（PT）16.3 s，活化部分凝血活酶时间（APTT）49.1 s，国际标准化比值（INR）1.36；N 末端脑钠肽原（NT–pro BNP）928 pg/mL，D– 二聚体：1.85 μg/mL。心电图：窦性心动过速，QⅢTⅢ（Ⅲ 导联呈 Q 波及 T 波倒置），顺钟向转位；超声心动图提示右心扩大，估测肺动脉收缩压 50 mmHg，左心室舒张末内径 35 mm，射血分数（EF）50%；肺动脉增强 CT 提示两肺多发肺栓塞。下肢血管多普勒超声提示右下肢股浅静脉血栓形成。临床诊断急性肺栓塞，肺动脉高压。给予重组组织型纤溶酶原激活剂（rt–PA）50 mg 溶栓，2 h 静脉泵入溶栓方案，治疗后见双侧肺动脉供血改善，SaO_2 波动于 88% ~ 92%。溶栓后第 3 天患者出现房颤，呼吸急促，考虑为溶栓再通后再灌注损伤引起，予清除氧自由基，保护心肌等，对症处理后溶栓第 6 天转为窦性心律。

讨论：

1. 患者溶栓第 3 天后出现呼吸困难的原因及可能机制是什么？

2. 实验中如何建立肺缺血再灌注损伤动物模型？

实验 12　肺缺血再灌注损伤

肺缺血再灌注（ischemia-reperfusion，I/R）损伤是指肺组织遭受一定时间缺血后恢复血液灌注，肺组织损伤程度反而增加的病理现象。临床发现肺栓塞溶栓治疗、肺血栓内膜切除术、心肺移植及肢体手术、腹主动脉肿瘤手术等后，肺都将经历 I/R 过程，且不可避免地受到不同程度的损伤。因此，肺 I/R 损伤及其所导致的肺功能障碍机制和防治也越来越受到重视。

【造模机制】

现常用的制备急性肺缺血再灌注损伤模型的方法有结扎或钳夹肺动脉和气囊堵塞肺动脉。

1. 结扎或钳夹肺动脉法　结扎线结扎或无创血管夹钳夹肺动脉一定时间后，剪开结扎线和撤除血管夹恢复血流供应可制成肺血管缺血再灌注损伤模型。动物实验证明，结扎肺动脉与肺动脉栓塞产生的病理结果相似。

2. 气囊堵塞肺动脉法　将带气囊的导管经静脉送入肺动脉并经造影证实后，向导管内注入空气使气囊膨胀闭塞相应的肺动脉一定时间（可达48 h）后，再将气囊放气拔出导管恢复血流制成肺缺血再灌注损伤动物模型。

缺血再灌注损伤随着病程的进展，可分为2个阶段：急性缺血期及血供重建再灌注期。缺血预处理（ischemic preconditioning, IPC）是目前认为可有效减轻I/R损伤的手段之一，IPC可产生内源性保护现象，但其作用机制尚未完全阐明。

本实验采用结扎或钳夹肺动脉法。

【实验目的】

1. 学习肺缺血再灌注损伤实验动物模型的制备。

2. 初步探讨肺缺血再灌注损伤的发生机制。

【实验材料】

1. 实验对象　大鼠，体重约250 g，雄性。

2. 实验器材与试剂　可调微量移液器，小动物呼吸机，电子秤，光学显微镜，分光光度计，鼠台，电热鼓风干燥箱，血气分析仪，手术剪，持针器，14G静脉留置导管，显微手术镊，△3/8缝合针，3-0丝线，无损伤止血钳，滤纸，4℃生理盐水，1%戊巴比妥钠，1 000 U/mL肝素钠溶液，BCA蛋白定量试剂盒，丙二醛（MDA）试剂盒，超氧化物歧化酶（SOD）试剂盒等。

【模型制备】

1. 术前准备　大鼠术前禁食（不禁水）4~6 h，称重，以1%戊巴比妥钠[0.4 mL/（kg·BW）]腹腔注射麻醉后，仰卧位保定。经口以14G静脉留置导管做气管插管，连接小动物呼吸机。小动物呼吸机参数设置：呼吸频率90次/min，潮气量10 mL/kg，吸呼比1∶2。

2. 肺缺血再灌注损伤　经左前胸第5肋间开胸，尾静脉注射1 000 U/mL肝素钠溶液，10 min后于呼气末用无创血管夹夹闭左肺门（观察肺无舒缩为阻断的标准）或用手术丝线通过肺门双活结套扎左侧肺门。阻断肺门后临时关闭胸腔，1 h恢复左肺血供后缝合关闭胸腔。

3. 实验分组　实验分设3组。假手术组（sham）组：开胸后仅游离左肺门但不阻断；缺血再灌注损伤（I/R）组：阻断左肺门1 h后松开血管夹或丝线恢复血供及通气；缺血预处理（IPC）组：在缺血再灌注实验前，先行左肺门阻断5 min再放开5 min，反复3次作为预处理，其余操作同I/R组。

【观察项目】

1. 血气分析　再灌注2 h后，大鼠右侧颈总动脉插管取血行血气分析。

2. 大鼠左肺组织湿/干重比（W/D）　放血处死动物后，剪断左肺门，取出左肺，用冰生理盐水清洗干净，并用滤纸吸干。剪取上段肺组织约0.1 g，电子秤称湿重（W）后，置于80℃烤箱干燥24 h致重量恒定，再次称干重（D），计算W/D。其余肺组织-80℃冻存。

W/D 计算公式：肺湿重与干重比值＝（湿重－干重）/干重。

3. 病理学检查　在右肺中叶同一部位取约 1 cm × 1 cm 大小肺组织，4% 多聚甲醛固定 24 h，常规石蜡包埋、切片、HE 染色，观察肺组织在光镜下的病理形态改变。

4. 肺组织 MDA 含量、SOD 活性测定　取新鲜的肺组织按试剂盒说明书要求制备组织匀浆液，并用分光光度计测定吸光度值，再通过公式计算出组织匀浆液中的 MDA 含量、SOD 活性。

5. 超微结构观察　按电镜取材要求，取左下段肺组织约 1 mm × 1 mm × 1 mm 大小，置于 2.5% 戊二醛溶液中固定，切片之后行电镜观察肺组织超微结构。

6. 探索性指标　查阅文献，自行设计方案（如氧自由基、钙超载、炎症反应、能量代谢障碍及微循环障碍等机制探讨），根据所在实验室的条件开展。

【实验总结】

整理记录实验结果，进而进行数据处理和统计学显著性检验分析，最后撰写实验报告或论文。

【注意事项】

1. 肺缺血再灌注损伤模型制备时，结扎线与血管之间应放置一硅胶管或直接用无创血管夹闭塞肺血管以减轻对血管内皮损伤。

2. 结扎肺门前 10 min 可静脉注射肝素，以防肺动脉内血栓形成。

3. 检测指标需严格按试剂盒说明书制备样品。

分析与思考

1. 肺缺血再灌注损伤的原因和条件有哪些？

2. 肺缺血再灌注损伤最明显的组织学变化是什么？

3. 肺缺血再灌注损伤的机制有哪些？

（范小芳　龚永生）

第四节　消化系统疾病实验

临床案例

患者，女，59 岁。左侧基底节区出血，保守治疗后 20 余天，进流食后有胃潴留，回抽可见咖啡样液。查体：体温 37.1 ℃，脉搏 80 次 /min，呼吸 22 次 /min，血压 150/92 mmHg，口角左偏，腹软，无压痛及反跳痛，右侧上肢坠落试验（＋），右下肢疼痛刺激下可见退缩反应，右侧肢体肌张力减低，双侧腱反射（＋＋），右侧巴宾斯基征（＋），右侧查多克征（＋）。胃液隐血试验（＋）。予护胃、促消化、降颅压等治疗。临床诊断：脑出血（左侧基底节区），应激性胃溃疡。

讨论：

1. 应激性溃疡的发生机制是什么？

2. 应激性溃疡的病因有哪些？

3. 应激性溃疡的病理生理学改变有哪些？

4. 实验中如何建立应激性胃溃疡动物模型？

实验 13 应激性溃疡

应激性溃疡是机体在严重应激状态下发生的胃肠道黏膜的急性糜烂、溃疡、出血，病情危重，病死率高，其发生机制比较复杂，导致应激的因素也比较多。1842 年 Curling 首先报道了烧伤后的患者易并发急性十二指肠溃疡，随后他又报道了颅内肿瘤术后患者发生消化道溃疡、穿孔、出血的案例。随着对应激性溃疡的深入研究，逐渐发现导致应激性溃疡的应激因素越来越复杂多样，剧烈运动和心理障碍都可使机体处于应激状态，引发应激性溃疡。

【造模机制】

为研究应激性溃疡的发生发展和治疗的机制，结合临床实际，目前已模拟了家兔、豚鼠、大鼠和小鼠等多种动物的多种应激因素所致的应激性溃疡模型。常用的方法有束缚浸水法、大面积烧伤法、败血症法、颅脑外伤法等各种应激因素刺激动物，然后根据 Guth 法计算胃肠道溃疡指数判断模型是否成功。根据在基础医学阶段的知识累积、实验室条件等因素，本实验主要介绍束缚浸水法制备应激性溃疡动物模型的方法、胃肠道黏膜的病理学特点及对临床应激性溃疡的模拟性。

在众多非损伤应激性溃疡动物实验研究中，束缚浸水（restraint water-immersion stress，RWIS）模型应用最为广泛。该模型从神经学和心理学角度出发，通过对精神、情绪产生强烈复合应激刺激以引发溃疡，与临床中机体遭受心理和生理的严重应激刺激非常相似。目前认为其发生机制是动物受到应激源刺激后，交感神经系统兴奋增加，引起血管收缩，从而导致黏膜缺血缺氧，抵抗力下降；同时副交感神经 – 垂体 – 肾上腺系统兴奋性升高，引起胃酸、胃蛋白酶和胃泌素分泌增加，从而引起应激性溃疡。溃疡形成在胃腺部沿血管走行分布，呈点状或条索状，浅表，不累及黏膜肌层。该模型主要应用于应激性胃黏膜损伤发生机制的研究及其治疗药物的筛选等方面。

【实验目的】

1. 学习束缚浸水法制备应激性溃疡动物模型。

2. 学习应激性溃疡模型的判断标准和指标。

【实验材料】

1. 实验对象 大鼠，体重 250 ~ 280 g，雌雄不拘。

2. 实验器材与试剂 自制大鼠保定板 / 网，医用真丝编织线（7 号），恒温水浴箱，TC–120 系列智能程控生物组织自动脱水机，KD–BM 生物组织包埋机，Leica RM2016 切片机，手术器械，玻璃分针，培养皿，小棉球，载玻片，盖玻片，滤纸，手术灯，1% 戊巴比妥钠，75% 乙醇，4% 多聚甲醛，固体石蜡，生理盐水等。

【模型制备】

1. 术前准备 大鼠于造模前禁食 12 h，自由饮水。称重，随机分为模型组和正常对照组，并做好标记。

2. 造模 大鼠腹腔注射 1% 戊巴比妥钠 [0.4 mL/（100 g·BW）] 麻醉；背部保定于自制大鼠保定板 / 网，头部向上，尾部向下；将保定好动物的自制小鼠保定板 / 网垂直放入（20±1）℃的恒温水浴槽中，水面至胸骨剑突处；束缚浸水 4~6 h 取出，断头取血处死，解剖观察并取材。

正常对照组不做处理。

【观察项目】

1. 实验取材和胃黏膜损伤程度观察　对照组大鼠于 2 h 后立即断头取血、处死，模型组大鼠于束缚浸水结束后立即断头取血、处死，结扎贲门，从幽门部向胃内注射 4% 多聚甲醛 5 mL 后结扎幽门，取出全胃，放置 15 min 后沿胃大弯剪开并展平，用生理盐水洗去胃内容物，滤纸轻轻吸干多余水分，用小棉球轻轻将胃黏液及凝血块擦掉，平铺于培养皿内，观察胃黏膜损伤的程度和形态。胃黏膜损伤程度采用 Guth 计数法，用胃溃疡指数（UI）表示，按溃疡面积大小进行双盲评分。UI 评分标准如下。

1 分：斑点状糜烂。

2 分：糜烂 < 1 mm。

3 分：1 mm ≤ 糜烂 < 2 mm。

4 分：2 mm ≤ 糜烂 < 3 mm。

5 分：3 mm ≤ 糜烂 < 4 mm。

6 分：4 mm ≤ 糜烂 < 5 mm。

7 分：5 mm ≤ 糜烂 < 6 mm。

以此类推，损伤宽度超过 1 mm 分数加倍。

2. 病理学检查　取大鼠胃窦部放入 4% 多聚甲醛中固定 3 d，经常规步骤处理：脱水、透明、浸蜡、石蜡包埋，取出连续切取厚 4 μm 的胃组织切片。在含少量乙醇的 48℃清水中展片，用载玻片捞起烤片，之后进行 HE 染色，观察各组大鼠胃黏膜组织病理学改变。

3. 结果分析方法　实验结果以均数 ± 标准差（$\bar{x} ± S$）表示，采用 SPSS 统计软件处理，采用 t 检验分析数据。

【注意事项】

1. 束缚浸水时，一定要保证恒温水浴槽中的温度为（20±1）℃，要密切观察大鼠的状态并注意控制体温，如发现呼吸异常，可用镊子将大鼠舌体牵向口角一侧，防止舌根阻塞呼吸道窒息而死。必要时，可以取出进行人工胸外按压。

2. 切片前将组织石蜡块放入清水中置于冰箱（-20℃）30 min，再取出切片。

分析与思考

1. 束缚浸水法制作应激性溃疡大鼠模型的评定标准有哪些？

2. 束缚浸水法制作应激性溃疡大鼠模型的血液和生化评定标准有哪些？

（杨拯　徐艳）

临床案例

患者，男，86 岁。3 d 前出现全腹胀痛，呈持续性，伴恶心，呕吐 10 余次，腹痛起大便未解，肛门无排气，遂至当地医院就诊。入院查体：体温 37.2℃，脉搏 73 次/min，呼吸 18 次/min，血压 148/72 mmHg，神志清，精神软，心律齐，未闻及病理性杂音，腹肌紧，左侧及右侧正中腹部压痛、反跳痛明显，肠鸣音 1~2 次 /min。辅助检查：C 反应蛋白 169.0 mg/L，白细胞计数 2.7×10^9/L，嗜中性粒细胞比率 0.74，红细胞计数 4.23×10^{12}/L，血红蛋白 130 g/L。腹部 CT：腹腔肠管扩张，并可见气液平形成。予禁食、胃肠减压、抑制消化液分泌、抗感染、静脉营养等治疗。临床诊断：腹痛待查，急性肠梗阻？

讨论：

1. 急性肠梗阻的病因有哪些？
2. 急性肠梗阻如何分类？
3. 肠套叠的典型表现有哪些？
4. 实验中如何建立急性肠梗阻动物模型？

实验 14 急性肠梗阻

肠道部分或者完全阻塞导致肠内容物不能通过肠腔的病理生理过程被称为肠梗阻（intestinal obstruction）。急性肠梗阻（acute intestinal obstruction）是外科疾病中常见的急腹症，病因众多，发病率高，约占外科急腹症的 20%，很大比例的病患需要手术治疗。急性肠梗阻导致的肠黏膜屏障功能受损可诱发和加重肠源性内毒素血症、全身炎症反应综合征（SIRS）和多器官功能障碍综合征（MODS）。

【造模机制】

目前，国内外报道了多种不完全性急性肠梗阻的造模方法，不同造模方法各有优缺点，且造模机制和适应证也不尽相同。目前常用的为丝线单纯结扎法，是用缝合针带丝线穿过肠系膜后不完全结扎肠管。这种方法操作简单，但存在以下弊端：结扎程度不同会造成梗阻程度不均一，结扎过度则会造成完全性肠梗阻；此外，丝线不具有弹性，食物易堆积于丝线梗阻部位，导致肠管增粗，使肠壁缺血坏死。

本实验介绍一种新的套环法建立大鼠不完全性急性肠梗阻模型，即将自制宽度为 3 mm 的无菌橡胶套环穿过肠系膜套于距回盲部 3~5 cm 回肠处，并缝合套环切口，将肠管放回腹腔原位，逐层消毒关闭腹腔。从模型发展上可以看出，套环法对肠组织的损伤较小、较缓，套环法建立的模型更符合临床早期的急性不完全性肠梗阻，如食物残渣缓慢滞留导致肠腔逐渐变小，堆积的食物缓慢损伤肠黏膜，以及一些炎症引起的不完全性肠梗阻等疾病。套环法建立不完全肠梗阻具有操作简单、成功率高、可复制性强的优点，而且此方法对肠道损伤较小、较缓，符合早期不完全性肠梗阻的病理特征，是一种比较理想的造模方法。

【实验目的】

1. 学习套环法制作急性肠梗阻模型。
2. 学习急性肠梗阻模型的成功判断标准和指标。

【实验材料】

1. 实验对象 大鼠，体重 250~280 g，雌雄不拘。
2. 实验器材与试剂 自制无菌橡胶套环：剪取长度为 6 mm 的医用乳胶胆管引流管（24 型 T 管），剪开做一套环（聚乙烯"夹子"）。医用真丝编织线（7 号），TC-120 系列智能程控生物组织自动脱水机，KD-BM 生物组织包埋机，Leica RM2016 切片机，烤箱，显微镜，直尺，无菌纱布，定量滤纸，载玻片，盖玻片，小动物手术台，手术器械，玻璃分针，手术灯，多聚甲醛，1%戊巴比妥钠，二甲苯，乙醇，KCl注射液，生理盐水，碘伏等。

【模型制备】

1. 术前准备　大鼠于造模前禁食12 h，自由饮水，称重，随机分为模型组和假手术组，并做好标记。

2. 手术操作　大鼠腹腔注射1%戊巴比妥钠［0.4 mL/（100 g·BW）］麻醉，仰卧位将其保定于小动物手术台上，腹部备皮，碘伏消毒皮肤后铺无菌纱布；于腹白线左侧1 cm做一无菌皮肤切口（2 cm），逐层分离打开腹腔，用无损伤镊轻轻将回盲部提出，放于无菌纱布上；套环组将自制无菌橡胶套环穿过肠系膜套于距回盲部3~5 cm回肠处，并缝合套环切口，然后用温生理盐水将肠段上的异物冲洗掉，放回腹腔原位，逐层消毒关闭腹腔。

3. 假手术组（丝线组）用带7号丝线的圆针避开血管穿透肠系膜，把距回盲部3~5 cm回肠肠管和与之并排的中心静脉导管一并结扎，最后轻轻抽出中心静脉导管，将肠段放回腹腔原位，逐层消毒关闭腹腔。

4. 术后立即补液，注射生理盐水（2 mL/只）和KCl注射液（0.1 mL/只），将大鼠放于温暖环境。正常对照组不做处理。

【观察项目】

1. 大鼠基本情况　造模后12 h、24 h、48 h、72 h分别观察记录动物的体重、进食量，粪便颗数、粪便干重。观察记录动物的精神状况及死亡情况。

2. 梗阻上段周径　待测大鼠在各时间点放血处死，打开腹腔于距手术梗阻部位以上3 cm的位置取出5 cm肠段，将其纵行剖开，平放于定量滤纸上，取上、中、下3个位置测量其周径并计算出平均周径值。

3. 肠道组织大体形态　打开待测大鼠腹腔使之充分暴露脏器，观察肠道大体损伤情况，参照Lefort式评分标准，评定粘连、狭窄、溃疡和肠壁厚度的等级，计算累积总分。了解各组各时间点梗阻部位以上肠道组织大体形态改变。是否出现不同程度肠粘连，肠壁增厚水肿，肠管扩张，血管明显，随时间推移偶见肠溃疡，呈现出一定的时间演化规律。

4. HE染色病理观测　取梗阻部位上1 cm处的肠段（2 cm），去除肠腔异物后，固定于4%的多聚甲醛中，24 h后肠组织经上行梯度乙醇脱水、二甲苯透明、浸蜡、包埋，制作4~5 μm石蜡切片，置于65℃烤箱中，4 h后取出备用。行HE染色：显微镜下观察细胞形态，并拍照。低倍镜下观察肠组织各层结构损伤程度，高倍镜下随机取不同视野观察组织切片，并参照Haglund和Osterberg（1999）损伤评分表进行双盲评分。常用Haglund评分10分制法的标准如下：

0分：正常绒毛和腺体。

1分：部分绒毛顶部上皮轻度受损。

2分：上皮下腺体轻度受损。

3分：上皮下间隙扩大，毛细血管充血。

4分：上皮与固有层中度分离，腺体受损。

5分：部分绒毛顶部脱落。

6分：绒毛脱落明显，毛细血管扩张。

7分：固有层绒毛脱落，腺体受损明显。

8分：固有层开始消化分解。

9分：出血、溃疡。

分值越高，说明肠组织各层结构损伤程度越严重。

评分后将整个实验组的评分作均数和标准差（$\bar{x} \pm S$），并做 t 检验。

【注意事项】

1. 手术时，要密切观察大鼠的状态并注意控制体温，如发现呼吸异常，可用镊子将大鼠舌体牵向口角一侧，防止舌根阻塞呼吸道窒息而死。必要时，可以进行人工胸外按压。

2. 套环是模型成败的关键，可根据大鼠的体重来选择型号，250 g 左右的大鼠可以选择医用乳胶胆管引流管（24 型 T 管）制作套环，以此为准上下稍作浮动来选择，保证套环边缘圆盾光滑，以增加组织相容性，减少肠损伤。

分析与思考

套环法制作急性肠梗阻大鼠模型的血液和生化评定标准有哪些？

（杨拯 徐艳）

临床案例

患者，男，41 岁。2 d 前饮酒、熬夜后出现上腹部绞痛，不剧烈，蜷曲位缓解，平躺时加重，持续不能缓解，遂至当地医院就诊。入院查体：体温 37.5℃，脉搏 110 次 /min，呼吸 20 次 /min，血压 148/72 mmHg，腹平软，中上腹及左上腹压痛，无反跳痛，Murphy征（−），叩诊呈鼓音，肝区叩击痛（−），移动性浊音（−），肠鸣音正常。辅助检查：血淀粉酶 318 U/L，尿淀粉酶 13 672 U/L，血脂肪酶 438 U/L。腹部 CT 示：胰腺肿胀，伴周围明显渗出性改变。予禁食、抑酸抑酶、抗感染、解痉、补液支持等治疗。临床诊断：急性出血性胰腺炎。

讨论：

1. 急性胰腺炎的常见诱因有哪些？

2. 急性胰腺炎的病理类型有哪些？

3. 急性胰腺炎的发病机制是什么？

4. 急性胰腺炎的常见并发症有哪些？

5. 如何建立急性胰腺炎动物模型？

实验 15　急性出血坏死性胰腺炎

急性出血坏死性胰腺炎（ANP）作为急性重症胰腺炎的一种类型，在临床上约占急性胰腺炎患者的 10%。急性出血坏死性胰腺炎发病较急、进展迅速，可导致患者出现全身器官功能损伤，甚至死亡，是临床常见的危急重症之一。目前，其发病机制仍不能完全明确，大量研究表明：不同的原因引起胰腺腺泡细胞损伤，引发胰蛋白酶的异常激活释放和巨噬细胞的激活，从而过度激活中性粒细胞，机体为防止炎症反应的过度和炎症范围的扩散，产生相应的抗炎因子阻止过多的促炎因子产生和释放，机体促炎因子（TNF-α、IL-6等）和抗炎因子（IL-10等）的平衡紊乱，促炎因子占据主导地位时，炎症反应由局部扩大到全身，导致全身炎症反应综合征；当抗炎因子过度释放占主导地位时，则导致代偿性抗炎性反应综合征（compensatory anti-inflammatory response syndrome，CARS），表现为免疫功能瘫痪和感染。

【造模机制】

急性出血坏死性胰腺炎实验动物模型的制备方法很多，其中牛磺胆酸钠逆行胰胆管注射法，诱发成功率高，重复性和可比性好，且该模型在病因、致病机制、病理方面与临床相似，此法已成为 ANP 模型制备的常用方法。其作用机制为：牛磺胆酸钠注入胰胆管后，通过直接化学刺激引起胰腺组织损伤，继而激活胰蛋白酶原，活化胰蛋白酶级联激活途径，导致胰腺组织的自身消化，诱发 ANP。牛磺胆酸钠的浓度及注药的时间对于建模的成功率有较大影响，本实验注射过程中采用微量注射泵恒速注射浓度为 3.5% 牛磺胆酸钠，并保持压力 5 min，以确保 ANP 模型成功建立。

【实验目的】

1. 学习急性出血坏死性胰腺炎实验动物模型的制备方法。

2. 学习急性出血坏死性胰腺炎实验动物模型成功的判断标准和指标。

【实验材料】

1. 实验对象　大鼠，体重 250～280 g，雌雄不拘。

2. 实验器材与试剂　小动物手术台，手术器械，微动脉夹，微量注射泵，一次性静脉输液针（规格：0.45），注射器，丝线，纱布，手术灯，全自动生化分析仪，光学显微镜，电子秤，TC-120 系列智能程控生物组织自动脱水机，KD-BM 生物组织包埋机，Leica BM2016 切片机，载玻片，盖玻片，3.5% 牛磺胆酸钠，1% 戊巴比妥钠，75% 乙醇，10% 中性甲醛，碘伏，生理盐水，5% 苦味酸，固体石蜡。

【模型制备】

1. 术前准备　大鼠实验前 12 h 禁食，自由饮水，称重并做好标记。

2. 手术操作　1% 戊巴比妥钠［0.4 mL/（100 g·BW）］腹腔注射麻醉，仰卧保定，用碘伏、75% 乙醇腹部常规消毒。经剑突下正中切口进腹，切口 2～3 cm，显露肝下间隙，暴露十二指肠，将十二指肠翻出体外，暴露胰腺，确认胰胆管及十二指肠乳头位置。以微动脉夹阻断近肝门处胰胆管，以防在注射时液体进入肝内胆管和反流十二指肠，用一次性静脉输液针（规格：0.45）于十二指肠乳头附近经十二指肠肠壁穿刺进入肠腔，经乳头逆行刺入胰胆管，进入约 5 mm，确认针头已进入胰胆管后，在十二指肠乳头处用另一微动脉夹夹毕、固定。

3. 模型复制　将 3.5% 牛磺胆酸钠溶液用微量注射泵恒速注入胰胆管内，用量 1 mL/kg，以 0.2 mL/min 的速度注射完毕，保持压力 5 min 后除去血管夹。

4. 连续缝合，关闭腹腔。

5. 术后皮下注射生理盐水 40 mL/kg 行液体复苏。术后禁食，自由饮水。

【观察项目】

1. 血清淀粉酶的检测　分别在造模前、注射牛磺胆酸钠 3 h、6 h 及 24 h 时间点各取血 1 次，用全自动生化分析仪测定血清淀粉酶含量。

2. 胰腺及腹腔变化 取血后处死大鼠剖腹，肉眼观察腹腔内改变，有无渗出、渗出液性质及量，观察胰腺及其他胰腺外器官变化。造模成功的大鼠打开腹腔后可以看到现胰腺明显充血、水肿，甚至胰腺局部出现不同面积坏死灶，不同量血性腹水及胰腺周围脂肪组织皂化斑点。

3. 胰腺病理组织学观察及损伤的评估 取胰腺组织置于 10% 中性甲醛缓冲液中固定，常规石蜡包埋、切片、HE 染色，光学显微镜下观察胰腺组织病理改变，并参照 Grewal 法对胰腺组织损伤进行定量评估。

评分标准：

（1）水肿 0 分 = 无水肿，1 分 = 轻度叶间隙增宽，2 分 = 重度叶间隙增宽，3 分 = 腺泡间隙增宽，4 分 = 细胞间隙增宽。

（2）坏死 0 分 = 无坏死，1 分 = 坏死面积 1%~10%，2 分 = 坏死面积 11%~20%，3 分 = 坏死面积 21%~30%，4 分 = 坏死面积 > 30%。

（3）炎症 以每高倍视野计，每 5 个炎细胞计 0.5 分，超过 30 个计 4 分。

（4）出血 0 分 = 无出血，1 分 = 有。

【注意事项】

1. 为防止注射时液体进入肝内胆管和反流十二指肠，注意用血管夹阻断近肝门处胰胆管。

2. 注意注射牛磺胆酸钠的浓度及恒定注药的时间。

3. 在胰胆管穿刺时争取一次成功，反复穿刺可能会加重组织损伤。

（徐艳 杨拯）

临床案例

患者，男，44 岁。7 d 前无明显诱因下出现右上腹痛，呈持续性，较剧烈，向腰背部放射，伴低热、恶心，休息后腹痛可缓解，未予重视，4 d 前出现皮肤眼白发黄，伴尿色发黄，遂至当地医院就诊。入院查体：体温 37℃，脉搏 80 次 /min，呼吸 18 次 /min，血压 130/85 mmHg，神志清，精神可，皮肤巩膜轻度黄染，未见蜘蛛痣及肝掌，腹软，肝脾肋下未及，右上腹有轻压痛，无反跳痛。辅助检查：谷丙转氨酶 33 U/L，谷草转氨酶 155 U/L，谷氨酰转肽酶 80 U/L，总胆红素 190.3 μmol/L，结合胆红素 114.1 μmol/L，未结合胆红素 76.2 μmol/L。腹部 B 超：肝内外胆管扩张，右肝片状高回声区伴周围胆管回声紊乱（胆管癌？），胆总管内低回声团。予抗感染、解痉、退黄、保肝等治疗。临床诊断：梗阻性黄疸，胆总管结石？肝内胆管结石？右肝占位性病变。

讨论：

1. 黄疸的类型有哪些？

2. 梗阻性黄疸的常见病因有哪些？

3. 梗阻性黄疸的发病机制是什么？

4. 实验中如何建立梗阻性黄疸动物模型？

实验 16 梗阻性黄疸

梗阻性黄疸（obstructive jaundice）是指因炎症、外伤、肿瘤、结石等因素造成胆道机械性阻塞而引起血清中胆红素升高，致使皮肤、黏膜、巩膜发黄的症状和体征。梗阻性黄疸是肝胆胰外科的常见病症。梗阻性黄疸根据阻塞部位不同，可分为肝外梗阻性黄疸和肝内胆汁淤积性黄疸2种。导致肝外梗阻性黄疸的主要原因是胆汁排出路径的机械性阻塞，如肿瘤、炎症、结石、粘连等；胆内胆汁性淤积的原因包括感染性、药物性、酒精性、自身免疫性、遗传性、妊娠及手术后等。由于胆汁分泌不畅，蓄积在肝细胞中的高水平的胆汁酸和胆红素常常会诱发急性肝损伤，首先导致氧化应激，然后导致多器官功能障碍，包括肾衰竭、循环系统障碍和免疫系统障碍。

【造模机制】

梗阻性黄疸的动物模型是研究各类肝胆疾病的发病机制、评价治疗效果及药物研发的基础。目前，对于梗阻性黄疸的基础研究，多采用肝毒性化合物或胆管结扎诱导的大鼠梗阻性黄疸模型。胆管结扎是采用外科手术方法，将大鼠胆总管结扎离断，造成胆汁不能正常引流至肠道，从而造成梗阻性黄疸。胆总管结扎诱导的大鼠梗阻性黄疸模型胆红素升高迅速，造模时间短，且能较真实地模拟胆道完全梗阻所致的胆汁淤积状态，因此，利用胆总管结扎模型可较好地研究急性胆汁淤积对肝损伤的生化及病理机制，如间质细胞、细胞因子、血清酶类等。

【实验目的】

1. 学习梗阻性黄疸模型的建立方法。

2. 学习梗阻性黄疸模型成功的判断标准和指标。

【实验材料】

1. 实验对象　大鼠，体重250～280 g，雌雄不拘。

2. 实验器材与试剂　小动物手术台，手术器械，玻璃分针，尼龙栓塞线，手术灯，腰垫，拉钩，显微剪刀，编织非吸收缝线，全自动生化分析仪，常温离心机，光学显微镜，TC-120系列智能程控生物组织自动脱水机，KD-BM生物组织包埋机，Lecia BM2016切片机，载玻片，盖玻片，1%戊巴比妥钠，碘伏，75%乙醇，10%中性甲醛，生理盐水，肝素，固体石蜡。

【模型制备】

1. 给大鼠称重，并做好标记。1%戊巴比妥钠［0.4 mL/（100 g·BW）］腹腔注射麻醉，仰卧保定，注意保定时双前肢尽可能伸展。剃刀剃除上腹部毛发，碘伏消毒后，再用75%乙醇脱碘。

2. 上腹部取正中直切口进腹，切口长2～2.5 cm。腰垫垫高上腹部，拉钩牵开腹壁。把肝的中叶和左外叶推向前腹壁，使膈顶的肝贴向膈肌，将十二指肠轻推向右下腹腔以充分暴露肝门及胆总管。

3. 在尾状叶胆管汇入胆总管下方和胰腺段胆管上段分离出胆总管：在胰腺的正上方看到尾状叶胆管汇入胆总管位置后，在其下方，接近胆胰汇合处，用显微镊游离约1 mm长的胆总管。

4. 游离出的胆管远端用丝线单层结扎，近端用丝线双重结扎，然后用显微剪刀在两结扎线间切断胆总管，残端约0.3 cm，去掉拉钩。

5. 剪断各结扎点上的手术线，丝线逐层缝合，关闭腹腔。

【观察项目】

1. 全身状况评价　大鼠术后均精心护理，观察各组大鼠活动、饮食状态、尾尖及耳部等部位皮肤及大小便颜色改变。

2. 肝功能等生化指标检测　建模 3 d 后，大鼠尾静脉取血 1~2 mL，肝素抗凝，2 000 r/min 离心 15 min，分离血浆，用全自动生化分析仪检测血液中总胆红素（TBIL）、总胆汁酸浓度（TCA）、谷丙转氨酶（ALT）、谷草转氨酶（AST）、碱性磷酸酶（ALP）的浓度。

3. 病理学观察　建模 3 d 后放血处死大鼠，手术开腹观察各组大鼠腹腔炎症和粘连程度，胆总管扩张和肝体积色泽变化。切取肝组织，肝标本在 10% 中性甲醛液中固定 24~48 h 后，常规石蜡包埋，连续 4 μm 厚切片，行 HE 染色在显微镜下观察肝组织病理形态学改变。

4. 成功建立梗阻性黄疸的标准

（1）大鼠皮毛黄染、小便黄染、大便呈陶土样。

（2）胆总管及各分支胆管扩张。

（3）各肝叶均肿胀。

（4）生化指标提示总胆红素明显升高。

【注意事项】

1. 手术中，注意全程保持腹腔湿润，减少对脏器的刺激。

2. 手术操作轻柔，不损伤肝门及额外组织。

3. 结扎固定牢固，避免滑结导致造模失败。

分 析 与 思 考

1. 简述梗阻性黄疸大鼠模型成功的评定标准。

2. 胆管结扎诱导梗阻性黄疸大鼠模型的机制。

（徐艳　杨拯）

临床案例

患者，女，54 岁，农民。因 6 h 内呕血 1 次、解黑便 2 次入院。既往有当地下水劳作史，2003 年行"切脾术"，有胃溃疡病史 4 年，有上消化道出血病史 2 次。入院查体：神志清，贫血貌，全身皮肤黏膜无黄染，浅表淋巴结无肿大，口唇苍白，颈软，双肺呼吸音清，心律齐，腹微隆，全腹无明显压痛反跳痛，肝未触及肿大，脾已切，移动性浊音（+），肠鸣音可，双下肢不肿。粪便检查：潜血（+++），电解质测定：门冬氨酸转移酶 43.905 U/L，血白细胞 6.86×10^9/L，红细胞 3.76×10^{12}/L，血红蛋白 116 g/L。入院后给予止血、抗感染、抑酸、降门静脉压、补液等治疗，患者症状改善，要求出院。

讨论：

1. 此患者可能患什么疾病？其诊断依据是什么？

2. 分析该患者临床症状产生的病理学机制。

3. 简述该疾病治疗的原则及依据。

实验 17　感染性肝硬化

肝硬化（hepatic cirrhosis）是指各种原因引起的慢性肝病，以肝组织弥漫性纤维化、假小叶和再生结节为组织学特征。临床上引起肝硬化的病因有很多，如病毒感染、寄生虫感染、乙醇、化学药物、胆汁淤积和循环障碍等。本次实验采用日本血吸虫建立感染性肝硬化动物模型，通过观察肝病理变化，继而掌握疾病发生发展的规律及预后。

【造模机制】

建立合适的肝硬化动物模型是观察肝硬化发生发展的关键。血吸虫病是一种感染引起免疫性疾病，虫卵又是其致病的最主要因素，大量活卵沉积在组织中，肉眼可见，其中成熟的毛蚴分泌的可溶性虫卵抗原诱发的虫卵肉芽肿及随之发生的纤维化是血吸虫病的主要致病机制，辅之病原学和病理学检查依据，更能直观阐述肝硬化病变基础。

建立日本血吸虫感染动物模型，操作快速简便，与其他感染性肝硬化相比，时间短，肝病理变化明显。病原学检测和免疫学检测方法多样，在动物模型的选择上可以是家兔或小鼠，本实验以家兔为例进行描述。

【实验目的】

1. 掌握日本血吸虫病动物模型的建立方法，加深对日本血吸虫感染后其寄生部位和病变特点的理解。

2. 掌握水洗沉淀法和毛蚴孵化法等病原学检查的操作方法。

3. 掌握日本血吸虫感染动物肝硬化病理标本的典型形态特点。

【实验材料】

1. 实验对象　家兔，体重 2.0～2.5 kg，雌雄不拘。

2. 实验器材与试剂　镊子，白金耳，吸管，三角烧瓶，纱布，棉球，烧杯，40 目尼龙筛，量杯，滴管，吸管，放大镜，恒流泵，注射器，导管，解剖盘，解剖镜，眼科剪，剪刀，止血钳，尼龙筛，弯头镊，载玻片，光学显微镜，EP 管，离心机，轮转式切片机，烘箱，无水乙醇（配制不同浓度），生理盐水，4% 甲醛 PBS 缓冲液，去氯水，苏木精染液，1% 伊红染液，中性树胶。

3. 其他　阳性钉螺。

【模型制备】

1. 尾蚴的逸出　将 10～20 只阳性钉螺放入三角烧瓶（100 mL）中，加去氯水至瓶口，为防止钉螺外爬，用一层纱布扎住瓶口，置于有光源的孵箱中，保持温度 20～25℃，2 h 后用白金耳蘸取液面数滴水于 1 张载玻片上，用解剖镜计数尾蚴数量。

2. 日本血吸虫尾蚴感染家兔　将家兔的四足保定于兔台，使腹面向上，用眼科弯剪剪去下腹部腹毛后，露出约 20 mm × 20 mm 的腹部皮肤，将滴有尾蚴的载玻片反转覆盖于湿润的皮肤上，10～20 min 后取下载玻片，解除家兔保定。每只家兔感染尾蚴以 1 500 条为宜。

【观察项目】

1. 水洗沉淀法和毛蚴孵化法查日本血吸虫感染

（1）尼龙筛及水洗沉淀法集卵　收集日本血吸虫感染 35～40 d 后的家兔粪便约 40 g，置一烧杯中，加少量清水搅碎调匀，再加水稀释，用 40 目尼龙筛滤入量筒。加清水，并冲洗筛上残渣至 250 mL 后转移入量杯内，静置 25 min，小心倒去上清液，再加满清水静置，重复此过程 3～5 次。最后去上清液，留取沉渣待用。

（2）沉渣镜检日本血吸虫虫卵　用滴管吸取沉渣滴于载玻片上镜检，查见日本血吸虫卵可确定为日本血吸虫感染。

（3）毛蚴孵化　将以上沉渣用滴管转移于 500 mL 三角瓶内，加去氯水至瓶口，置 25～28℃生化培养箱中孵化。于 4 h、12 h、24 h 以肉眼或放大镜各观察一次结果，如见水面上层有白色点状物来回做直线运动，即是毛蚴，检查结果为日本血吸虫感染阳性。

2. 日本血吸虫感染家兔的解剖及成虫灌洗

（1）日本血吸虫感染家兔的解剖　安乐死术处死血吸虫感染家兔，用剪刀剪开病兔腹壁和胸壁，打开腹腔、胸腔，暴露各脏器组织，观察虫卵沉积部位及成虫寄生部位。血吸虫卵主要分布于肝及肠壁组织，形成虫卵结节，肉眼可见散布在肝的淡黄色虫卵结节。血吸虫成虫寄生于肠系膜静脉，肉眼可见雌雄成虫合抱体。

（2）成虫灌洗收集　将导管针头插入家兔左心室，导管另一端连接恒流泵，用眼科剪于肠系膜静脉剪开一小口，在小口处可见流出的血液及成虫，用尼龙网筛接住冲出的成虫虫体，将收集的血吸虫成虫置于培养皿的生理盐水中，可见活的日本血吸虫雌雄成虫。

3. 日本血吸虫感染动物病理标本观察　将实验家兔肝取下，用生理盐水冲洗干净，钳取米粒大小的肝组织（或肠组织、肺组织）一块，用生理盐水冲洗后，放在 2 个载玻片间，轻轻压平，镜检。取下肝，可用石蜡包埋，切片 HE 染色，镜下观察可见虫卵肉芽肿。

【注意事项】

1. 尾蚴逸出必须有水，pH 6.6～7.8；置于有光源的孵箱中，保持温度在 20～25℃。

2. 尾蚴对氯的抵抗力低，故需要去氯水。

3. 血吸虫尾蚴侵入小鼠及家兔最短时间为 10 s，操作时需注意安全防范。

4. 感染动物粪便必须新鲜，不能混有尿液。若粪便不能及时检查，可加生理盐水调成混悬液，置冰箱 4℃保存 1～2 d，不影响孵化率。

5. 夏秋季节温度较高，为防止自然沉淀过程中，毛蚴过早孵出被倒掉，可用 1.2% 盐水代替清水，以抑制毛蚴孵出，但最后孵化时仍需用去氯水。观察时，以对着光源、齐瓶口观察为宜，肉眼或放大镜检查均可。

6. 沿着肝门静脉和肠系膜静脉查找成虫时，切勿用力拉扯，保持肠系膜静脉系统的完整有利于查找成虫。

分析与思考

1. 日本血吸虫病的致病机制是什么，如何诊断？

2. 根据实验动物感染解剖结果，理解感染性肝硬化的临床表现及并发症。

3. 试述感染性肝硬化的治疗方案。

（黄慧聪　梁韶晖）

第五节　泌尿系统疾病实验

临床案例

患者，男，18 岁。3 d 前因落水后出现腰痛，持续性，呈胀痛，活动后加重。伴有上腹部不适，有恶心呕吐，共 10 余次，胃纳差，无进食。2 d 前出现无尿，遂至当地医院就诊。入院查体：体温 36.8℃，脉搏 64 次/min，呼吸 20 次/min，血压 136/91 mmHg，神志清，精神可，颜面部和四肢无凹陷性水肿，双肾区叩击痛弱阳性，输尿管点无压痛。辅助检查：血肌酐 487.0 μmol/L，尿素氮 15.70 mmol/L。双肾 B 超：双肾皮质回声改变。予利尿、改善微循环、维持水电解质平衡等治疗。临床诊断：急性肾衰竭（肾前性）。

讨论：

1. 肾衰竭的病因有哪些？

2. 肾衰竭有哪些类型？

3. 肾衰竭的发病机制是什么？

4. 影响尿生成的因素有哪些？

5. 实验中如何建立肾衰竭动物模型？

实验 18　尿生成影响因素及急性肾衰竭

【实验目的】

1. 学习家兔麻醉、动静脉插管、尿道插管实验方法。

2. 观察正常家兔泌尿系统生理特性及药物等各种因素对尿量的影响，加深对肾生理、药物等因素的作用及作用机制的理解。

3. 制备家兔肾衰竭模型，了解急性肾衰竭动物内生肌酐清除率、尿蛋白、血尿素氮等生化指标测定方法。

4. 根据实验指标判断、分析及讨论急性肾衰竭的发病机制及其临床意义。

【实验原理】

尿液的生成过程包括肾小球滤过、肾小管与集合管的重吸收和分泌，凡影响上述过程的因素都可影响尿液的生成。尿液生成过程的变化常常是几种因素共同作用的结果。肾的基本功能是排泄机体代谢产物，维持机体内环境的相对稳定。急性肾衰竭是指由于各种原因引起的双肾泌尿功能在短期内急剧障碍，导致代谢产物在体内迅速积聚，水电解质和酸碱平衡紊乱，出现氮质血症和代谢性酸中毒，并由此发生的机体环境严重紊乱的临床综合征。

目前，急性肾衰竭研究使用的实验动物模型种类很多，从机制上可分为缺血性和中毒性急性肾衰竭模型。缺血性急性肾衰竭模型是通过机械方法或者药物方法，造成肾缺血，最终导致肾小管上皮细胞损伤，从而使动物发生急性肾衰竭临床症状。中毒性急性肾衰竭模型是通过肌内、静脉或腹腔注射的方式，将具有肾毒性的试剂注入实验动物体内，在体内经过一系列代谢最终蓄积于肾小管上皮细胞。由于其细胞毒性效应，最终导致肾小管上皮细胞损伤及坏死，诱导产生急性肾衰竭。

甘油作为高渗性物质，肌内注射后，可致局部肌肉变性坏死及血管内溶血，释放肌红蛋白和血红蛋白，两者可使肾血管收缩，肾小球出、入球小动脉均发生收缩，导致肾血流量和肾小球滤过率下降，引起肾缺血而使肾小管受到损害，导致肾小管损伤。同时，肌红蛋白和血红蛋白可分解为高铁血红素，对肾小管产生毒性作用。甘油诱导的急性肾衰竭模型，兼有肾缺血及内源性毒性物质对肾损伤的双重作用。

◆ 拓展阅读 4-5-1 急性肾衰竭模型研究进展

【实验材料】

1. 实验对象　家兔，体重 2.0~2.5 kg，雌雄不拘。

2. 实验器材与试剂　生物信号采集与处理系统（含血压换能器），全自动生化分析仪，尿液分析仪，尿液记滴器，保护电极，刺激电极，家兔手术台，外科剪，眼科直剪，外科镊，眼科镊，纹式止血钳，14 cm 止血钳，止血弯钳，手术刀，颈动脉插管，静脉输液器＋静脉插管，玻璃分针，200 mL、500 mL 塑料烧杯，动脉夹，针头（7 号、8 号），气管插管，三通，万能支架，缝合线，双凹夹，纱布，1 mL、5 mL、20 mL 注射器，医用导尿管，生理盐水，肝素钠溶液，20% 乌拉坦，1% 普鲁卡因，20% 葡萄糖溶液，1 : 10 000 去甲肾上腺素，抗利尿激素，0.5% 呋塞米，50% 甘油，液体石蜡。

【实验步骤】

1. 不同因素对泌尿功能的影响

（1）术前准备　家兔称重，自耳缘静脉注入 20% 乌拉坦［5 mL/（kg·BW）］，麻醉后，仰卧位保定于兔手术台上，做家兔颈部剪毛备皮。

（2）手术及插管等　颈部手术：在颈部正中切 3~4 cm 的切口，钝性分离肌肉，暴露气管及颈动、静脉。插管等操作：①气管插管；②颈外静脉插管，用于输液；输液速度调至 5 滴/min，以保持静脉通畅；也可以采用静脉留置针在耳缘静脉麻醉动物后连接输液装置输液；③分离一侧迷走神经，穿线备用；④颈总动脉插管：用于监测血压及取血。⑤尿道插管：使用双腔气囊导尿管，插入前用生理盐水或石蜡润滑，经尿道开口顺势轻柔插入，如遇阻力不可强行以免损伤尿道（雌性家兔 4~6 cm、雄性家兔 8~10 cm），到位后，抽出导尿管内导丝，观察有尿液流出后，经气囊管注入 0.5 mL 液体，以固定导尿管。

（3）其他　打开计算机及生物信号采集与处理系统，记录血压及尿量。手术及各项插管完成后，将静脉输液量调至 20 滴/min，平衡 10 min。

2. 急性肾衰竭模型制备　另取家兔 1 只，将 50% 甘油溶液，按 10 mL/kg 分别在家兔两后肢肌内加压注射。

【观察项目】

1. 不同因素对泌尿功能的影响

（1）尿常规　取适量尿液用尿液分析仪测定尿十项。

（2）肾功能　自颈总动脉取血 3~5 mL，加入含有促凝剂的取血管中，在全自动生化分析仪上测定血肌酐、尿素氮等指标。

（3）血压、尿量　静脉注射生理盐水，待血压、尿量稳定后，由静脉输液装置快速注射 37℃ 生理盐水 10 mL/kg（输液量调至 100 滴/min，输 5 min），观察记录血压与尿量的变化。

（4）高渗葡萄糖对尿量的影响　待血压、尿量稳定后，由静脉输入20%葡萄糖溶液2 mL/kg，观察并记录尿量变化。

（5）去甲肾上腺素对尿量的影响　待前一项实验效应基本消失，血压、尿量基本稳定后，经静脉注射1∶10 000去甲肾上腺素0.5 mL，记录注射后每分钟尿滴数，连续观察5 min。

（6）刺激迷走神经对尿量的影响　用中等强度电刺激右侧迷走神经20～30 s，观测5 min尿量的变化。刺激过程中注意观察血压变化，如血压过低，应减小刺激强度或停止刺激。对比刺激前后尿量的变化。

（7）呋塞米利尿作用　待前一项实验效应基本消失，血压、尿量基本稳定后，经静脉给予0.5%呋塞米溶液2 mL/kg，观察并记录尿量变化。

（8）抗利尿激素对尿量的影响　在利尿药作用的背景上，静脉缓慢注射抗利尿激素2 U，观察尿量变化并分析原因。

2. 急性肾衰竭　50%甘油溶液注射120 min后，取血尿样本。肉眼观察有无血尿。

（1）尿常规　取适量尿液用尿液分析仪测定尿十项。

（2）肾功能　自颈总动脉取血3～5 mL，加入含有促凝剂的取血管中，在全自动生化分析仪上测定血肌酐、尿素氮等指标。

（3）形态学观察　将对照及模型组家兔放血法处死，取出肾标本，称重，计算肾重与体重之比，观察并比较2只家兔肾的大体形态、颜色、光泽、条纹等。沿肾之凸面中部做一水平切面，深达肾盂，注意肾包膜情况、切面的色泽、皮质与髓质分界是否清楚等。组织切片：HE染色，显微镜下观察皮质肾小管上皮有无明显的变化、坏死、脱落，管腔中有无蛋白、红细胞、管型等。

（4）其他　根据所在实验室的条件自行设定急性肾衰竭的探索性指标，完成相关机制研究。

教学资源4-5-1　泌尿生理与药物的影响及急性肾衰竭模型制备技术路线

【注意事项】

1. 手术过程中操作应轻柔，尽量避免不必要的损伤和出血。

2. 用导尿管尿道插管时勿使导尿管扭结，保证尿液畅通流出。雌性家兔尿道开口于阴道前庭，插管时应避免插入子宫，尽量沿着腹壁一侧插入；或者注射局麻药普鲁卡因后，做约深1.5 cm的阴道侧切，则可以看见尿道开口，再行插管。

3. 进行各项实验之前应记录尿量作为对照。每项实验之后需等药物（或刺激）的效应基本消失，再进行下一项实验。

4. 要注意观察刺激因素对尿量影响的全过程，包括变化的峰值和持续时间。

5. 每次给药后均以少量生理盐水冲洗注射器，以保证药液完全进入体内。

6. 刺激迷走神经时，注意刺激的强度不要过强，时间不要过长，以免血压急剧下降、心脏停搏。

7. 不同的实验项目刺激反应的时程不同，因而记录尿量的单位时间也不同。刺激反应时间短的，采用每分钟尿滴数来观察尿量的变化；刺激反应时间长的，采用每5 min、10 min或更长时间的尿量来观察尿量的变化。

分析与思考

1. 尿是怎样生成的？
2. 试述葡萄糖和呋塞米利尿的作用原理及临床应用的不同。
3. 试述急性肾衰竭模型复制成功的判断标准。
4. 根据本实验结果，试分析急性肾衰竭的病理表现及可能的发病机制。
5. 试述急性缺血性肾衰竭时血、尿等各项指标变化特点及原因。

（李利生　王德选）

临床案例

患者，男，61 岁。6 d 前无明显诱因出现腰痛，伴发热，体温最高 38.7℃，伴尿频、尿痛、尿不尽感，遂至当地医院就诊。入院查体：体温 36.9℃，脉搏 66 次 /min，呼吸 19 次 /min，血压 107/64 mmHg，腹软，无压痛、反跳痛，肝脾肋下未及。右肾区轻叩击痛，左肾区无叩击痛，双下肢无明显水肿。尿常规：白细胞计数 54.36/HP，红细胞计数 11.84/HP，尿潜血（++），尿蛋白定性（+），中性粒细胞酯酶（+++）。C 反应蛋白 136.66 mg/L，白细胞计数 11.25×10^9/L，嗜中性粒细胞比率 0.72。予抗感染、补液对症支持等治疗。临床诊断：急性肾盂肾炎。

讨论：

1. 急性肾盂肾炎的发病机制是什么？
2. 急性肾盂肾炎的易感因素有哪些？
3. 急性肾盂肾炎与急性膀胱炎的区别是什么？
4. 急性肾盂肾炎的病理改变有哪些？
5. 实验中如何建立急性肾盂肾炎动物模型？

实验 19　急性肾盂肾炎

【实验目的】

1. 学习急性肾盂肾炎大鼠动物模型的制备。
2. 掌握急性肾盂肾炎的发病机制。

【实验原理】

急性肾盂肾炎是一种急性尿路感染疾病，如不及时治疗常会给患者的生命健康带来严重损害。尿路梗阻和泌尿系统有创操作是急性肾盂肾炎发病的常见易感因素。人类肾盂肾炎的致病菌以大肠埃希菌最多，逆行性感染是最常见的感染途径。

大鼠容易发生尿液自发性反流，造成逆行性感染。采用一侧输尿管暂时性阻塞，膀胱内注射大肠埃希菌造成的急性逆行性肾盂肾炎模型，从致病菌、传染途径和病理学改变等方面均与人类急性肾盂肾炎相似。该模型制作方法简单，重复性好，是研究人类肾盂肾炎合适的动物模型。而且，模型中患侧肾增大，病变明显，而健侧肾无明显改变，故可作自身对照。

【实验材料】

1. 实验对象　大鼠，体重 180～220 g，雄性。

2. 实验器材与试剂　小动物手术台，手术器械，TB 针，动脉夹，手术灯，电子秤，光学显微镜，组织匀浆器，培养箱，250 mL 锥形瓶，4 号缝合线，1% 戊巴比妥钠，75% 乙醇，生理盐水，LB 液体培养基，3 cm 6 孔培养基，石蜡切片，HE 染色设备及试剂，致病菌液（选用大肠埃希菌 O111B4 标准菌株，37℃培养箱中 LB 液体培养基培养 24 h，使其浓度达 0.5 麦氏单位，再用加样器稀释菌悬液，使最终浓度达 10^5/mL）。

【模型制备】

1. 术前准备　大鼠术前禁水 18 h。

2. 麻醉，保定　大鼠称重后，1% 戊巴比妥钠［0.4 mL/（100 g·BW）］腹腔注射麻醉，仰卧位保定，腹部皮肤去毛后消毒。

3. 腹部手术　下腹正中切口约 2 cm，逐层切开腹壁进入腹腔。在左侧后腹壁辨识左侧输尿管后，在中段两侧分别向后腹壁外侧穿线，并暴露膀胱。用动脉夹夹闭阴茎，用 TB 针向膀胱内缓慢注射 0.5 mL 致病菌液。拉紧腹壁外侧的缝合线两端，以适当的松紧度"结扎"输尿管，清理腹腔，逐层缝合腹壁，恢复供水和饮食。

术后 24 h 拆去腹壁外面的输尿管结扎线，使输尿管重新开放。

【观察项目】

术后第 7 天麻醉后用小夹子夹住尿道外口，防止尿液流出，放血处死动物，取出左、右肾。

1. 肉眼观察双肾大小及表面并称重。

2. 纵行切开肾，观察纵切面。

3. 无菌操作抽取膀胱尿液，接种于平板培养基上。

4. 取 1/2 左肾制成匀浆做培养，将纵切的另 1/2 左肾做病理组织切片，HE 染色后光镜下观察。

5. 肾大体及组织病理学观察。结扎侧肾表面可见数量不等的微小脓肿，个别肾可见较大脓肿突出肾表面，病变较重模型组实验动物患侧肾明显大于健侧肾，纵切面可见大小不等的脓肿，肾盂扩张，有少量脓性分泌物。实验动物患肾组织出现明显病理学改变，肾盂黏膜充血水肿，黏膜下大量中性粒细胞浸润，肾内可见大小不等的脓肿，少数肾小管内可见脓细胞和管型。实验动物尿路感染严重，尿液细菌培养阳性率高达 80%，左肾组织匀浆细菌培养阳性率高达 80%。

◆ **拓展阅读 4-5-2** 肾盂肾炎动物模型制作研究现状

【注意事项】

1. 可根据细菌毒力大小适当调整膀胱内注菌量，否则容易导致实验动物出现败血症或血源性肾盂肾炎。

2. 手术时应尽量避免膀胱痉挛，输尿管结扎的松紧度应适当。

3. 操作过程中注意控制温度及湿度，并注意消毒。

分析与思考

1. 急性肾盂肾炎模型复制成功后，肾大体及组织病理学有何特点？

2. 试述急性肾盂肾炎最常见的致病菌及最常见的感染途径。

（许益笑　王德选）

第六节　内分泌系统和营养代谢性疾病实验

临床案例

患儿，女，10岁。1周前出现多饮，约1 500 mL/d，伴尿量增多，夜尿1~2次/d，近1个月体重下降3.5 kg。2 d前出现呕吐，每日1~2次，为胃内容物，伴精神软，乏力，遂至当地医院就诊。入院查体：体温37.0℃，脉搏98次/min，呼吸26次/min，血压109/79 mmHg，神志清，精神偏软，反应可，面色欠红润，口唇干燥，眼眶稍凹陷，肢端凉。辅助检查：血糖20.8 mmol/L。pH 7.15，二氧化碳分压22.1 mmHg，氧分压74.1 mmHg，标准碳酸氢根9.9 mmol/L，碱差 −19.5 mmol/L。予禁食、吸氧、扩容、胰岛素维持降糖及补液等治疗。临床诊断：糖尿病，糖尿病酮症酸中毒。

讨论：

1. 高血糖对机体的影响有哪些？
2. 糖尿病的发病机制是什么？
3. 胰岛素的作用机制是什么？
4. 实验中如何建立糖尿病动物模型？

实验20　2型糖尿病

【实验目的】

1. 掌握链脲佐菌诱发糖尿病模型的方法。
2. 熟悉血糖的测量方法。
3. 利用大鼠糖尿病模型观察各器官病理变化及药物作用的影响。

【实验原理】

糖尿病（diabetes mellitus，DM）是由于胰岛素绝对或相对不足引起的代谢性疾病，以血葡萄糖慢性增高为特征，常伴有蛋白质、脂肪等代谢紊乱。长期存在高血糖，可导致各种组织，特别是眼、肾、心、血管、神经的慢性损害、功能障碍。糖尿病按病因可主要分为1型糖尿病（由于胰岛B细胞功能破坏所致，通常导致胰岛素绝对缺乏），2型糖尿病（以胰岛素抵抗为主，伴有胰岛素分泌不足；或胰岛素分泌不足为主伴或不伴胰岛素抵抗）。此外，还有特异性糖尿病（包括胰岛B细胞功能基因异常、内分泌疾病、胰腺疾病药物或化学物质所致糖尿病）、妊娠糖尿病等。其中，1型糖尿病约占糖尿病人群的5.6%，2型约占93.7%。

糖尿病是一种世界范围内的严重疾病，发病率呈逐年上升趋势，已成为危害人类健康的公共卫生问题。糖尿病及其并发症不仅严重影响患者的生活质量，也是致残、致死的重要原因。因此，有必要建立合适的糖尿病动物模型，阐明糖尿病及其并发症发病机制。糖尿病动物模型制备方法主要有手术切除胰腺、化学药物诱导、药物加膳食诱导、自发性糖尿病、转基因动物等。

拓展阅读 4-6-1 中国 2 型糖尿病防治指南

链脲佐菌素（streptozotocin，STZ）是一种含亚硝基的化合物，进入体内可特异性破坏胰岛 B 细胞。注射大剂量 STZ 后，可直接破坏胰岛 B 细胞。STZ 可引起 B 细胞内辅酶 I（NAD）浓度下降，NAD 依赖性能量与蛋白质代谢停止，导致胰岛 B 细胞死亡。STZ 可通过诱导一氧化氮的合成，破坏胰岛 B 细胞。小剂量 STZ 可破坏少量胰岛 B 细胞，死亡的胰岛 B 细胞作为抗原被巨噬细胞吞噬，产生细胞因子在胰岛局部促使炎性细胞浸润，活化释放 IFN-γ、NO、H_2O_2 等物质杀伤细胞。死亡细胞作为自身抗原可递呈给抗原递呈细胞，诱导释放细胞因子，放大细胞损伤效应，最终诱发糖尿病。

一次性大剂量注射 STZ（40～65 mg/kg）制备的糖尿病模型，较符合 1 型糖尿病的病理特征和临床表现。多次小剂量 STZ 注射（25～30 mg/kg）造模，或高糖高脂饮食加一次小剂量 STZ 注射造模，所诱发的模型较符合 2 型糖尿病（T2DM）的病理特征和临床表现。高糖高脂膳食可采用高糖高脂饲料，如 10% 猪油、20% 蔗糖、2.5% 胆固醇、1% 胆酸盐混合 66.5% 常规饲料进行制备。给大鼠投喂高糖高脂饲料 1～2 个月后，小剂量腹腔注射 STZ 制备 T2DM 模型。糖尿病模型制备成功后，可用于药物作用等实验观察，并可采集肾、心、肌肉、眼、卵巢、神经等器官组织和血液进行相应的实验研究。

【实验材料】

1. 实验对象　大鼠，180～220 g，雌雄不拘。

2. 实验器材与试剂　全自动生化分析仪，酶标仪，pH 计，注射器，血糖仪，试纸，STZ，柠檬酸，枸橼酸钠，双蒸水，生理盐水，1% 戊巴比妥钠，4% 多聚甲醛。

【模型制备】

1. 链脲佐菌素溶液配制　链脲佐菌素易溶于水，但其水溶液在室温下极不稳定，可在数分钟内分解成气体，故 STZ 水溶液应在低温和 pH 4 的条件下配制和保存。也可在注射前用 0.1 mol/L 柠檬酸缓冲液（pH 4.5）配制成溶液使用。配制柠檬酸缓冲液：柠檬酸 2.1 g 加入 100 mL 双蒸水配制成 A 液，枸橼酸钠 2.94 g 加入 100 mL 双蒸水配制成 B 液；将 A 液和 B 液按 1:1.32 比例混合，pH 计测量溶液 pH，调节 pH 至 4.5，即为 0.1 mol/L 柠檬酸缓冲液。配制 STZ 柠檬酸液：将 STZ 溶解于 0.1 mol/L 柠檬酸缓冲液中，配制成浓度为 2% 的 STZ 柠檬酸液。

2. 大鼠糖尿病模型制备

（1）由于 STZ 水溶液不稳定，半衰期较短，多主张快速静脉注射给药。大鼠也可腹腔注射 STZ 柠檬酸溶液进行模型制备给药，较为简便。

（2）按模型制备所需 STZ 剂量，在左下腹进行大鼠腹腔注射，制备糖尿病模型。

（3）注射 STZ 后第 3、7、14 天测定血糖，14 d 随机血糖 ≥16.7 mmol/L，作为糖尿病模型成功标准。

【观察项目】

1. 一般项目　造模前、后，观察大鼠的一般状态、皮毛颜色、反应情况、饮食饮水及排尿情况　正常大鼠精神状况良好，小便正常，活动自如，毛发光泽，反应灵敏。模型对照组大鼠精神逐渐萎靡，反应逐渐迟钝，进而出现多饮、多尿、多食、明显消瘦等糖尿病表现，部分大鼠出现活动障碍、感染等并发症。

2. 药物对 2 型糖尿病大鼠血糖、体重及血脂水平的影响　采用高脂高糖饲料喂养联合链脲佐菌素腹腔注射法构建 T2DM 大鼠模型，灌胃给予备选药物干预 6～8 周，观察体重变化并检测血清葡萄糖（GLU）、三酰甘油（TG）、总胆固醇（TC）、低密度脂蛋白胆固醇（LDL-C）、高密度脂蛋白胆固醇（HDL-C）等指标变化。

各组大鼠可分别于给药前和给药后由尾静脉取血，置于冰箱中 -80℃保存，用血糖仪及血糖试纸测定血糖水平。

大鼠用 1% 戊巴比妥钠［0.4 mL/（100 g·BW）］腹腔注射进行麻醉，由腹主动脉取血，分离血清，置于冰箱中 -80℃保存，用全自动生化分析仪测定血肌酐（serum creatinine，Scr）、血尿素氮（blood urea nitrogen，BUN）、葡萄糖（GLU）、三酰甘油（TG）、总胆固醇（TC）、低密度脂蛋白胆固醇（LDL-C）、高密度脂蛋白胆固醇（HDL-C）等。

大鼠剖腹分离右侧肾，去除包膜，用生理盐水清洗，吸干；分离左肾，去除包膜后切开，置于 4% 多聚甲醛溶液中进行固定，1/2 肾组织经石蜡包埋和切片处理后，进行 HE 染色，1/2 肾组织行免疫组化。心肌、血管、视网膜等其他组织采集参照以上方法。

3. 药物对大鼠血糖、胰岛素抵抗及脂类代谢的影响　采用高脂饮食饲养联合腹腔注射 STZ 建立 T2DM 大鼠模型。将造模成功的大鼠随机分为模型组（生理盐水）、格列本脲（或二甲双胍）组（阳性对照）和备选药物组，每组 8～10 只；另选 10 只正常大鼠作为正常对照组（生理盐水）。各组均灌胃给药，每天 1 次，连续 6 周。给药 5 周后进行糖耐量实验，分别检测腹腔注射 2 g/kg 葡萄糖溶液后 0、30、60、90、120 min 大鼠空腹血糖（FBG）水平。给药 6 周后，检测大鼠血清中空腹胰岛素（FINS）、FBG 水平并计算胰岛素抵抗指数（HOMA-IR）和胰岛素敏感指数（ISI）；全自动生化分析仪检测大鼠血清中游离脂肪酸（FFA）、低密度脂蛋白胆固醇（LDL-C）、高密度脂蛋白胆固醇（HDL-C）、三酰甘油（TG）、总胆固醇（TC）水平和酶标仪检测肝组织中超氧化物歧化酶（SOD）、谷胱甘肽过氧化物酶（GSH-Px）、丙二醛（MDA）水平。

4. 药物对糖尿病大鼠肝损伤的影响　选取大鼠随机分为对照组、模型组、治疗药物组（也可分为低、中、高剂量组），每组 8～10 只。除对照组外，其余组大鼠均采用 STZ 法建立 T2DM 糖尿病模型。造模成功后，分别给予治疗药物灌胃，对照组和模型组给予同等体积蒸馏水灌胃。连续干预 6～8 周后，取大鼠肝进行 HE 染色和 Masson 染色观察肝组织形态及肝纤维化情况。若研究药物作用机制，可同时取各组动脉血、肝组织匀浆，采用 ELISA 法检测血清 NF-κB、TNF-α 等因子变化；采用 RT-PCR 法检测肝组织 Toll 样受体 4（TLR4）、NF-κB mRNA 等表达变化，采用 Western blotting 法检测肝组织 TLR4、NF-κB 等蛋白表达变化。

5. 糖尿病大鼠肾变化及药物的影响　用 STZ 腹腔注射建立糖尿病大鼠模型。随机选取模型成功的大鼠，分成正常对照组、模型对照组、治疗药物组。每组大鼠分别于给药前及给药后 4、8、12、16 周测血糖水平。16 周后测定各组大鼠 24 h 尿蛋白定量、肌酐、尿素氮水平，大鼠肾组织行 HE 染色，镜下观察病理改变，免疫组化法检测每组大鼠肾组织基质金属蛋白酶 9 等表达水平。

【注意事项】

1. STZ 水溶液常温易分解，应现用现配，并在低温下操作。虽 STZ 溶液不稳定，应采用快速静脉注射，但配制成 STZ 柠檬酸溶液可进行腹腔注射，可降低给药难度，保证成模质量。

2. 注射 STZ 24 h 内，大鼠易出现低血糖，可给予 3% 葡萄糖饮用水，以避免出现动物死亡。注射 STZ 后 48 h 内要密切观察大鼠活动情况，必要时监测血糖。如动物血糖过高，可注射一定剂量胰岛素。

3. 大鼠糖尿病模型成功后，为避免动物酸中毒死亡，可进行适当限食。STZ 注射未成模大鼠，可在首次造模后 1 周再次注射相同剂量 STZ。

4. 大鼠血糖测量需要频繁取血，易合并感染。可采用尾静脉采血法测量血糖，并对采血部位进行严格消毒，以避免感染发生。

分析与思考

1. 如何应用 STZ 药物诱导 1 型和 2 型糖尿病模型？
2. 高糖高脂饮食加 STZ 腹腔注射诱导糖尿病的机制是什么？
3. 试述利用糖尿病模型设计实验观察糖尿病时各器官的病理变化，以及药物对糖尿病的治疗作用。

（金宏波　姜晓妹）

实验 21　胰岛素的降糖作用

【实验目的】
1. 观察胰岛素降血糖作用。
2. 观察过量胰岛素导致低血糖反应，掌握低血糖解救方法。
3. 学习使用血糖仪测量血糖的方法。

【实验原理】
　　胰岛素（insulin）是由胰腺内胰岛 B 细胞受内源性或外源性物质（如葡萄糖、乳糖、核糖、精氨酸、胰高血糖素等）刺激而分泌的一种激素。胰岛素参与调节糖代谢，能降低血糖，同时促进糖原、脂肪、蛋白质合成。外源性胰岛素主要用于糖尿病的治疗。注射过量胰岛素会导致低血糖，轻度低血糖可表现为饥饿、眩晕、苍白、软弱和出汗等症状。当血糖进一步降低时，出现中枢神经系统症状，表现为发音障碍、复视、肌肉震颤、共济失调，随后可出现昏迷或不同程度的惊厥等。低血糖可静脉注射 50% 葡萄糖进行抢救。

【实验材料】
1. 实验对象　小鼠，20 ~ 25 g，雌雄不拘。
2. 实验器材与试剂　小鼠保定器，1 mL 注射器，血糖仪，电子秤，胰岛素注射液，50% 葡萄糖，生理盐水，75% 乙醇，苦味酸溶液。

【模型制备】
1. 取禁食 8 h 的小鼠 24 只，随机分为 3 组（对照组，胰岛素低剂量组，胰岛素高剂量组），每组 8 只。称重，标记。

2. 将小鼠放入小鼠固定器中固定，按摩鼠尾，75% 乙醇消毒，待干后尾静脉采血 1 滴，使用血糖仪测定空腹血糖浓度。

3. 胰岛素低剂量组皮下注射 0.3 U/mL 胰岛素溶液 0.1 mL/10 g，胰岛素高剂量组皮下注射 2 U/mL 胰岛素溶液 0.1 mL/10 g，对照组皮下注射生理盐水 0.1 mL/10 g。

4. 对照组和胰岛素低剂量组给药后 15 min 尾静脉采血 1 滴，使用血糖仪测定血糖浓度。胰岛素高剂量组出现抽搐、翻滚等惊厥现象时，记录时间，尾静脉采血 1 滴，使用血糖仪测定血糖浓度；腹腔注射 50% 葡萄糖 0.1 mL/10 g，给予葡萄糖后 10 min，使用血糖仪测定血糖浓度。实验结果记录在表格中。

【观察项目】

1. 详细记录小鼠的血糖数据，并进行统计，分析血糖发生改变的机制。

2. 观察记录各组小鼠注射胰岛素后的反应及发生时间。

💻 教学资源 4-6-1　胰岛素降糖作用观察技术路线

【注意事项】

1. 小鼠实验前需禁食 8 h，以免影响血糖结果。

2. 取血时注意让血液自然流出，避免挤压。

3. 正确使用血糖仪，保证检测结果准确。

分析与思考

1. 胰岛素对糖代谢、脂代谢和蛋白质代谢有哪些影响？

2. 影响血糖仪测定结果的因素有哪些？

（王萍）

第七节　免疫系统疾病实验

临床案例

患儿，女，5 岁。确诊肾病综合征 3 年余，近半年内复发 2 次，后出现激素耐药，拟行环磷酰胺治疗，于当地医院住院。查体：体温 36.5℃（耳），脉搏 104 次/min，呼吸 21 次/min，血压 95/59 mmHg，神志清，精神可，全身皮肤无水肿，库欣貌轻度。辅助检查：尿蛋白定性阳性（+），24 h 尿蛋白定量 0.73 g/24 h。予低盐饮食、激素抗炎，择期行环磷酰胺治疗。临床诊断：原发性肾病综合征。

讨论：

1. 自身免疫性疾病有哪些类型？

2. 免疫抑制剂的作用机制是什么？

3. 免疫抑制剂如何分类？

4. 实验中如何建立细胞免疫抑制动物模型？

实验 22　免疫抑制动物模型的建立及其免疫功能检测

免疫抑制（immunosuppression）是免疫功能的抑制作用。免疫系统的各种细胞、器官和分子功能正常是机体免疫功能的基本保证，任何组分的缺陷都将导致免疫功能障碍，抗感染能力下降或形成免疫性疾病。免疫抑制动物模型是在免疫毒理学中常用的用于评估临床药物的动物模型。本实验利用环磷酰胺的免疫抑制作用，对小鼠进行免疫抑制，然后通过检测其细胞免疫功能、体液免疫功能、吞噬细胞功能，判断免疫抑制模型是否建立成功。

【造模机制】

目前在免疫毒理学中常用的化学造模剂有环磷酰胺（cyclophosphamide，CP）、氢化可的松、地塞米松、环孢素、放线菌素、长春新碱等。其中，环磷酰胺是治疗恶性肿瘤最常用的烷化剂代表药物，具有广谱抗癌作用，主要是破坏 DNA 的结构，阻断其复制，导致细胞死亡，抑制体液免疫应答和细胞免疫应答。因此具有较强的免疫抑制作用，是联合化疗、手术和放疗辅助化疗的常用药物之一，也是制备免疫抑制模型的常用药物。

【实验目的】

1. 学习利用环磷酰胺建立小鼠免疫抑制动物模型。
2. 学习免疫抑制模型成功的判断指标。
3. 掌握小鼠眼眶静脉窦采血、注射方法。

【实验材料】

1. 实验对象　SPF 级 BALB/c 小鼠，雄性，体重 20～22 g。
2. 实验器材与试剂　无菌 96 孔培养板，细胞计数板，酶标板，钢网研磨器，光学显微镜，细胞培养箱（37℃ 5% CO_2），酶标仪，离心机，超净台，水浴箱，流式细胞仪，分光光度计，毛细玻璃管，环磷酰胺，生理盐水，胎牛血清，EDTA 二钾，FACS 红细胞裂解液，RPMI 1640 培养液，刀豆蛋白（ConA），CCK-8 溶液，Hanks 缓冲液，PBS 缓冲液，PBS-Tween20 洗液，不同荧光素标记的抗小鼠单克隆抗体（CD3/CD19 抗体、CD3/CD4/CD8 抗体），抗体（羊抗鼠 IgG 抗体、羊抗鼠 IgM 抗体、羊抗鼠 IgA 抗体），包被的酶标板，酶标二抗（羊抗鼠 IgG、羊抗鼠 IgM、羊抗鼠 IgA），显色底物，2 mol/L H_2SO_4（终止液），印度墨汁，0.1% 碳酸钠。

【模型制备】

1. SPF 级 BALB/c 小鼠称重，随机分为模型组和对照组各 5 只，并做好标记。
2. 模型组动物经腹腔注射给予 100 mg/kg 环磷酰胺，对照组给予等量的生理盐水腹腔注射。隔日注射，连续 5 次。

【观察项目】

1. 细胞免疫功能测定

（1）血液中 T、B 淋巴细胞分类计数（流式细胞术）　动物眼眶取血，EDTA 二钾抗凝（50 μL/ 管），每管中加入 CD3/CD19，CD3/CD4/CD8 不同荧光素标记的单克隆小鼠抗体。每管加入 2 mL FACS 红细胞裂解液，室温下避光 20 min。1 200 r/min 离心 5 min，弃去上清液。每管再加入 2 mL PBS 缓冲液，1 200 r/min 离心 5 min，弃去上清液，加入 0.5 mL PBS 缓冲液混匀后，流式细胞仪进行检测。

（2）淋巴细胞增殖试验（CCK-8 法）　①脾细胞悬液的制备：小鼠颈椎脱臼处死，用乙醇棉球擦拭皮毛消毒。超净台内取出脾，放入预先盛有 5 mL RPMI 1640 培养液的 100 目钢网研磨器中研磨并过筛，转移至试管中，1 000 r/min 离心 10 min，弃上清，加入 RPMI 1640 培养液重悬稀释浓度为 1×10^6/mL。细胞悬液转移至 96 孔细胞培养板，100 μL/

孔，加 Con A（5 μg/mL），置于细胞培养箱中，5% CO_2、37℃ 培养 48～72 h。同时做不加 Con A 的阴性对照孔。②CCK-8 法：培养结束前 1～4 h，培养孔内加入 CCK-8 溶液 10 μL，混匀。37℃继续培养 1～4 h 后，用酶标仪测定光密度值 A 450 nm（用空白孔调零），记录结果。③结果判定：SI（刺激指数）=Con A 刺激孔 A 值 / 对照孔 A 值。

2. 体液免疫功能检测　测定血清 IgG、IgM 和 IgA 水平（ELISA 法）。小鼠摘眼球取血，室温放置 2 h 后，离心分离血清，4℃保存备用。向酶标板内分别加入稀释的待测血清 100 μL（分别稀释 1∶10、1∶100、1∶1 000、1∶1 000），阴性对照、标准品，做 3 个复孔，37℃孵育 1 h，弃去液体，洗涤液洗涤 4 次，每次 3 min，甩干。每孔加入相应的酶标二抗 100 μL（羊抗鼠 IgG 抗体、羊抗鼠 IgM 抗体、羊抗鼠 IgA 抗体），37℃孵育 30 min。弃去液体，洗涤液洗涤 4 次，每次 3 min，甩干。每孔加 TMB 底物溶液 100 μL，37℃避光孵育 10 min。每孔加终止液 50 μL，终止反应。用酶标仪在 450 nm 波长测定各孔的光密度值（OD 值）。绘制标准曲线，计算血清抗体含量。

3. 脏器指数测定　收集各组小鼠的胸腺和脾，称重，计算脏器指数，脏器指数（mg/g）= 脏器质量（mg）/ 体质量（g）。

4. 血常规测定　采用血细胞分析仪检测白细胞数、红细胞数、血小板数、淋巴细胞数、中性粒细胞数、单核细胞数。

5. 碳粒廓清实验　末次给药 24 h 后，小鼠左侧眼眶静脉窦注射印度墨汁（按 1∶5 稀释），给药剂量 0.05 mL/10 g。注射完毕后立即计时。分别于注射后 2 min 和 12 min 用预先肝素处理过的毛细玻璃管从右侧眼眶静脉窦取血 20 μL，置入盛有 2 mL 0.1% 碳酸钠溶液的试管中，摇匀。0.5 cm 比色杯在分光光度计 650 nm 波长处测定光密度（OD）值，以 0.1% 碳酸钠溶液为空白。处死小鼠，取肝、脾称重（若肝、脾均变黑，证明注射成功）。计算廓清指数 K，K=（lgOD1－lgOD2）/（t_2－t_1），式中 OD1 和 OD2 分别为 2 min 和 12 min 血液样本的检测 OD 值；计算吞噬指数 α，α = 1/3K ×（体质量 / 肝和脾质量）。

6. 探索性实验　查阅文献，根据实验室条件自行设计中药药品对环磷酰胺诱导的免疫抑制模型小鼠的免疫调节作用。

【实验结果】

整理记录实验结果，进而进行数据处理和统计学显著性检验分析，撰写实验报告。

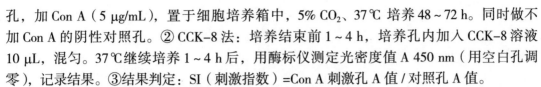 教学资源 4-7-1　小鼠免疫抑制动物模型制备技术路线

【注意事项】

1. 脾细胞制备与培养过程中，要注意无菌操作，以避免细菌污染导致实验失败。

2. 细胞操作要轻柔、迅速，以免细胞损伤影响实验结果。

3. ELISA 操作过程中，洗涤要彻底，防止出现假阳性。

4. 静脉注入碳粒的量、取血时间、取血量一定要准确。墨汁临用前要摇匀。

（董海艳　薛向阳）

（案例提供：王德选）

数字课程学习

▶▌教学视频　　⬇ 教学 PPT　　✎ 自测题

第五章
人体机能学实验

临床案例

患者，男性，55 岁。近 6 个月来，患者感觉身体疲劳并时常出现持续的短促呼吸，运动时加重。1 个月前，患者因为上呼吸道感染出现咳嗽、咳痰、咳白色黏痰，并且每日晨起加重。自服甘草片后，病情无缓解。入院查体：体温 37℃，脉搏 72/min，呼吸 25/min，血压 120/80 mmHg，患者轻度呼吸困难。呼吸浅而快。听诊双肺呼吸音减弱，呼气延长。肺功能测试：FEV_1 为预测值的 70%，动脉血气：PaO_2：75 mmHg，$PaCO_2$：42 mmHg，pH：7.32。患者有 40 年吸烟史，吸烟量为每天 1 包。临床初步诊断：慢性阻塞性肺疾病。

讨论：

1. 慢性阻塞性肺疾病的病因有哪些？
2. 慢性阻塞性肺疾病有哪些类型，发病机制是什么？
3. 什么是 FEV_1，有何临床意义？
4. 除了 FEV_1，本病还可以进行哪些肺通气功能检测？
5. 慢性阻塞性肺疾病如何治疗？

实验 1　人体肺通气功能检测

肺通气（pulmonary ventilation）是气体在外界大气和肺泡之间的交换过程，实现肺通气的器官包括呼吸道、肺泡、胸膜腔、膈和胸廓等。因此，肺通气功能受许多因素的影响，如呼吸肌的收缩功能、肺的弹性、胸廓的大小和弹性、胸膜腔负压、气道阻力等。肺通气功能检查是呼吸系统疾病的必要检查之一，对于肺、气道病变早期诊断，明确病变部位、疾病类型，评估病情严重程度及预后，评定药物或其他治疗方法的疗效，以及对危重患者的监护等方面具有重要的临床价值。常用的肺通气功能检测的指标包括：肺活量、用力呼气量、最大通气量等。常用的肺容量和肺活量术语见表 5-0-1。

表 5-0-1　常用的肺容量和肺活量术语

术语	缩略语 / 符号	单位
呼吸频率	RR	次 / min（BPM）
呼气每分通气量	$VE=RR \times V_T$	L/min

术语	缩略语 / 符号	单位
肺容量		
潮气量	V_T	L
补吸气量	IRV	L
补呼气量	ERV	L
残余气量	RV（预测的）	L
肺活量		
吸气量	$IC=V_T+IRV$	L
呼气量	$EC=V_T+ERV$	L
肺活量	$VC=IRV+V_T+ERV$	L
功能性残余气量	FRC=ERV+RV	L
肺总量	TLC=VC+RV	L
肺功能测试		
最大吸气量	PIF	L/min
最大呼气量	PEF	L/min
用力肺活量	FVC	L
用力呼气量（1 s）	FEV_1	L
1 s 呼出的 FVC	$FEV_1/FVC \times 100$	%

【实验目的】

1. 了解肺活量、用力呼气量和最大通气量的测定原理。

2. 学习使用呼吸流量计测定人体肺通气功能的方法。

3. 了解各项肺功能指标的生理意义。

4. 结合临床案例，理解肺通气功能的评估方法及其应用价值。

【实验材料】

人体生理信号采集与处理系统或简易肺功能检测仪，呼吸流量计，呼吸面罩，75% 乙醇，医用棉球，15～20 cm 宽束腹带或束胸带（宽布带也可），气道阻力调节器。

【实验对象】

健康成年受试者。

【实验内容】

1. 实验前准备

（1）分组　将受试者分成 2 组：男性组、女性组。

（2）设备连接　将呼吸面罩与实验系统的通气管相连，并与呼吸转换器连接，插入人体生理学实验系统的信号采集通道中或直接连接简易肺功能检测仪。连接计算机，打开信号数据采集与处理软件，选择呼吸系统实验，先做简单的测试，即嘱受试者进行简单的吸气、呼气运动，记录曲线并进行调试，待曲线显示稳定后即可进行下列实验。

（3）受试者体位　建议采用坐位，选择有靠背的、固定的椅子。测试时应挺胸坐直不靠椅背，双脚着地不跷腿，头保持自然水平或稍微上仰，勿低头弯腰俯身。在测试过程中，应避免受试者观察实验结果，以防止受试者的主观意识影响实验结果。输入编号、姓名、性别、出生日期、身高和体重等计算余气量的预测值。

2. 肺活量的测量　受试者在放松状态下，将呼吸面罩与面部紧密相贴，防止口角和鼻孔漏气。在平静呼吸状态下，记录平稳的潮气呼吸至少 3 次后，令受试者在平静呼气末最大深吸气至肺总量位后再做缓慢呼气至残气位（尽力做最大程度的深吸气，随即做最大程度的深呼气），随后恢复平静呼吸 2 ~ 3 次。仪器记录的呼出的气体量即为肺活量（VC），此处为呼气肺活量。标记为：肺活量。

计算 1 min 呼吸次数（BPM），测定单次吸气的容量、潮气量（V_T），计算出每分通气量（VE）。测定补吸气量（IRV）和补呼气量（ERV）。计算余气量（RV）的测量值。

注意：在测定 ERV 时，标记应该置于正常吸气开始处（波谷）；而在测定 IRV 时，标记应该移至正常吸气结束处（波峰）。

3. 用力肺活量的测量　受试者在进行数次平静呼吸之后，听到口令后做最大限度的吸气，吸气末屏息 1 s，然后立刻用最大力气和最快速度爆发式呼气，呼气至残气位（直至不能继续呼出气为止），该呼出气体量即为用力肺活量（FVC）。通过生物信号采集软件记录曲线，并测量在完全吸气至肺总量后在不同时间点（第 1 秒、第 2 秒、第 3 秒）的用力呼气量。第 1 秒呼气量即为 1 s 呼气容积（FEV_1），以此类推。标记为用力肺活量。

结果评价标准：正常成年人 FEV_1/FVC 为 83%、FEV_2/FVC 为 96%、FEV_3/FVC 为 99%。用力肺活量是测定呼吸道有无阻力的重要指标（图 5-0-1）。

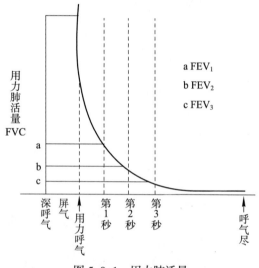

图 5-0-1　用力肺活量

4. 气道阻力增大实验（模拟慢性阻塞性肺疾病，支气管哮喘等）　实验方法与用力肺活量检测的方法基本相同。在完成正常受试者的用力肺活量测定后，将测试用的通气管连接气道阻力调节器，使通气管的管径减小为原来的 1/2，以模拟气道狭窄。再进行上述同样的测试，测量并记录用力肺活量，与正常的用力肺活量比较分析；然后将阻塞的通气管恢复原状，再次测量用力肺活量。

5. 限制性肺疾病模型（限制胸廓活动幅度）实验　实验方法与肺活量、用力肺活量测量的方法基本相同。在测定完成正常受试者的肺活量、用力肺活量后，用宽束胸带或宽束腹带缠绕在胸廓（自腋下至胸骨剑突处），在正常呼气末绑紧，令受试者只能小幅度呼吸，以模拟限制性肺疾病模型，再次测定受试者肺活量，测量并记录用力肺活量曲线，计算此时的用力肺活量，与之前的正常肺活量和用力肺活量分别进行比较分析。

6. 改变通气管长度，模拟不同无效腔状态下的肺通气　实验方法与肺活量、用力肺活量，最大通气量的测量方法相同。测定完正常受试者的肺活量、用力肺活量、最大通气量后，在气体流量计与通气面罩之间加装不同长度的通气管，即增加气道无效腔的容积，再次测量肺活量、用力肺活量、最大通气量，以观察无效腔对肺通气功能的影响。

7. 结果数据统计分析

（1）将男生组与女生组的实验结果分别汇总，采用 t 检验统计方法分析比较 2 组间的肺活量、用力呼气量、最大通气量的差异。

（2）比较气道阻力增大后与正常状态的用力肺活量的变化，并分析原因。

（3）比较限制胸廓运动后的肺活量、用力肺活量与正常状态的肺活量、用力肺活量的变化，并分析原因。

▶▶ 微视频 5-0-1　人体肺通气功能检测实验过程

🖳 教学资源 5-0-1　人体肺通气功能检测技术路线

【注意事项】

1. 受试者应自愿参加实验测试，对受试者进行情况告知，再进行实验。呼吸系统感染者，切勿作为本实验的受试者。

2. 受试者穿着松紧适中，以免限制呼吸运动。

3. 实验时采用呼吸面罩，并使用 75% 乙醇棉球对通气管进行消毒，以防止交叉感染的风险。测定时，受试者要将呼吸面罩与面部紧密相贴，以防止从鼻孔漏气。

4. 由于肺活量计接口对温度敏感且在预热时产生漂移，请至少于使用前 5 min 打开仪器。

5. 实验室环境要求相对清洁、无尘，并做简单消毒处理，不得与动物实验室混用，并保持室温在 22 ~ 25℃。

◈ 拓展阅读 5-0-1　世界无烟日

分 析 与 思 考

1. 临床进行肺通气功能检测，通常会在给予支气管扩张剂前后分别检测，试分析讨论其意义。

2. 慢性阻塞性肺疾病和支气管哮喘患者的用力呼气量会如何变化，为什么？

3. 试分析当增加呼吸管长度，即增加解剖无效腔时，肺通气功能将如何变化？

（于利）

临床案例

患者，男，52 岁。近 3 年来常出现间断性头晕、头痛，伴视物模糊，无胸痛、胸闷，无恶心、呕吐等不适症状，休息及自行服用罗布麻片后症状缓解。1 周前患者再次出现头晕、头痛，并且出现恶心、呕吐症状，服用罗布麻片症状缓解不明显。入院检查：体温 36.4℃，脉搏 78 次 /min，呼吸 18 次 /min，血压 150/95 mmHg。心电图及心脏超声提示左心室肥厚。每日监测血压 3 次，均高于正常值。临床诊断：原发性高血压（一级）。

讨论：

1. 该患者出现头痛、头晕的原因是什么？根据对患者的检查，清给出初步诊断。

2. 什么是动脉血压，动脉血压的正常值是多少？

3. 测量血压有几种方法，各有何意义？

4. 动脉血压的形成条件是什么，影响动脉血压的因素有哪些？

5. 什么是高血压，高血压的诊断标准是什么，如何分级？

实验 2 人体动脉血压的测量

动脉血压（arterial blood pressure）是指流动的血液对单位面积动脉管壁的侧压力。动脉血压是人体的基本生命体征之一，也是临床医师评估患者病情轻重和危急程度的重要指标之一。

动脉血压直接测量法是将含有抗凝剂的特制导管，经皮穿刺送至主动脉，导管与压力传感器连接，直接显示血压。本法为有创方式，临床上仅适用于某些特殊情况。一般人体血压是用血压计（sphygmomanometer）与听诊器的间接测量法测量的，测量部位通常为上臂的肱动脉。

柯氏音听诊法测量动脉血压的原理是用血压计的袖带在肱动脉外施加压力，根据血管音（科氏音）的变化测量血压。正常情况下，血液在血管内流动时并没有声音。如果血液流经血管狭窄处时形成涡流，则可发出声音。1905 年，俄国学者 Korotkoff 发现，用臂带绑扎上臂并加压，袖带压大于收缩压可阻断动脉血流而无声音，当其等于或低于动脉内最高压力时，血流开始恢复并引起湍流而致动脉壁振动，此时可通过听诊器听到声音并可触及脉搏，一旦袖带压降至舒张压水平，血管完全通畅而无湍流，此时声音消失。上述听到的声音一般分为科氏音 5 期。首次听到的响亮拍击声为第 1 期，此时袖带内的压力数值即为肱动脉的收缩压（SP）；随后拍击声减弱并伴柔和吹风样杂音为第 2 期；继而拍击声增强和杂音消失为第 3 期；随之音调沉闷为第 4 期；最终声音消失为第 5 期，此时，袖带内压力即为舒张压（DP）（图 5-0-2）。

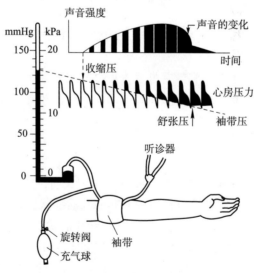

图 5-0-2 科氏音动脉血压测量的原理

【实验目的】

1. 掌握人体动脉血压测定的原理与方法。

2. 掌握科氏音听诊法测定肱动脉血压的方法。

3. 学习无线人体采集系统测量动脉血压的方法。

4. 观察在正常情况下，运动及体位改变对人体动脉血压的影响。

【实验材料】

听诊器，血压计，HPS-100 人体生理实验系统，功率自行车，检查床。

【实验对象】

健康受试者。

【实验内容】

1. 熟悉血压计的结构　血压计有数种，常用的有水银式、表式和数字式等。本实验应用水银式血压计测量血压。水银式血压计包括袖带、橡皮球和测压计 3 部分。在使用时先驱净袖带内的空气，打开水银压力计根部的开关。

2. 科氏音听诊法测量动脉血压

（1）受试者脱去一侧上肢衣袖，静坐 5 min。前臂平放，手掌向上，上臂中段与心脏位置等高，水银槽也与心脏在同一水平。

（2）检查者松开血压计橡皮球上的螺旋阀，排尽袖带内的空气，然后将螺旋阀旋紧。确保水银柱液面与 0 点平齐。

（3）将袖带缠在受试者的上臂，使袖带下缘在肘窝横纹上 2 ~ 3 cm，袖带松紧应适宜。

（4）检查者佩戴好听诊器，在肘窝内侧触及肱动脉搏动后，将听诊器的胸件放于其上，轻压胸件与皮肤紧密接触。

（5）挤压气球向袖带内充气，边充气边听诊，使水银柱逐渐上升到听诊器内听不到动脉脉搏音为止，继续打气使水银柱再上升 20 ~ 30 mmHg。随即松开气球螺旋阀，缓慢放气，两眼平视水银柱，同时仔细听诊。在第一次听到"嘣嘣"样声音时，血压计水银柱所指示的压力刻度即代表收缩压。

（6）继续缓慢放气，可听到声音由低到高，而后由高到低，最后突然消失。声音突然消失时水银柱所指示的压力刻度即代表舒张压；亦可用声音由高到低的瞬间水银柱指示的压力刻度来代表，两者相差 5 ~ 10 mmHg。

（7）血压记录常以收缩压 / 舒张压 mmHg（kPa）的形式表示。

3. 观察影响动脉血压的因素

（1）实验仪器连接　将无线信号接收器的接口插入 HPS-100 人体生理实验系统的任意通道，连接无线信号接收器，将血压传感器信号输入线与采集系统主机任意接口相连。

（2）血压测量　将袖带里的气体用挤压袖带的方式排出后，袖带平整地缠在受试者上臂，袖带下端在肘窝上方 2 ~ 3 cm 处，松紧度以能够往里放入一指为宜。启动 HPS-100 人体生理实验系统，选择"人体生理实验"菜单中的"影响动脉血压的因素"，进入实验项目，开始实验。

（3）观察不同手臂对血压影响　受试者呈坐位，手臂平放，手心向上，上臂与心脏保持同一水平，全身放松。按照血压测量的方法，测量受试者左右臂血压值，并添加对应标记。比较同一受试者两上肢血压是否相同。

（4）观察垂直距离对血压的影响　测量上臂与心脏平行、上臂高于心脏及上臂低于心脏时的血压值。

（5）观察体位对血压的影响　测量坐立、仰卧、站立、下蹲时的血压值。

（6）观察运动对血压的影响　测量受试者安静状态下血压值并记录。然后受试者在功率自行车上做定量负荷运动（中途感觉不适应立即停止）。测量并记录受试者运动后即刻和运动 5 min 后血压值。比较全部受试者运动前后血压的变化，并用统计学方法分析，填入表 5-0-2。

表 5-0-2　运动对动脉血压和心率的影响

项目	年龄（岁）	运动前			运动后即刻			运动后 5 min		
		收缩压（mmHg）	舒张压（mmHg）	心率（次/min）	收缩压（mmHg）	舒张压（mmHg）	心率（次/min）	收缩压（mmHg）	舒张压（mmHg）	心率（次/min）
样本数										
均值										
标准差										
P 值										

教学资源 5-0-2　人体动脉血压的测量技术路线

【注意事项】

1. 室内必须保持安静，以利听诊。

2. 袖带接触皮肤不宜过紧或过松，切勿将听诊器胸器压在袖带下进行血压测量。

3. 如果发现血压超出正常范围，应让受试者休息 10 min 后复测。

4. 动脉血压通常连续测 2~3 次，一般取 2 次较为接近的数值为准。重复测定时，须将袖带内的气体放尽，使压力降至零位，而后再加压测量。

5. 结束测量后，应将袖带内气体驱尽，卷好，放置盒内。将血压计向右倾斜 45°，使管内水银退回水银槽内，然后关闭开关，防止水银泄露。

拓展阅读 5-0-2　中国高血压日

分析与思考

1. 如何确定收缩压和舒张压的数值，原理是什么？

2. 测量人体动脉血压应注意哪些事项？

3. 为什么测量动脉血压时水银槽应与心脏在同一水平，高于或低于心脏水平对血压测量值有何影响？

4. 什么时间测量动脉血压最好？

5. 测量动脉血压时左臂和右臂的血压值有何差别，平时测量时该选左臂还是右臂？

6. 测量动脉血压时，袖带的松紧度和合适度是否会影响血压的测量结果，为什么？

7. 假如测量大学男生和女生的血压平均值，会有何不同？

7. 不同体位对动脉血压测量结果有何影响？

8. 深呼吸对动脉血压有何影响，为什么？

9. 运动使动脉血压有何改变，变化的机制是什么？

（刘卓 于利）

临床案例

患者，女，45岁。右手腕前部疼痛及手部麻木无力，持物无力，症状以拇指、示指和中指为重，曾诊断为腕管综合征，并行腕管局部注射糖皮质激素和物理治疗，症状完全缓解，近日复发。运动神经传导（MCV）检查报告：电刺激右手正中神经，拇短展肌记录，潜伏期延长，传导速度减慢。感觉神经传导（SCV）检查报告：右手正中感觉神经指腕减慢，感觉波幅降低。尺神经运动、感觉传导和波幅正常。EMG检查报告：右正中神经腕以下受损，运动纤维仅存少许连续性。

讨论：

1. 该患者出现拇指、示指和中指麻木无力的原因是什么？
2. 什么是肌电图，什么是神经传导检测？
3. 为什么该患者的运动神经传导速度减慢？
4. 肌电图及运动神经传导速度检测还可用于哪些疾病的诊断？

实验3 肌电图的描记与神经传导速度测定

骨骼肌具有运动和支持骨骼的生理功能。在正常情况下，神经元的动作电位激活运动神经元及其轴突所支配的全部肌纤维。一个运动神经元及其所支配的全部肌纤维称为一个运动单位（图5-0-3）。这个激活过程包括动作电位的产生（自发产生或由于电刺激外周神经的结果）、动作电位沿神经纤维传导、神经肌肉接头处神经递质的释放、肌细胞膜去极化并引起肌纤维收缩。

肌电图记录是用于测量肌肉电活动的技术，记录到的曲线称为肌电图（electromyogram/myogram，EMG）。记录方法有2种，即将针形电极经皮肤插入肌肉，或者将电极放在皮肤表面进行记录。记录到的波形大小和形状，可以反映肌肉的活动能力。在骨骼肌随意运动期间，会观察到共激活现象，即一块肌肉的收缩会导致其拮抗肌微小的活动，该生理现象可起到稳定关节的作用。

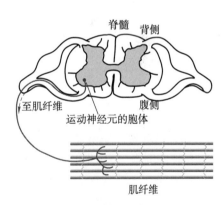

图 5-0-3 骨骼肌的神经支配

使用短的电脉冲经皮肤刺激神经后，可以记录从电脉冲刺激到肌肉出现收缩反应的时间。由于反应时间与传导速度有关，从而可推算出神经传导速度。一般情况下，正常的神经传导速度为 50～60 m/s。神经传导速度存在一定的个体差异，不同神经的传导速度也不尽相同。

神经和肌肉病变可引起骨骼肌电活动异常。检测肌肉和神经的电活动有助于确定是否存在肌肉病变（如肌营养不良）和神经病变（如肌萎缩侧索硬化）及病变的位置和程度。

◆ **拓展阅读 5-0-3** 神经电生理检查对糖尿病神经病变的诊断价值
◆ **拓展阅读 5-0-4** 肌电图特征联合运动疗法对上肢骨折及运动神经传导速度指标的影响研究

【实验目的】

1. 通过记录受试者的肌电图，了解肌电的记录方法，掌握骨骼肌的电活动规律。

2. 测量刺激腕部和肘部神经引起肌肉反应的潜伏期，计算神经的传导速度。

【实验材料】

75% 乙醇棉球，皮肤清洁膏或研磨膏，导电膏，一次性贴附式电极，记号笔，人体生理学实验系统（Lab-station/Lab-tutor 软件系统或 HPS 系统）。

【实验对象】

健康成年受试者。

【实验内容】

打开人体生理学实验系统（Lab-station/Lab-tutor 软件系统或 HPS 系统），选择肌电图实验项目，根据实验步骤的文字说明或视频演示进行准备，包括仪器连接、皮肤准备（用75% 乙醇擦拭受试部位皮肤，再用皮肤清洁膏或研磨膏擦拭受试部位皮肤）、电极安放（图 5-0-4）。

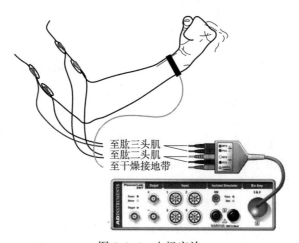

图 5-0-4　电极安放

1. 记录骨骼肌随意收缩时的电活动　①受试者放松端坐，分别记录适度收缩，以及最大收缩时肱二头肌和肱三头肌的 EMG 和 RMS（root mean square，均方根值）。②受试者手臂伸直，手掌向上，放置一块质量 500 g 的物体，使其尽可能保持静止不动，记录EMG，而后每次增加 500 g 负荷，直至手中负荷达 2 000 g，观察增加负荷后 EMG 的变化。

2. 观察交替活动骨骼肌时的共激活现象　反复交替练习肱二头肌和肱三头肌的收缩活动，直到肱二头肌和肱三头肌的收缩程度几乎相同。然后开始记录其 EMG，观察其规律并加以分析（图 5-0-5）。

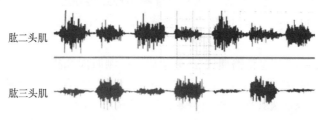

图 5-0-5　共激活

诱发 EMG，测定神经传导速度。刺激位于腕部的正中神经（图 5-0-6），记录拇短展肌的电活动，同时用记号笔记录刺激部位。刺激位于肘部的正中神经，记录拇短展肌的电活动，再用记号笔记录刺激部位。在刺激神经产生肌电图波形以前，经常会出现刺激伪迹的波形，它是由刺激电流产生的。从刺激电流脉冲（刺激伪迹）到诱发

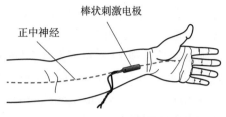

图 5-0-6 刺激正中神经电极位置

EMG 开始的间隔时间称为潜伏期，可以计算 2 次刺激诱发的 EMG 潜伏期的差，而测量 2 次刺激部位的距离，即为 2 次刺激引起神经兴奋传导的距离差，用此距离差除以上述的潜伏期差，可得兴奋在正中神经上两点间传导的速率。

【观察项目】

1. 记录骨骼肌随意收缩时的电活动。

2. 观察交替活动骨骼肌时的共激活现象。

3. 诱发 EMG，测定神经传导速度。

⊞ 教学资源 5-0-3　肌电图的描记与神经传导速度测定技术路线

【注意事项】

1. 佩戴心脏起搏器、患有神经或心脏疾病的患者不得作为受试者。如果受试者在练习时感到明显不适，立即终止练习，并咨询实验教师。

2. 为了进行有效刺激，棒状刺激电极的 2 个垫片应沿着手臂长轴放置。如果刺激状态指示灯的颜色从绿色变为黄色，则需要在垫片上涂更多电极膏。

3. 由于个体解剖差异，有些人拇短展肌受到尺神经而不是正中神经的支配。刺激正中神经时无反应时，可将脉冲电流增加到 12 mA 或 14 mA。如果仍然没有反应，可尝试刺激尺神经。

分析与思考

1. 为什么在放置 EMG 电极之前需用皮肤研磨膏、乙醇棉球擦拭清洁皮肤？

2. EMG 波形不太规则，为什么？

3. 向受试者手臂增加重量时，EMG 曲线如何变化？根据采集的数据，随着重量增加，推测肌肉会产生什么现象？

4. 分别测量刺激腕部和肘部正中神经后的潜伏期，有何差别，为何会产生差别？

5. 基于你的实验结果，假设传导距离为 1 m，请计算神经冲动从脊髓到达脚趾需要多长时间？

（邸阳　于利）

临床案例

患儿，男，8 岁。出现夜游症状 6 个月，发作时呼之有含混不清应答，但第 2 天不能回忆发作情况。患儿出生发育史正常，无头颅外伤史、颅内感染史、家族史等，未做过其他辅助检查。脑电图检查结果：①脑电以 α 波活动为背景，顶枕优势存在，调节调幅欠

佳，左右基本对称，前头部 α 活动明显增多。②放电：双侧颞区不同步出现散在及阵发棘波、棘慢复合波，有时波及邻近导联。③临床下发作：睡眠中未出现夜游症状，但在清醒及睡眠期共出现 12 次可疑发作，脑电图改变表现为：左颞区棘慢复合波→左侧导联→右颞区棘慢复合波→右侧导联→双侧导联各自结束放电。左脑电图结果提示为小儿癫痫性睡行症（epilepticsleep-walkinginchildren，ESWC）。行长程脑电图监测将 ESWC 与一般睡眠障碍的夜游症相鉴别。

讨论：

1. 试试非眼球快速运动睡眠分期及脑电图特征。

2. 试述儿童癫痫性睡行症（ESWC）与儿童睡眠障碍中非癫痫性睡行症（NESWC）的鉴别。

3. 为何要通过检测脑电图判断患者是否有癫痫？

4. 在本案例中为什么要进行长程脑电图监测？

实验 4　脑电波记录及其影响因素

脑电活动是大脑生理活动的基础，是大量神经元同步发生的突触后电位的总和在皮质表面的综合性脑电活动，包括自发脑电活动和皮质诱发电位 2 种形式。自发脑电活动是在无明显刺激情况下，皮质自发产生的节律电位变化。将自发脑电活动通过引导电极在头皮表面记录下来，所描记的自发脑电活动曲线，即为脑电图（electroencephalogram，EEG）。

◆ **拓展阅读 5-0-5** 脑电记录的 10-20 系统

脑电图是脑神经细胞的电生理活动在大脑皮质或头皮表面的总体反映，是记录到的由大脑上千亿的神经元产生的混合电信号。由于 EEG 信号的叠加性质及大脑内神经元活动的不确定性，导致 EEG 信号具有非线性和动态变化的特征（图 5-0-7）。

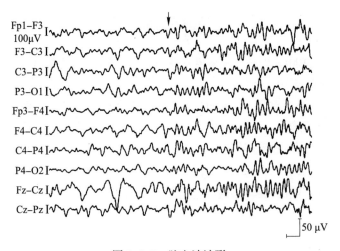

图 5-0-7　脑电波波形

EEG 信号通常在幅度和频率上均有不规则变化。人们通过研究发现，其变化还存在一定的规律性的，例如，幅度的变化范围在 10～300 μV，频率的变化范围以 0.5～100 Hz 居多。而且随着人体状态，如清醒或睡眠状态的不同，其规律性表现更为明显，人体深睡眠时，高幅度、低频率 EEG 信号占优势；而人体清醒特别是思考时，高频、低幅的 EEG 信号占优势。为了研究的方便，人们根据 EEG 信号中的频率成分分段将 EEG 信号分为 δ、θ、α、β 和 γ 5 种节律类型（表 5-0-3）。

◆ 拓展阅读 5-0-6　脑电记录与睡眠分期的发展历史

表 5-0-3　EEG 信号中典型波形及意义

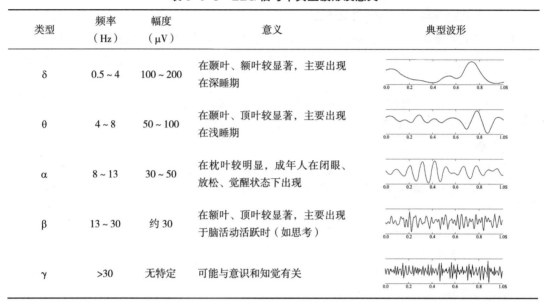

类型	频率（Hz）	幅度（μV）	意义	典型波形
δ	0.5~4	100~200	在颞叶、额叶较显著，主要出现在深睡期	
θ	4~8	50~100	在颞叶、顶叶较显著，主要出现在浅睡期	
α	8~13	30~50	在枕叶较明显，成年人在闭眼、放松、觉醒状态下出现	
β	13~30	约30	在额叶、顶叶较显著，主要出现于脑活动活跃时（如思考）	
γ	>30	无特定	可能与意识和知觉有关	

【实验目的】

1. 理解脑电形成的原理及特点。

2. 学习脑电图描记方法。

3. 学习识别脑电图中典型波形。

4. 了解脑电活动的影响因素。

5. 了解脑机接口在临床的应用前景。

【实验材料】

人体生物信号采集与处理系统，引导电极和接触电极，脑电帽（带），75% 乙醇棉球，皮肤清洁膏或磨砂膏，导电膏或凝胶。

【实验对象】

健康学生受试者。

【实验内容】

1. 实验前准备

（1）受试者准备　实验前，受试者最好将头发清洗干净。实验当天头部不涂抹发胶、发蜡、弹力素等。检查时保持自然，全身肌肉放松以免肌电干扰。检查时尽量不穿化纤衣服，以免产生静电干扰，建议穿纯棉、宽松的衣服。

（2）仪器设备和使用方法　将含引导电极和接触电极的脑电帽（带）连接人体生理学

实验系统的信号采集系统，连接计算机，打开信号数据采集与处理软件，正确设置参数，保证仪器参数设置在能够记录脑电的范围内。

接触电极直接紧贴头皮，应保证接触电极与大脑表皮接触良好，可以采用脱脂乙醇对接触点进行脱脂，也可以使用少量导电膏增加导电性。

由于脑电信号非常弱，容易受到外界噪声的干扰，因此需要保证信号采集与处理的接地良好。此外，室内环境应保持安静、温度适宜。若要进行视觉诱发电位等实验，则光线不宜过强。

▶▶ 微视频 5-0-2 脑电波记录及干扰

（3）受试者体位　可坐位或卧位，坐位需要选择有靠背的、固定的椅子。测试时应挺胸坐直不靠椅背，双脚着地不跷腿，头保持自然水平或稍微上仰。卧位需平躺在测试床上，全身放松。

2. 静息状态下脑电图　受试者放松状态下，启动脑电图实验项目并记录脑电图，并令受试者做如下动作：眨眼、转动眼睛、头部运动、睁眼和闭眼。观察 α 波、β 波的波形特点（幅度、频率）。在实验中，受试者处于坐位或卧位并放松的状态，每个动作结束后休息至波形稳定至少 30 s，再进行下一个动作，并记录。

3. 心理活动对脑电波的影响　检测闭眼时心理运算活动对脑电图中 α 波和 β 波的影响。

（1）受试者处于静卧或坐位、放松、双眼闭合的状态。

（2）在 α 波稳定约 30 s 或更长一段时间后，请受试者心算，例如从 1 000 开始倒数，遇 7 倍数跳过。心算至少持续 30 s 后，由测试者发出停止指令，停止运算，受试者安静休息。重复该步骤 2 次以上，以便取得 3 次确定的结果。

（3）记录心算前后脑电图波形变化。

4. 听觉刺激对脑电波的影响　检测闭眼时不同类型和不同音量的音乐对 α 波和 β 波的影响。

（1）音乐刺激片段的准备　选择高品质纯音乐，以节拍和分贝选择不同类型的音乐作为听觉刺激，例如：①慢速音乐：莫扎特《A 大调单簧管协奏曲》第二乐章，节拍 80 BPM，65 dB 或 90 dB；②快速音乐：奥芬巴赫的康康舞曲，节拍 140 BPM，65 dB 或 90 dB。

（2）受试者自然清醒，静卧或坐位、放松，戴上耳机并闭目。

（3）测定受试者安静状态下的脑电波。

（4）当 α 波稳定 30 s 或更长时间后，受试者用耳机听不同类型的音乐：①慢速音乐，65 dB 20 min 或 90 dB 20 min；②快速音乐，65 dB 20 min 或 90 dB 20 min；③快慢交替（快速 15 min+ 慢速 5 min），65 dB 或 90 dB 20 min；④慢快交替（慢速 15 min+ 快速 5 min），65 dB 或 90 dB 20 min。

（5）记录不同音乐刺激前后受试者的脑电图，采集时间持续 15 min 以上。

（6）为避免连续不同音乐刺激产生的叠加干扰，每次采用一种音乐片段刺激，受试者休息后，再进行第二种音乐刺激。

5. 过度换气对脑电图的影响

（1）记录受试者正常安静状态下的 α 波，稳定 30 s 或更长时间。

（2）请受试者深呼吸，频率 20～25 次 /min，持续 3 min。

（3）记录过度换气后受试者脑电图变化及其出现时间，描述不同波形出现的时间和方式，是单个散在还是节律性出现。

下列情况不应进行过度换气：严重心肺疾病、脑血管病或贫血等，在实验过程中如受试者有不适，应立刻停止过度换气。

6. 视觉诱发电位（visual evoked potential，VEP）包括 PVEP（图形视觉诱发电位）或 FVEP（闪光视觉诱发电位）等。PVEP 含有 N75、P100、N145 3 个波（图 5-0-8）。VEP 主要用于评价视网膜后极部（图形 VEP 约 15° 内视野区）至大脑枕叶视皮质的功能。其中 P100 波的波峰最明显且稳定，其潜伏期在个体间及个体内变异小，为临床常用诊断指标，可用于对视神经、视路疾患的辅助诊断。

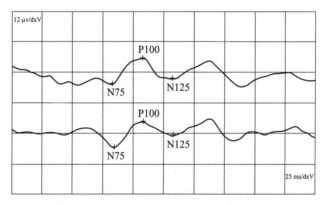

图 5-0-8　图形视觉诱发电位

（1）受试者准备　PVEP 受试者不需散瞳或缩瞳，应检查并记录受试者视力，并在检查前矫正视力到最佳状态。

（2）受试者体位　安静、正坐，距离屏幕 1 m 远，固定注视屏幕中央的红色固视光标。

（3）记录　平均次数：每次检测最低 64 次，最少 2 次检测结果做对比，增加结果重复可靠性。

（4）伪迹处理　如受试者眨眼或眼球转运时需自动剔除伪迹，伪迹次数越少越好。

7. 意念控制小球实验　人类在进行各种生理活动时都会产生电信号，如果用设备仪器接受大脑的电位活动，传至计算机，转换成电子产品能读懂的电子信号，最后通过 WiFi、蓝牙、红外无线通信方式，传输到需要控制的电子产品，就能够实现意念控制。意念控制是人机交互的终极方式，将对人类的生活产生深远的影响。

（1）受试者戴好电极帽（带），处于平静状态下。

（2）开启"意念控制小球"实验模块。

（3）测试者向受试者提问，受试者集中注意力进行思考。

（4）测试者观察脑电图不同波形变化，记录小球开始滚动时脑电图 α 波和 β 波的比例和变化。

拓展阅读 5-0-7　脑机接口的前沿进展及在医学上的应用

【注意事项】

1. 受试者应自愿参加，对其进行情况告知后方可再进行实验。实验中如有不适，须立即停止实验。

2. 受试者应将身上所有金属物品取下。

3. 受试者体位应舒适，保持肌肉松弛，降低伪迹，可根据情况去除 50 Hz 干扰滤波。

4. 实验室环境要求相对清洁、无尘，做简单消毒处理，并保持室温在 22 ~ 25℃。

◆ 拓展阅读 5-0-8　脑电记录与睡眠分析的发展历史

分析与思考

1. 常见的脑电波波形有哪些，其意义是什么？

2. 影响脑电波的因素有哪些？

3. 试述脑电波在医学临床中的应用。

4. 试述以脑电波为基础的人机交互技术在医学中的应用前景。

（黄武　王玉芳）

临床案例

患者，男，24 岁。腰部突然胀痛就诊。患者诉烦渴、多饮、多尿 24 年，出生后即有上述症状，每日饮水 10 L 以上，4 ~ 5 h 排尿 1 次，夜尿 3 ~ 4 次，24 h 尿量 8 ~ 10 L，尿色淡如清水。无尿急、排尿困难、尿失禁，无乏力、消瘦。否认头部外伤病史，其家族中祖父、父亲、叔叔、弟弟及侄子有类似症状，患者母亲正常。入院查体：血压 135/70 mmHg，尿相对密度 1.001，血糖、血肌酐、血尿素氮均在正常范围内，导尿后测残余尿量约 3 L。CT 示：双肾及输尿管积水，膀胱扩大并尿潴留。肾 ECT 示：双肾积水，功能中、重度受损。肾小球滤过率：左侧 60 mL/min，右侧 50 mL/min。颅脑 MRI 示：垂体形态正常，信号均匀，神经垂体可见高信号显示，视交叉信号正常。禁饮 – 血管升压素试验：用药前血浆渗透压 260 mOsm/（kg·H$_2$O），尿渗透压 70 mOsm/（kg·H$_2$O），注射垂体后叶素 6 U 后 2 h 血浆渗透压 263 mOsm/L，尿渗透压 160 mOsm/L。入院后给予长效尿崩停 0.15 mL 深部肌内注射后，第 1 天 24 h 尿量 6 L，第 2 天 4.5 L，第 3 天 3 L。用药后尿量明显减少，且患者自诉口渴症状明显减轻。3 个月后门诊随访，排尿量正常，测残余尿量减少至 150 mL，肾积水明显减轻，肾功能正常。

讨论：

1. 正常人如何保持体内的水平衡？

2. 血浆渗透压如何形成，有何生理意义？

3. 尿相对密度的正常值是多少，有何临床意义？

4. 该患者发生多饮、多尿的原因是什么？

实验 5　人体内水平衡的调节

肾是调节细胞外液中水分、离子的主要器官，并且是尿液产生的主要场所，凡是能改变肾小球滤过率或肾小管重吸收的因素，均可影响尿液的生成，如血浆渗透压增加，可减少尿量；肾小管内液体的渗透压升高，可造成渗透性利尿，如糖尿病患者每日尿量可达 4~5 L 之多；尿液的生成亦受激素的影响，若大量饮水，可抑制下丘脑 – 神经垂体系统抗利尿激素（ADH）的分泌，致使肾远曲小管和集合管对水的重吸收减少，导致尿量增加，因此测量尿量及相对密度（一般为 1.000~1.025）可作为肾功能评估的简易指标。

【实验目的】

1. 掌握尿液检查法。

2. 掌握肾对水负荷与等渗盐溶液负荷调节的不同。

3. 掌握高渗葡萄糖溶液与低渗溶液影响尿液生成的机制。

4. 了解乙醇对尿液生成的调节机制。

【实验材料】

尿液分析仪，一次性纸杯，一次性尿液杯，15 mL 无菌离心管，纸巾（清洁用），等渗氯化钠，10% 高渗葡萄糖，饮用蒸馏水或纯净水，啤酒。

【实验对象】

健康成年受试者。

【实验内容】

1. 实验前准备　每一位受试者在实验前一晚禁食刺激性食物（咖啡、茶、酒类、可口可乐饮料等）。多排尿依赖于水在消化道的快速吸收，而饱餐时不利于水的快速吸收，受试者在开始实验前 3~4 h 应少餐、正常饮水。

2. 测定净体重　男性：实际体重 ×80%，女性：实际体重 ×70%。

3. 实验开始时，记录开始的时间，采集尿液样本，记录尿量。将尿液置于 15 mL 无菌离心管中，取一条试纸，以受试者的尿液浸湿后，放入尿液分析仪中做尿常规检查。

4. 将受试者分成 5 组，分别做以下实验。

（1）对照组　实验过程中，不饮用任何溶液，30 min 后收集尿液，记录尿量并做尿常规检查。

（2）蒸馏水组　观察正常饮水的利尿作用。

（3）生理盐水组　观察饮用等量等渗氯化钠溶液的利尿作用。

（4）10% 葡萄糖组　观察饮用高渗葡萄糖溶液的利尿作用。

（5）啤酒组　观察饮用乙醇溶液的利尿作用。

后 4 组在短时间内依据 15 mL/kg 饮用不同的溶液。2 h 内，每隔 30 min 收集尿液一次，并记录尿量、每次排尿的时间并做尿常规检查。受试者除了饮用实验用的溶液之外，不可再进食其他溶液或食物。

注意：①受试者第一次采样后立即饮用所要求的溶液（对照组除外）。在实验过程中，一旦饮用了所要求的溶液，就不能再饮用其他的溶液。②每个受试者的采样时间可以自己掌握，不需要所有受试者采样都同步进行，重要的是保证每次排尿采样的间隔时间要一致且准确记录。

5. 数据整理与分析　将对照组 2 个尿液样本及实验组 4 个样本的尿量、尿相对密度结果填入表 5-0-4 中。

表 5-0-4 饮用不同溶液对尿液生成的影响

组别	性别	净体重（kg）	饮用溶液量（mL）	0 min		30 min		60 min		90 min		120 min	
				尿量（mL）	尿相对密度	尿量（mL）	尿相对密度	尿量（mL）	尿相对密度	尿量（mL）	尿相对密度	尿量（mL）	尿相对密度
对照组													
蒸馏水组													
生理盐水组													
10% 葡萄糖组													
啤酒组													

以排尿时间（单位：min）为横坐标、尿量（单位：mL）为纵坐标及排尿时间（单位：min）为横坐标、尿相对密度为纵坐标，分别做时间－尿量关系图、时间－尿相对密度关系图，观察各组尿量的改变，并讨论各种处理因素对尿液生成的影响及其机制。

【注意事项】

1. 尿试纸浸入尿样的时间为 2 s，所有试剂块包括最上面的空白块都需全部浸入尿液。尿液浸湿的试纸应在较短的时间内尽快放入仪器检测，不宜放置时间过长。

2. 应将过多的尿液标本用滤纸吸走，不要使尿液过多残留于试纸，以免污染并腐蚀检测仪器。

3. 有肾疾患、循环系统疾患或其他医学问题者，以及正在服用药物者，不能作为本次实验的受试者。

4. 尿液是一种具有潜在传染性的体液。尿量、尿常规的测量过程要认真负责，及时清理溅出的尿液，操作规范，行为专业，保持仪器和桌面清洁卫生。

分析与思考

1. 肾如何参与对水的调节？在本实验中，每个不同方案的预期尿量变化是什么？
2. 试述尿的渗透浓度与尿相对密度之间的关系，以及渗透浓度如何受到尿量变化的影响。
3. 在正常情况下，机体摄入高浓度的葡萄糖会不会出现尿糖，原因何在？
4. 试分析等渗氯化钠溶液与低渗溶液所产生的不同结果。
5. 试分析高渗葡萄糖溶液与低渗溶液所产生的不同结果。

（范小芳）

数字课程学习

▶▶ 教学视频　　⬇ 教学 PPT　　✍ 自测题

第六章
医学科研设计

医学科学研究是探索生命和疾病的现象，阐明健康和疾病之间的关系和机制，并建立有效的预防和治疗疾病的方法，是人类在探索生命本质的基础上，创造、发展、应用已有的医学知识去揭示生命活动规律与功能调控的过程。设计性实验是医学机能实验学课程的主要实施内容之一，其目的是使学生通过参与医学实验研究，了解实验医学研究的基本过程，培养提出问题、分析问题、解决问题的能力及创新意识。

医学科学研究的过程，一般分为 5 个阶段，即选择课题、实验设计、实施研究、实验数据的收集与整理、论文撰写。

第一节 实 验 选 题

科学研究工作的题目是科研工作主题思想的体现，也是指导科研工作的主线。实验选题就是选择和确定科研工作的具体研究方向、目标及任务等。

一、选题的基本原则

1. 目的性 科研选题首先要解决的问题应当是"为什么"。选题不仅要有明确的目的性，而且要有一定的理论或实用价值，最好集中解决 1~2 个科学问题。题目应简练、完整，切忌冗长、繁琐。

2. 科学性 选题必须符合自然科学和社会科学发展规律，不能主观臆造、凭空想象，要遵循客观性、真实性、可重复性和可比性。

3. 创新性 即新颖性。要有新的发现、新的观点、新的认识及新的成果。创新是科研的灵魂，缺乏创新性，就会失去科研立题的前提。检索和掌握大量国内外最新文献资料是科研创新的基础，其次还需要有丰富的想象力和科学的演绎、推理能力。

4. 可行性 选题一定要从实际出发，要结合主观、客观两方面的条件以保证课题能顺利地实施。客观条件是指研究所需要的设备、药品等在自己能力范围内能够满足课题研究的需要，主观条件是必须与自己具有的理论水平、技术能力、研究条件等相适应，能够充分发挥自己的特长，否则再好的课题也将无法实施。

二、选题的范围

主要应围绕生理学、病理生理学及药理学专业所学的理论知识和相关文献，按照选题的基本原则进行有目的性的选题。

1. 对原有实验方法的改进　如以往的实验方法有待改进和完善，可以设计改进的思路和方法，并在实际实验工作中证实其可行性、科学性等问题是否真正得到改进。

2. 建立一种新的动物模型及评价该模型的指标　要注意如下原则：①实验结果表达率更高，而且稳定可靠；②可重复性好；③实验方法更趋于简单、实用；④能得到多数学者的认可并借用；⑤学术上解决了一些临床实际问题，而且有推广使用价值，且能产生较好的社会、经济效益。如间歇低氧模拟睡眠呼吸暂停综合征动物模型。

3. 探讨体液等因子生理或病理的作用　如神经递质、体液因子、生物介质、抗原、抗体、药物等，对调节机体正常功能及参与疾病演变过程均有重要的作用。深入开展这些体液因子的作用机制和生物功能研究是生命科学研究的重要课题之一。

4. 研究某种药物在体内的作用过程或机制　基础医学研究的根本目的是预防和治疗疾病，保证人类身体健康，提高生存质量。其中发现新药、揭示药物在体内的作用过程和作用机制是预防、治疗疾病的重要手段之一。因此，开发研究一种既安全、又有效的新型药物是医学研究方兴未艾的课题。

5. 研究某种疾病或病理过程发生发展的细胞分子机制　疾病发生的机制研究是基础研究的重点，也是病理生理学与应用生理学学科的主要研究内容。

6. 治疗某种疾病或病理过程的新方法　当今时代，医治人类疾病的方法和手段不断更新、发展，尤其是在生物制品药物、生物物理学技术、核素制品等方面的进展更为迅速。因此，积极探索预防疾病和治疗疾病的综合性方法是基础、临床医学工作者的主要任务。

三、选题的技巧

选题既有原则性，同时应注意选题的技巧性。在基本原则的指导下发挥一定的技巧，才能使选题更为合理，为读者提供有价值的论文。

1. 要善于发现空白　选题空白是指在基础医学、临床医学及社会医学的研究中，还没有引起人们重视的课题，或是在学术研究中的一些观点争论不休、相持不下的问题，这些都称之为空白。在医学论文的选题中发现空白并另辟蹊径时，要注意医学期刊选题的空白，注意医学期刊中哪些选题被遗漏，哪些选题还没有被期刊所重视，哪些论文交代得还不清楚、有探讨的价值，从而得到启示，发现空白。

2. 善于建立对应性选题　就医学论文选题而言，通常一方面来自具体的研究工作中，另一方面是借鉴他人的选题从而得到启发和灵感。在这里我们讲的是借鉴他人的选题，升华自己的构思，启迪思路从而走捷径，这种选题比较容易成功，同时可以少走弯路，少花费时间。一般可以采取纵横论、分和论、对立论等方式进行相应的选题。

3. 补充丰富他人的观点　在医学论文的选题过程中，难免有雷同之处，但这不完全等于重复性的选题。相反，可从他人的选题中发现问题，得到启示，在此基础上产生新的认识、新的观点，使之更加全面、更加丰富、更加科学。在科学的征途上，医学的发展是没有终点的，不断地修正，不断地补充，丰富其理论与实践，是科学研究发展的必然过程。因此，补充前人的观点以丰富其内容，是医学论文选题中又一个技巧和捷径。

4. 在矛盾中寻求选择 科学技术研究是在发现问题、提出问题、分析问题、解决问题过程中不断发展，医学也同样是在认识矛盾与解决矛盾的过程中得以发展。由于人们对事物的认识不同，看问题的角度不同，以及受各种主客观因素的影响，难免对同一问题有着不同的观点，在学术上争鸣是正常的。在医学论文的选题上，就可概括学术争鸣的焦点进行选题，并通过临床论证提出自己的观点与看法，对这样的选题常常能引起编辑部门的注意，刊出后反而会受到读者的关注。

四、选题的种类

根据研究目的分类可分为：基础研究、应用研究、开发研究；根据研究内容及研究方法可分为：实验研究、调查性研究、资料分析研究；根据课题的来源可分为：指令性课题、指导性课题、自选课题等。

五、选题的基本程序

1. 原始想法或问题的提出 在基础医学研究或临床医学工作实践的基础上，经过酝酿、构思过程的分析、联想而捕捉到对有关问题的智慧闪念或思想火花，这就是初始意念。初始意念往往很粗浅，只能解释部分问题或是想通过一些手段解释某个问题或现象。但这种提出问题本身就是非常难能可贵的，是科学工作者思想上的火花，能点燃智慧的火光，引导人们追求和探索。

牛顿见苹果落地而发现万有引力定律，佛莱明从培养皿的青霉菌发现青霉素……这些划时代的发明与发现，都是从最初的原始意念开始的，在实践中要善于捕捉这些"火花"和"闪念"，才能为科研选题提供线索。

2. 形成假说 假说就是对科学上某一领域提出新问题，并对这个问题提出未证实或未完全证实的答案和解释。有了初始意念，提出了问题，这还远不是科研题目，初始意念只有经过系统化、深刻化、完善化后，变成完整的理论认识方能形成假说。科学研究的整个过程简言之，就是提出假说和验证假说的过程。

人们依据已有的事实和经验材料，运用已有的知识，借助分析和综合、归纳和演绎等思维方法，对事物的本质和规律先提出某些观点与看法，这些观点和看法逐渐形成一个知识体系，这个知识体系的真理性在没有得到实践检验之前，就是假说。假说也称为设想，假说的提出是推理的结果，假说的验证则是在推理指导下安排实验和调查。

3. 确定方法 假说建立之后，必须要有相应的实验分析与验证手段验证，以通过实践来检验假说能否成立。可围绕假说选择科学可行的研究手段，包括选择处理因素、受试者和效应指标等。到图书馆、通过互联网查阅实验指导、实验技术和方法及其他有关的中外文杂志等，从而对实验的技术和方法、实验步骤、所需的器材及药品等做到心中有数。

4. 确立题目 科研假说一旦形成，实验手段已经确定之后，就可以确立明确的科研题目，确定实验因素、受试对象和实验效应之间的关系。例如："烧烤食物烟雾对大鼠肺通气功能的影响"，题目中的3个组成因素也可以寓于其中而不用直接体现出来。

第二节 实 验 设 计

实验设计是实验研究计划和方案的制订，是研究工作极其重要的组成部分。严谨、科学的实验设计不仅是实验过程的依据和处理结果的先决条件，也是使科学研究获得预期结果的重要保证。实验设计的意义在于用比较经济的人力、物力和时间，获得较为可靠的结果，使误差降至最低程度，还可以使多种处理因素融合在较少的几个实验中，以达到高效的目的。

一、实验设计的原则

实验设计有以下四大基本原则。

1. 对照原则　实验除了观察处理因素的作用外，为了对比处理与非处理因素之间的差异，以消除和减少实验误差，需要设立对照组。

常用的对照方法包括：①空白对照，即实验对象不作任何因素的处理。②正常对照，即经过同样的处理（包括麻醉、注射、假手术等），但不给予实验因素的处理。③自身对照，即对照与实验在同一受试对象上进行。④组间对照，即几个实验组之间相互对照；⑤标准对照，即实验结果与标准值或正常值相比较。

2. 随机原则　即运用"随机数字表""抽签""抓阄"等方法将研究对象随机分配至各实验组中，通过随机化分组处理，可减少抽样误差、外在或人为因素的干扰，能保证结果比较接近真实值。

3. 重复原则　即由于实验对象的个体差异等因素，一次实验结果往往并不够准确，因此需要多次重复实验以获得稳定的结果。

4. 均衡原则　即对于可能影响实验结果的因素，如动物数量、性别、品种、年龄、体重等等要尽量保持相同、均一或接近，以减少实验误差。

二、实验设计的内容

1. 实验对象　医学研究是为了解决人类疾病和健康的问题，这些问题不可能完全在人类自身进行实验，需根据实验动物选择的基本原则选择合适的实验动物。

2. 观察指标　是反映实验对象所发生的生理现象或病理现象的标志。指标分为计数指标和计量指标及主观指标和客观指标等。所选定的指标，应符合下列基本条件。

（1）特异性　能特异地反映某一特定的现象，不致与其他现象混淆。

（2）客观性　最好选用可用具体数值或图形表达的指标（如心电图、实验室检查等）。因为主观指标易受主观因素的影响而造成较大的误差。

（3）重现性　能较真实地反映实际情况。重现性越高，偏差越小。

（4）灵敏性　是测量结果准确的保证。

（5）可行性　尽量选用灵敏客观、切合本单位和研究者技术和设备实际的指标。

（6）认可性　现成指标必须有文献依据，自己创立的指标必须经过专门的实验鉴定。

3. 实验方法和技术　应选择最能说明所要研究问题且十分可靠的实验方法和技术为原则，而不是刻意追求最新和最复杂的实验方法和技术。

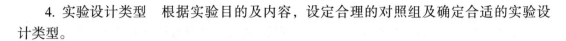

4. 实验设计类型　　根据实验目的及内容，设定合理的对照组及确定合适的实验设计类型。

三、实验设计的注意事项

除遵循实验设计的基本原则外，还应注意以下事项。

1. 条件一致　　在实验中待测因素本身的条件必须前后一致（如电刺激的强度、频率、波宽，药物的剂量、剂型、给药途径、批号等），不能在实验过程中随意改变，以避免一些未知因素干扰，给实验结果的准确性和分析带来困难。

2. 量效关系　　如果待测的因素（或条件）与某种反应或实验结果间存在内在联系，则两者之间不仅表现出一般的因果关系，而且会表现出一定的量效关系。例如，观察电刺激与肌肉收缩的关系时，就应测试不同刺激强度、刺激频率时肌肉的收缩反应；了解某一药物的作用时，则应观察不同药物浓度时的反应。量效关系可以是线性的，也可是非线性的；可以是正性的，也可是负性的。量效关系曲线常可提供一些有意义的线索。

3. 全程观察　　由于待检因素的作用常常需要时间，有快有慢，所以应观察实验的全过程。从每一次未加入待检因素之前的基础机能水平，一直观察到该因素引起的反应或变化结束；或从撤除被检因素后开始，一直观察到机能恢复正常为止。对作用时间较长的变化，可定时间断观察，要精确记录待检因素作用的时程变化，如开始的时间、出现变化的时间、恢复到正常水平的时间等。

4. 统计处理　　实验结果常常受到实验动物本身的机能状况、环境条件等多方面的影响，实验结果的数据不可能完全一样。必须经过统计学分析，才能判定哪些结果差异是显著的。

第三节　实　施　研　究

实验的实施过程包括以下方面。

一、布置任务

探索或设计实验一般安排在上实验课时进行，指导教师可提前 1～3 个月给学生讲解设计实验的目的和基本要求，介绍实验室的现有条件，包括现有实验动物、仪器、药品、器材等，以使学生能进行充分准备。

二、选题、立题

建立课题研究小组，并查阅文献、建立假说，写出具体的实验设计方案。

由于设计性实验课时较短，实验条件有限，所以只能选择一个很小的课题。尽可能查阅有关资料后，作出完整的实验设计，填写实验设计书。实验设计书包括标题、摘要和正文。

三、开题报告与答辩

开题报告是科研工作者对课题内容的详细文字说明，包括综述（立项依据或研究背景）、研究目标与方案、可行性分析和进度安排等 4 个方面。开题报告需在指导教师参与下，由设计者报告并答辩，回答专家提出的问题，必要时指导教师也可答辩。做开题报告主要是为了针对实验设计中的问题和难点，集中大家的意见和建议，为以后实验的顺利开展奠定基础。

四、实施

1. 实验准备　包括理论知识、实验技术知识的复习，仪器设备的熟悉，动物、药品试剂的准备，以及相关参考文献的查阅和学习。

2. 预实验　通过预实验可以摸索实验条件，并加以优化，提高实验效率和节约实验成本。因此，在正式实验开始之前，一定要先进行预实验。

3. 正式实验　根据预实验摸索优化的实验条件和实验设计书拟定的实验方案，开展正式实验。小组成员需安排好各自在实验中的负责的项目与安排，做好团体合作。教师作指导、观察和当"顾问"，在关键步骤上把关，以避免由于学生操作不熟练而造成整个实验的失败。

4. 资料和数据收集与整理　收集正式实验过程中所做的原始记录和数据，并整理成正式文档、表格、图形等。

五、总结与撰写研究报告

对实验数据和结果进行统计学显著性检验分析，最后撰写成实验报告或研究论文。

第四节　实验数据的收集与整理

一、实验数据的收集

（一）确立所需收集的实验数据项目

1. 实验指标的选择　实验指标（检测指标）是指在实验中用于反映研究对象某些可被检测仪器检测或研究者感知的特征或现象，是反映试验对象在实验过程中所发生的病理生理现象的标志。可分为计数指标和计量指标，或主观指标和客观指标等。

实验指标选择的基本条件如下。

（1）特异性　实验指标应能特异地反映某一特定的现象而不至于与其他现象混淆。如研究糖尿病用血糖作指标，肝炎以血和肝功能改变为指标。而特异性低的实验指标容易造成"假阳性"。

（2）客观性　应避免受主观因素干扰造成误差。尽可能选用具体数字或图形表示的客观实验指标，如心电图、脑电图、血压、心率、血液生化指标等。而疼痛、饥饿、疲倦、全身不适、咳嗽等症状和研究者目测等指标则较少被采用。

（3）灵敏性　灵敏度高的实验指标能使微小效应显示。灵敏度低的指标可使本应出现的变化不显现，造成"假阴性"。

（4）精确性　精确度包括精密度和准确度。精密度指重复观察时观察值与其均值的接近程度，其差值属随机误差。准确度指观察值与其真实值的接近程度，主要受系统误差的影响。实验指标要求既精密又准确。

（5）可行性 指研究者的技术水平和实验室的设备条件能够完成本实验的指标测定。

（6）认可性 指现成的实验指标必须有文献依据，自己创立的实验指标必须经过专门实验鉴定，方能被认可。

2. 统一实验指标测定的方法 有些实验指标的测定可以通过多种方法得到，在实验实施之前，应统一检测方法，以确保实验指标的可靠性、稳定性。需做到：①定仪器。②定实验试剂。③定实验条件和方案。

（二）实验结果的观察和记录

观察和记录实验结果在科学实验中占有十分重要的地位。为了正确观察和记录，实验操作者应明确实验目的和要求，熟悉所使用的技术或仪器设备，观察记录时要严谨、细致、实事求是，力戒主观性。此外，在实验中一定要重视原始记录。

1. 在实验设计中应预先规定或设计好原始记录方式。

2. 原始记录要及时、完整、准确，切不可用事后整理的记录代替原始记录。

3. 原始记录的内容

（1）实验名称、日期、时间、实验参与者等。

（2）受试对象如为动物，应标明种类、品系、体重、性别、健康状况等。

（3）实验环境情况，如室温、湿度等。

（4）实验器材和试剂，主要仪器应标明名称、型号、厂家；药品应写明名称、厂家、纯度、浓度、给药剂量、给药时间、给药方式等。

（5）实验方法和步骤、动物分组、给药及处理方法、观察方法、测量方法、实验步骤及注意事项等。

（6）实验指标，包括名称、单位、数量及不同时间的变化等。

二、实验数据的整理与分析

1. 实验者在取得原始记录后，首先要整理原始资料，使之系统化、明确化、标准化。

2. 进行统计指标的计算，算出各组数据的均数和百分率。如是计数指标，一般用百分数表示；若为计量指标，应计算均数、标准差或标准误等。

3. 进行统计学的显著性检验，测量均值或百分数对估计总体的可信程度；比较2组以上统计数值的差异是否显著，以此推论事物的一般规律，或否定原先假设，或使之上升为科学的结论或理论。

第五节　论文撰写

科研论文是对科研工作的总结。它概括科研工作过程，反映科研成果，体现科研水平和价值，以及科研工作者严谨的科学态度。科研论文是完全根据自己的实验结果所撰写的，除小部分引用他人的文献之外，都必须是实实在在的实验结果与过程的记录。科研论文不能像文学作品带有虚拟及夸张，必须依据从实验中所获得的实验结果，论证所提出的假说。科研论文种类很多，体裁各异，主要有论著、评论、简报、病例报告、综述讲座、会议纪要、消息动态、经验、短篇、简讯、文摘等。它们都具有科学性、实用性、论点明确、资料可靠、数据准确、文字通顺简练等特点。其中最基本、最具代表性的是论著，本节重点以论著来进行讲述。

一、标题

科研论文的标题是论文的冠冕，要尽可能准确反映论文的主要内容和信息，必须简明、清楚、规范、确切。标题应用最少的字概括，一般不超过25字，表达方式要能吸引读者，同时文题要相符，充分概括论文的要旨。标题不可缩写，避免使用非公用公知的缩略语、代号等。

二、作者及其单位

科研论文应该署真实的姓名和工作单位。作者应该是对选题、论证、文献查阅、方案设计、方法建立、资料整理和总结、撰写等全过程负责的人，根据参加实验时所承担工作的重要程度，署上作者名次，并注明作者的工作单位。

三、摘要

凡文章表示码为A、B、C三类的期刊文章均应附中文摘要，其中A类文章还应附英文摘要。摘要是论文核心内容的高度概括和总结，应能准确反映全文的信息，逻辑和表达清晰，用语简练，自身成一完整文章。摘要简洁、连贯的叙述，是读者筛选阅读论文的重要参考，也是科技信息工作者编制二次文献的基本素材。通过摘要，读者可以确定有无阅读全文的必要。

我国医学期刊大都将其简化为：目的、方法、结果和结论4个部分，各部分冠以相应的标题，并采用第三人称撰写，不用"本文"等主语，文字要极其精炼，不一定用完整句子，字数限于200~250字。英文摘要应包括文题、作者和单位，字数可放宽到400词左右。英文摘要应与中文摘要相对应。

四、关键词与中图号

关键词是为了文献标引工作，从论文中选取出来，用以表示全文主要内容信息的单词或术语，是文章中最关键、起决定性作用的词语，也是文章内容、观点、涉及的问题和类别等方面的标志和提示。根据研究中最重要的问题，提出关键词。一篇文章关键词一般3~5个为宜，每个关键词之间用分号分隔，有英文关键词应与中文关键词一一对应。在选择关键词时，尽量使用美国国立医学图书馆编辑的最新版 *Index Medics* 中医学主题词表（MeSH）内所列的词。

论文投稿时需对论文进行分类，根据中国图书馆分类法对所研究问题所属的学科和范围，可以查出相对应的中图号进行标注。

五、前言或引言

前言或引言是科技论文的开头语，说明研究问题的由来，有关重要文献的简述，研究目的和范围，要解决什么问题及这个问题在学科或实用方面的重要性。引言的文字不可冗长，一般300~500字，英文论文字数多一些。引言的写法应当是文献概述式，而不是记录

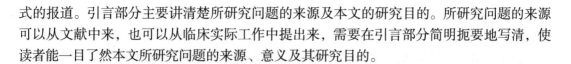

式的报道。引言部分主要讲清楚所研究问题的来源及本文的研究目的。所研究问题的来源可以从文献中来，也可以从临床实际工作中提出来，需要在引言部分简明扼要地写清，使读者能一目了然本文所研究问题的来源、意义及其研究目的。

六、材料与方法

科研论文正文的第二部分是"材料与方法"，又称"对象与方法"。通常，将"材料与方法"用黑体字列为标题。这部分是论文的重要组成部分，其篇幅最大，一般分析性和实验性研究约需 1 500 字才能写清楚。记录材料和方法的目的是：①为说明实验结果的科学性和结论的确切性。②使同行能根据作者所叙述的条件重复实验或核对本论文所报告的结果。③如果不将实验条件详细地说明，有可能使读者对结果误解或怀疑，在重复实验时得不出同样的结果，以致造成混乱或引起争执。④凡是采用已有的方法，仅提出该方法的出处即所在的文献即可，无须重复叙述。如果对旧的方法改进或改变，必须把这一有关部分明确提出并叙述清楚。

撰写的主要内容包括受试对象与分组、实验设备和仪器、研究条件和方法、检测项目与指标、数据处理与统计学分析等。实验动物应写明动物的名称、种系、等级、数量、来源、性别、年龄、体重、饲养条件和健康状况等，划分实验组和对照组情况。实验设备应注明名称、型号、规格、生产厂商。实验试剂应注明化学名称、剂量、单位、纯度、批号、生产厂商及日期。对于新建立的实验方法应该详细描述。必要时，加用插图或者照片进行说明。

七、实验结果

实验结果是论文所要报道的核心内容，论文的意义、水平的高低、对读者有无价值等都在这里表现出来。需要将观察结果或实验结果实事求是地撰写清楚，用全文的 1/3～1/4 篇幅书写这部分内容。结果部分组织要有逻辑性和针对性。

结果部分的表达方式可分为文字部分和图表部分，但应注意不能只列图表，而忽略文字的描述。文字表达和图表表达不要重复，文字表达应当是要点式叙述，可分几项撰写，每一项报告一组数据，使读者看了一目了然；数据表达要完整，统计处理应报道绝对数，选择各种统计分析方法要正确；图表的表达应符合统计学的规定。

统计表的结构应包括标题、横标目（表达研究和观察项目）、纵标目（表达横标目的各个统计指标），横标目列在表的左侧，纵标目列在表的上端；标目内容一般应按顺序从小到大排列，指标的计算单位须注明，表内数字必须正确，小数的位数应一致；线条不宜过多，表的上下两条边线可用较粗的横线，一般采用三横线表（顶线、表头线、底线），如有合计可再加一条隔开，但不宜用竖线；"说明"不列入表内，可用"*"等符号标出写在表下面。

统计图比统计表更便于理解与比较，但统计图中不能获得确切数字，所以不能完全代替统计表。图的标题应置于图的下端，图有纵轴和横轴，两轴应有标目，标目应注明单位，横轴尺度自左至右，纵轴尺度自下而上，尺度必须等距，数值一律由小到大，一般纵轴尺度必须从 0 点起始（对数图及点图等除外），图中用不同线条应注明，图的长、宽比例一般以 7∶5 为宜。常用的统计图有直条图、圆形图、百分直条图、线图、直方图、点图等。

八、讨论与结论

讨论是对实验结果和观察进行分析和综合，从感性认识提高到理性认识进行论述，从广度和深度上提高和丰富对实验结果的认识，为文章的结论提供理论上的依据。内容可包括：①国内外相关文献对所研究问题的现状与本文结论的异同进行比较分析。②对各项实验结果分别进行分析和解释。③对整体实验结果综合分析讨论，提出共性认识或推论。④举出其他领域的研究成果，说明和支持本文的观点和结果。⑤研究中未能解决或不够完善的内容。总之，讨论应围绕文章的中心思想，充分讨论所得的各种实验结果。从实验结果中按照符合逻辑的思维方式，得出符合假说或是推翻假说的结论。

结论是对研究工作的主要内容和结果的概括，将实验结果和讨论分析后的认识以简明的结论的形式表达出来。结论要简单扼要、观点明确，概括出的结论要符合研究结果的实际。有的文章没有结论一栏，而是把它放在每一段讨论内容最后几句话中予以体现。

九、致谢

致谢部分内容应是文章作者对为自己研究提供帮助的人或机构，以及对自己引用文章作者表示感谢。致谢的原则是对那些不够论文署名条件，但对研究成果确实付出了大量心血的人员，或者提供了特殊研究材料、建议和论文修改等帮助的研究人员；提供资金支持的厂商和科研基金项目等。不宜出现在作者和致谢中的人员包括：科研单位或工作机构的党政官员或领导，学术期刊委托的论文审稿专家和责任编辑等。致谢可单独成段，一般置于正文之后，参考文献前。语言应当诚恳、恭敬。

十、参考文献

参考文献是指在论文中引用、参考过的文献资料，包括观点出处和引文出处。按 GB/T7714—2015《信息与文献　参考文献录规则》采用顺序码制著录编码制，即按"参考文献"在文章中出现的先后顺序，用带方括号的阿拉伯数字号顺序编码，放在标注处的右上角。同一文献如被多次引用，应用同一顺序号标示。参考文献中的作者 1~3 名全部列出，3 名以上只列前 3 名，后加"，等"。外文期刊名称用缩写，以 *Index Medics* 中的格式为准，中文期刊用全名。每条参考文献均须启示起止页。

分析与思考

1. 医学科研论文一般包括哪几项程序？
2. 医学科研论文一般格式包含哪几项？

（范俊明　龚永生）

数字课程学习

▶ 教学视频　　⤓ 教学PPT　　✎ 自测题

第七章
虚拟仿真实验

第一节　虚拟仿真实验概述

实验教学项目是高校开展实验教学的基本单元。虚拟仿真实验是依托虚拟现实、多媒体、人机互动、数据库和网络通信等技术，构建高度仿真的虚拟实验环境和实验对象，学生在虚拟环境中开展实验和教学活动，重点解决真实实验项目条件不具备或实际运行困难，涉及高危或极端环境，高成本、高消耗、不可逆操作，大型综合训练等问题。

虚拟仿真实验可大致分为模拟实验、仿真实验、虚拟实验、远程实验、虚拟仪器等。模拟实验（simulation experiment）是通过选取系统某个或若干关键行为，用另一个系统来表述其核心过程，利用二维或三维动画进行过程展示，主要参数提供人机界面交互。仿真实验（emulation experiment）主要是全部或部分地模仿某个数据处理系统，使模仿的系统能像被模仿系统一样接收同样的数据，执行同样的程序，获得同样的结果，与计算机软硬件结合，通过大规模编程、辅助二维或三维动画形成人机交互界面。虚拟实验（virtual experiment）是综合利用模拟实验、仿真实验、远程实验、虚拟仪器等相关技术，在虚拟环境中进行实验，主要是对虚拟物进行操作，实验过程可由实验者部分或完全控制，实验结果可以被存储、处理、再现等。学习者利用虚拟实验可熟悉了解实验环境，反复操作实验，记录和分析实验结果等。随着信息技术的飞速发展，虚拟仿真实验技术不断提升，更多地综合应用多媒体、大数据、三维建模、人工智能、人机交互、传感器、超级计算、虚拟现实、增强现实、云计算等网络化、数字化、智能化技术手段，提高实验教学项目吸引力和教学有效度。

第二节　虚拟仿真实验教学系统

虚拟仿真实验教学是推进现代信息技术与实验教学项目深度融合，拓展实验教学内容广度和深度，延伸实验教学时间和空间，提升实验教学质量和水平的重要教学活动。虚拟仿真实验项目深入推进信息技术与高等教育实验教学的深度融合，有利于开展基于问题、案例的互动式、研讨式教学，有利于学生进行自主式、合作式、探究式学习，有利于实施与线上、线下教学相结合的个性化、智能化、泛在化实验教学模式。通过虚拟仿真实验可以完成独立实验、演示实验和课前预习、课后学习等教学功能。利用在线实验平台的优势，学生通过平台预习实验，可以充分熟悉实验操作步骤，减少操作的盲目性，减少实验失误，降低动物死亡率，提高实验成功率。课后，学生还可通过平台进行复习巩固实验技能和自测，提高对实验的掌握程度。虚拟仿真实验教学效果显著，受益面广，学生实验兴趣浓厚，通过线上虚拟仿真实验与线下实际操作密切结合，学生自主学习能力明显增强，实践创新能力得到明显提高。

目前，教育部积极推进虚拟仿真实验教学项目和课程建设，各高等院校积极进行校企合作，搭建了一批具有开放性、扩展性、兼容性和前瞻性的虚拟仿真实验教学项目运行平台。实验空间是教育部国家级虚拟仿真实验教学项目共享平台，是全球第一个汇聚全部学科专业、覆盖各个层次高校、直接服务于学生和社会学习者使用的实验教学公共服务平台，也是国家级虚拟仿真实验教学项目共享服务体系建设支撑平台。平台已有虚拟仿真实验教学项目 2 000 多个，包括所有国家级虚拟仿真实验教学项目。

◆ 拓展阅读 7-2-1　供参考使用的虚拟仿真实验教学平台

（金宏波）

数字课程学习

▶▶教学视频　　　土教学 PPT　　　☑自测题

第八章
常用的仪器设备简介

第一节　生物信号采集与处理系统

生物信号种类繁多，一般分为 2 类，一类为电信号［如脑电、眼电、心电、肌电及细胞电活动（动作电位、静息电位）］，一类为非电信号（如血压、呼吸、心音、体温、脉搏及肌肉收缩等）。生物信号采集与处理系统主要用于观察生物体内或离体器官中探测到的生物电信号及张力、压力、呼吸等生物非电信号的波形，从而对生物机体在不同的生理或药理实验条件下所发生的功能变化加以记录与分析。该系统由硬件和软件 2 部分组成，软件与硬件协调工作，实现系统的多种功能。

一、硬件组成

硬件包括外置程控放大器、数据采集板、数据线及各种信号输入输出线。其面板上设置有 CH1、CH2、CH3、CH4：生物信号输入接口；ECG 全导联心电输入口：用于输入全导联心电信号；触发输入：用于在刺激触发方式下，外部触发器通过这个输入口触发系统采样；刺激输出：刺激输出接口；记滴输入：记滴输入（图 8-1-1）。

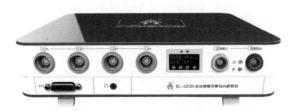

图 8-1-1　BL-420N 系统硬件前面板

启动硬件设备：按下后面板上的电源，前面板的显示屏被点亮，显示启动画面，等待约 30 s 后会听到 BL-420N 系统硬件会发出一声"嘀"的声响，表示设备启动完毕。

设备启动完成后，前面板的信息显示屏上会显示当前环境的温、湿度、大气压力及当前信号通道的设备连接状况等信息。

二、软件启动

在开始实验之前，首先需确认 BL-420N 系统硬件是否与计算机正确连接，是否可以与 BL-420N 软件进行正常通信，这是开始实验的前提条件。

鼠标双击计算机屏幕上的 "BL-420N 生物机能实验系统" 图标，如果 BL-420N 硬件和软件之间通信正确，则 BL-420N 系统顶部功能区上的启动按钮变得可用（图 8-1-2）。

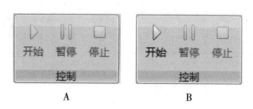

图 8-1-2　功能区上开始按钮的状态变化

A. "开始" 按钮为灰色（硬件设备未连接）；B. "开始" 按钮可用（硬件设备连接成功）

三、软件基本功能及使用

（一）应用软件主窗口界面

BL-420N 系统主界面中包含 4 个主要的视图区，分别为功能区、实验数据列表视图区、波形显示视图区及设备信息显示视图区（图 8-1-3）。主界面主要功能区划分说明见表 8-1-1。

视图区是指一块独立功能规划的显示区域，这些区域可以装入不同的视图。在 BL-420N 系统中，除了波形显示视图不能隐藏之外，其余视图均可显示或隐藏。其余视图中除顶部的功能区之外，还可以任意移动位置。在设备信息视图中通常还可有其他被覆盖的

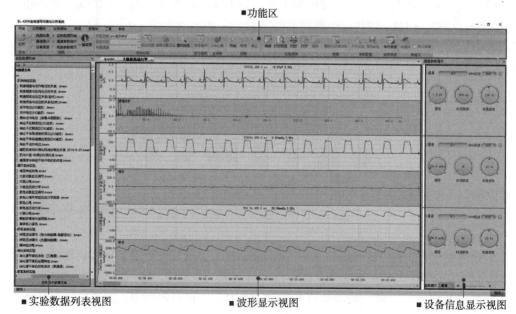

图 8-1-3　BL-420N 生物信号采集与分析软件主界面

表 8-1-1　主界面主要功能区划分说明

序号	视图名称	功能说明
1	波形显示视图	显示采集到或分析后的通道数据波形
2	功能区	主要功能按钮的存放区域，是各种功能的起始点
3	实验数据列表视图	默认位置的数据文件列表，双击文件名直接打开该文件
4	设备信息显示视图	显示连接设备信息、环境信息、通道信息等基础信息
5	通道参数调节视图	刺激参数调节和刺激发出控制区
6	刺激参数调节视图	刺激参数调节和刺激发出控制区
7	快捷启动视图	快速启动和停止实验
8	测量结果视图	显示所有专用和通用的测量数据

视图，包括通道参数调节视图、刺激参数调节视图、快捷启动视图及测量结果显示视图等。

（二）开始、暂停、结束实验的方法

1. 开始　BL-420N 系统提供 3 种开始实验的方法，分别是从实验模块启动实验、从信号选择对话框启动实验或从快速启动视图启动实验。

（1）从实验模块启动实验　选择功能区"实验模块"栏目，然后根据需要选择不同的实验模块开始实验。例如，选择"循环"→"心肌细胞动作电位"，将自动启动该实验模块。

从实验模块启动实验时，系统会自动根据用户选择的实验项目配置各种实验参数，包括采样通道数、采样率、增益、滤波、刺激等参数，方便快速进入实验状态。实验模块通常根据教学内容配置（图 8-1-4）。

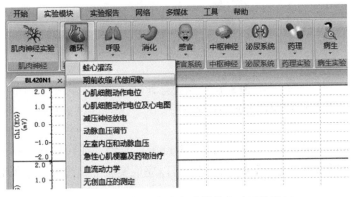

图 8-1-4　功能区中的实验模块启动下拉按钮

（2）从信号选择对话框启动实验　选择工具区"开始"→"信号选择"按钮，系统会弹出一个信号选择对话框（图 8-1-5，图 8-1-6）。在信号选择对话框中，实验者可根据自己的实验内容，为每个通道配置相应的实验参数，信号选择对话框是一种最灵活通用的开始实验的方式。

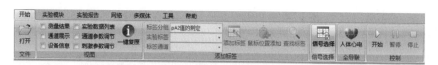

图 8-1-5 功能区开始栏中的信号选择功能按钮

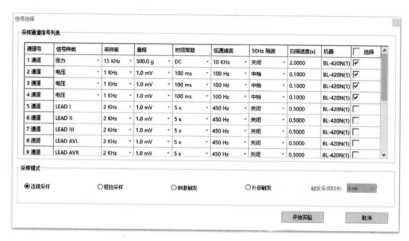

图 8-1-6 信号选择对话框

（3）从快速启动视图启动实验 适用于快速打开上一次实验参数，第一种方法可以从启动视图中的快速启动按钮开始实验，第二种方法可以从功能区"开始"菜单栏中的"开始"按钮快速启动实验（图 8-1-7）。在第一次启动软件的情况下快速启动实验，系统会采用默认方式，即同时打开 4 个心电通道的方式启动实验。如果在上一次停止实验后使用快速启动方式启动实验，系统会按照上一次实验的参数启动本次实验。

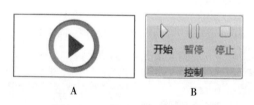

图 8-1-7 快速启动实验按钮

A. 启动视图中的开始按钮；B. 功能区开始栏中的开始按钮

2. 暂停和停止实验 在"启动视图"中点击"暂停"或"停止"按钮，或者选择功能区开始栏中的"暂停"或"停止"按钮，可以完成实验的暂停和停止操作（图 8-1-8）。

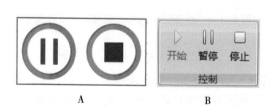

图 8-1-8 暂停、停止控制按钮区

A. 启动视图中的暂停、停止按钮；B. 功能区开始栏中的暂停、停止按钮

暂停是指在实验过程中停止快速移动的波形，便于仔细观察分析停留在显示屏上的一幅静止图像的数据，暂停时硬件数据采集的过程仍然在进行，但数据不被保存；重新开始，采集的数据恢复显示并被保存。

停止是指停止整个实验，并将数据保存到文件中。

3. 保存数据　当单击停止实验按钮的时候，系统会弹出一个对话框询问是否停止实验，如果确认停止实验则系统会弹出"另存为"对话框让用户确认保存数据的名字（图8-1-9）。文件的默认命名为"年－月－日_Non.tmen"，可以自行修改存贮的文件名，点击"保存"完成保存数据操作。

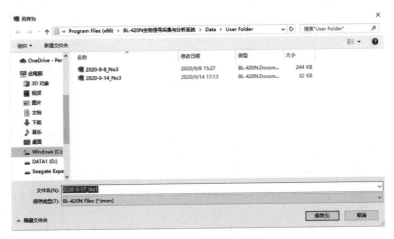

图 8-1-9　保存数据对话框

（三）常用的功能简介

1. 数据反演　数据反演是指查看已保存的实验数据，有2种方法可以打开反演文件。

（1）在"实验数据列表"视图中双击要打开反演文件的名字（图8-1-10）。

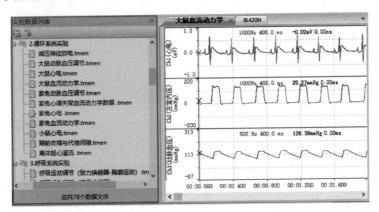

图 8-1-10　BL-420N实验数据列表视图的停靠状态（和主视图紧挨排列）

（2）在功能区的开始栏中选择"文件"→"打开"命令，将弹出与图8-1-9相似的文件对话框，在文件对话框中选择要打开的反演文件，然后单击"打开"按钮。

BL-420N系统软件可以同时打开多个文件进行反演，最多可以同时打开4个反演文件（图8-1-11）。

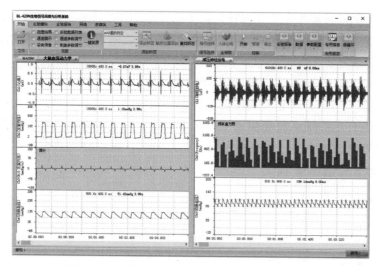

图 8-1-11　同时打开 2 个反演文件进行数据反演

2. 刺激器的使用　通过选择功能区开始栏中的"刺激器"选择框可以打开刺激参数调节视图，刺激参数调节视图可以按照垂直方式排列，停靠在主显示视图右边；也可以按照水平方式排列，停靠主显示视图下部。刺激参数调节视图分为 5 个部分，包括刺激功能区、刺激参数功能区、刺激设置区、连续刺激参数设置区和启动设置（图 8-1-12）。

■刺激参数功能区　　　　　　　　　　　　　　　　　　　■连续刺激参数设置区

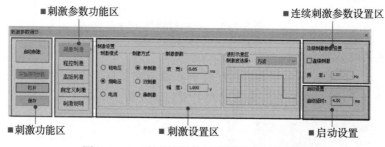

■刺激功能区　　　　　　　　　　　■刺激设置区　　　　　　　　　■启动设置

图 8-1-12　水平放置的刺激器参数调节视图

（1）启动刺激　单击启动刺激按钮可以按照刺激器当前设置参数启动 BL-420N 系统硬件向外输出刺激信号。

（2）刺激模式　是控制刺激器工作的基本参数，包括电压、电流刺激模式的选择，程控、非程控刺激方式的选择，连续刺激和单刺激的选择等。

（3）参数调节区　调节单个刺激的基本参数，包括延时、波宽、幅度、频率等。

3. 单通道显示和多通道显示切换　BL-420N 系统可以同时记录 1 ~ n 通道生物信号，n 的最大值为 128（含分析通道）。

通常情况下，波形显示视图根据选择的记录信号数自动设置相应的通道数，当多个通道同时显示时，每个通道平分整个显示区域。

在通道较多的情况下，每个通道的垂直显示方向较窄，不易波形观察。此时，可以通过在要观察通道上双击鼠标左键的方式在单通道显示方式和多通道显示方式之间切换（图 8-1-13）。

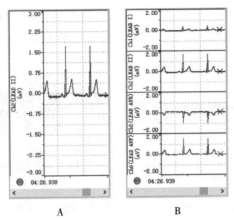

图 8-1-13　BL-420N 系统的单通道显示方式和多通道显示方式切换

A. 单通道显示方式；B. 多通道显示方式

4. 复制通道波形（图 8-1-14）

（1）在选择区域的左上角按下鼠标左键。

（2）在按住鼠标左键的情况下向右下方移动鼠标，以确定选择区域的右下角。

（3）在选定右下角之后松开鼠标左键完成信号波形的选择。

波形选择完成后，被选择波形及该选择波形的时间轴和幅度标尺就以图形的方式被复制到了计算机内存中。此后，可以在 Word 文档中或编辑实验报告中粘贴选择的波形。

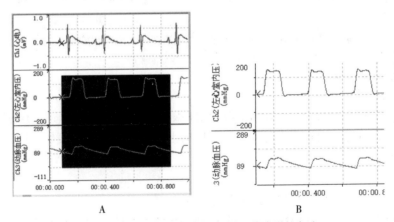

图 8-1-14　BL-420N 系统复制通道波形的方法

A. 以反显方式显示的信号选择区域；B. 选择区域粘贴到 Word 文档中的图样

5. 波形的上下移动

（1）在通道标尺区按下鼠标左键。

（2）在按住鼠标左键不放的情况下上下移动鼠标，此时波形会跟随鼠标的上下移动而移动。

（3）确认好波形移动的位置后松开鼠标左键完成波形移动。

6. 波形的放大和缩小

（1）将鼠标移动到通道标尺区中。

（2）向上滑动鼠标滑轮放大波形，向下滑动鼠标滑轮缩小波形（图8-1-15）。

（3）在标尺窗口中双击鼠标左键，波形会恢复到默认标尺大小。

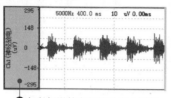 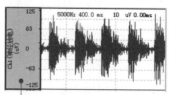

图 8-1-15 BL-420N 系统单通道波形的放大和缩小

A. 缩小的波形；B. 放大的波形

7. 波形的压缩和扩展　将鼠标移动到波形显示通道中，向上滑动鼠标滑轮扩展波形，向下滑动鼠标滑轮压缩波形（图8-1-16）。

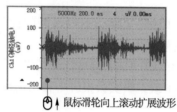 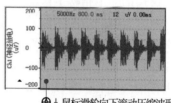

图 8-1-16 BL-420N 系统单通道波形的压缩和扩展

A. 扩展的波形；B. 压缩的波形

注意：

（1）如果在波形通道中向上或向下滑动鼠标滚轮，则只影响该通道的压缩或扩展。

（2）如果在所有通道底部的时间显示区中向上或向下滑动鼠标滚轮，则影响所有通道的压缩或扩展。

8. 添加 M 标记

（1）M 标记用于配套鼠标移动时的单点测量。

（2）在数据反演时，鼠标在波形线上移动，当前点的信号值及相对于屏幕起点的时间被计算出来并显示在通道的顶部信息区。如果通过该命令在波形上添加 M 标记，则移动鼠标测量的结果是 M 标记点和鼠标点之间的幅度差和时间差，此时，顶部显示区显示的幅度值和时间值的前面都会添加一个 Δ 标志，表示差值。

（四）数据分析和测量功能说明

数据分析和测量是 BL-420N 系统的重要功能之一。数据分析通常是对信号进行变换处理，例如频谱分析，是将时域信号变换为频域信号；而数据测量则是在原始数据的基础上对信号进行分析得到某些结果，例如心率的计算等。BL-420N 软件提供的数据分析方法包括微分、积分、频率直方图、频谱分析、序列密度直方图和非序列密度直方图等。

1. 启动数据分析 所有分析功能的启动方式相同，都是在通道相关的快捷菜单中选择相应的命令。启动通道分析功能后，系统会自动在该通道下面插入一个新的分析通道来显示对原始分析数据的转换结果。例如：对1通道进行微分，在1通道相关快捷餐单中选择"积分"命令，系统会自动插入一个灰色背景的积分分析通道（图8-1-17）。

除频谱分析和非序列密度直方图之外，其余分析通道的放大、压缩、拉伸等操与数据通道的操作相同。

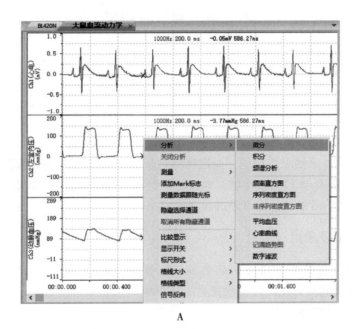

A

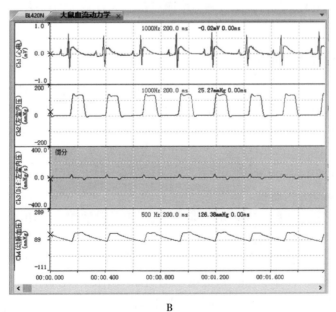

B

图 8-1-17 启动微分分析

A. 启动前；B. 启动后

2. 关闭数据分析通道 在波形显示区的数据分析通道上单击鼠标右键，弹出右键菜单，选择"关闭分析"，即可以关闭该选择数据分析通道。

需要注意的是，在其他非数据分析通道上右键点击，弹出的右键菜单的"关闭分析"功能为不可用状态，因为只有分析通道才能被关闭。

（范小芳　黄武）

第二节　血气分析仪

血气分析仪是指利用电极在较短时间内对动脉中的酸碱度（pH）、二氧化碳分压（PCO_2）和氧分压（PO_2）等相关指标进行测定的仪器。

一、结构及工作原理

血气分析仪主要由电极系统、管路系统和电路系统 3 大部分组成。

在管路系统的负压抽吸作用下，血液样品被吸入毛细管中，与毛细管壁上的 pH 参比电极、pH、PO_2、PCO_2 4 只电极接触，电极将测量所得转换为各自的电信号，经放大、数模转换后送达仪器的微机，经运算处理后显示出来。

二、主要功能及应用

血气分析仪可直接测量血液中的参数，包括 pH、PO_2、PCO_2、HT、Na^+、K^+、Ca^{2+}、Cl^-。还可通过计算间接得出实际碳酸氢盐、实际碱剩余、氧合参数（ctHb、SO_2、FO_2Hb、FCOHb、FMetHb、FHHb）等。

血气分析在临床上主要应用于动脉血酸碱紊乱、氧合状态的诊断，提供治疗、抢救的参考意见。

三、常见参数描述及范围

1. 动脉氧分压（PO_2） 是在与血液的气体相平衡的状态下，氧气的分压（或者张力）。PO_2 参考范围（成年人）：83～108 mmHg（11.1～14.4 kPa）。PO_2：动脉氧分压反映了肺部氧摄入状况。

2. 总血红蛋白浓度（ctHb） 是血液中总血红蛋白浓度。ctHb（a）参考范围（成年人）：男性：8.4～10.9 mmol/L（13.5～17.5 g/dL），女性：7.4～9.9 mmol/L（12.0～16.0 g/dL）。ctHb 是对潜在携氧能力的衡量。

3. 氧合血红蛋白分数（FO_2Hb） 是氧合血红蛋白浓度（O_2Hb）与总血红蛋白浓度（ctHb）的比值（$cO_2Hb/ctHb$）。FO_2Hb 参考范围（成年人）：94%～98%（0.94～0.98），FO_2Hb 反映了实际运输氧的能力。

4. 动脉氧饱和度（SO_2） 是 O_2Hb 浓度与 $HHb+O_2Hb$ 浓度的比值。正常范围（成年人）：95%～99%（0.95～0.99）。SO_2 是氧合血红蛋白与总血红蛋白的百分比。

5. 动脉血 pH 表示样本的酸性或者碱性。pH（a）参考范围（成年人）：7.35～7.45。

6. 二氧化碳分压（PCO_2） 血液中达到气体平衡时二氧化碳的分压（或张力）。PCO_2

参考范围（成年人）：男性：35 ~ 48 mmHg（4.67 ~ 6.40 kPa），女性：32 ~ 45 mmHg（4.27 ~ 6.00 kPa）。

7. 标准碳酸氢根（$cHCO_3^-$）　是在血液 37 ℃，PCO_2 为 40 mmHg（5.3 kPa），$PO_2 \geq$ 100 mmHg（13.3 kPa）条件下血浆中碳酸氢根的浓度。$cHCO_3^-$ 参考范围（成年人）：男性：22.5 ~ 26.9 mmol/L，女性：21.8 ~ 26.2 mmol/L。

8. 实际碱剩余［cBase（B）］　是在血液 37 ℃，PCO_2 为 40 mmHg（5.3 kPa）和实际氧饱和条件下，用强酸或者强碱滴定血液到 pH 为 7.40 时滴定的浓度。

9. 标准碱剩余 cBase（Ecf）　表示人体细胞外液的碱剩余。

10. 葡萄糖浓度 cGlucose　是血浆中葡萄糖的浓度以 cGlu 表示。

11. 钾浓度（cK^+）　是血浆中钾离子的浓度。参考范围（成年人）：3.4 ~ 4.5 mmol/L。

12. 钠离子（cNa^+）　是血浆中钠离子的浓度。参考范围（成年人）：136 ~ 146 mmol/L。

13. 氯离子（cCl^-）　是血浆中氯离子的浓度。参考范围（成年人）：98 ~ 106 mmol/L。

四、简易操作步骤

以丹麦雷度 ABL 80 为例：

第一步：确定机器处于准备状态：主菜单左上角显示"准备"字样，需要的参数被激活，激活参数显示为绿色。

第二步：轻按分析按钮，以红色血滴的符号表示，抬起进样口到相应的角度，把注射器插入进样口。

第三步：轻按触摸屏左下角的"吸入"按钮，分析仪开始自动抽吸样本，触摸屏上会有文字信息提示关闭进样针。恢复原位前请先用纱布或纸巾擦净进样针上的血液。

第四步：分析仪可以自动分析标本，并打印出报告，在此期间，可以输入样本的信息。

◆ **拓展阅读 8-2-1**　家兔血气指标正常值测定及初步分析
◆ **拓展阅读 8-2-2**　大鼠血气指标正常值的初探

【注意事项】

1. 血气标本以动脉血或毛细血管动脉血为主。

2. 采集动脉血应使用玻璃注射器或一次性注射器，以使用专用血气针为佳。一般取 1 ~ 2 mL 全血即可。

3. 取血样时不要有气泡。

（马建设）

第三节　流式细胞仪

流式细胞仪（flow cytometry，FCM）是集计算机、激光、流体力学、细胞化学、细胞免疫学技术于一体，同时具有分析和分选细胞功能的检测仪器。流式细胞仪不仅可测量细胞大小、内部颗粒性状，还可检测细胞表面和细胞质抗原、细胞内 DNA 及 RNA 含量等，可广泛应用于血液学、免疫学、肿瘤学、药物学、分子生物学等领域。

一、技术原理

流式细胞仪对于处在快速直线流动状态中的单个细胞或其他生物微粒进行快速定量分析和分选。在分析或分选过程中，包绕在流动液体中处理过的单个细胞或微粒通过聚焦的光源，产生电信号，这些信号代表光散射、荧光等参数，以此测定出细胞或微粒的物理和化学性质，并可根据这些性质分选出高纯度的细胞亚群，以对其进一步的培养或分析。

液相芯片技术是一种利用混悬在液相中的分类编码微球作为反应及信号检测载体的检测技术，利用流式细胞仪，可对临床大多数生物分子（如核酸、蛋白质等）进行高通量分析。

二、操作步骤

流式细胞仪基础操作以 BD Accuri C6 Plus 为例（图 8-3-1）。

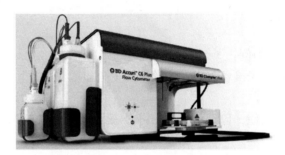

图 8-3-1　BD Accuri C6 Plus 流式细胞仪

1. 开机准备

（1）开机前检查鞘液、清洗液、去污液是否充足。

（2）如液体较少，请按说明书配制。

2. 开机

（1）打开计算机，运行软件，对系统进行预热；放置一管 ddH₂O 在上样处。

（2）开启仪器，仪器自动执行"Start up"，时间 5～10 min。

（3）"Start up"完成后，仪器状态显示"Cytometer connected and ready"。

（4）上样（推荐上样前运行 ddH₂O 5 min）。

3. 关机清洗

（1）放置 1 管 ddH₂O，运行 5 min。

（2）放置 1 管 0.5%～1% 有效率的清洗液，运行 5 min。

（3）放置 1 管 ddH₂O，运行 5 min，运行结束后 ddH₂O 放置于上样处。

（4）退出软件，关闭计算机。

（5）关闭电源键，仪器自动"Shut down"，时间约为 10 min，完成后仪器电脑自动关闭。

【注意事项】

1. 光电倍增管要求稳定的工作条件，暴露的较强的光线下以后，需要较长时间的"暗适应"以消除或降低部分暗电流本底才能工作，还要注意磁屏蔽。

2. 光源不得在短时间内（一般要 1 h 左右）关上又打开，使用光源必须预热并注意冷却系统工作是否正常。

3. 液流系统必须随时保持液流畅通，避免气泡栓塞，所使用的鞘流液使用前要经过过滤、消毒。

4. 特别强度每次测量都需对照组。

三、流式细胞术的样品制备

（一）样本处理标准试剂

利用反渗透去离子水（RODI）或同等级别的水制备溶液。

1. 20× 磷酸盐缓冲液（PBS）制备 1L 1×PBS（含有 3.2 mmol/L Na_2HPO_4、0.5 mmol/L KH_2PO4、1.3 mmol/L KCl、135 mmol/L NaCl，pH 为 7.4）：添加 50 mL 20×PBS 至 950 mL dH_2O，然后将其混匀。

2. 10% 牛血清白蛋白（bovine serum albumin，BSA）溶解 10 g BSA 至 100 mL 蒸馏水中，4℃ 20 000 g 离心 30 min，分装后 –20℃ 保存。

3. 0.1% BSA–PBS（孵育缓冲液） 5 mL 10% BSA 加入 500 mL 1×PBS 中，使用 0.45 μm 滤网过滤，4℃ 保存。

（二）不同来源样品的处理

1. 培养的细胞

（1）细胞收集 培养的贴壁细胞用 0.25% 的胰蛋白酶溶液消化，用 1 mL 预冷的 1×PBS 洗涤细胞 2 次，1 000 g 离心 3~5 min，沉淀细胞。对于悬浮细胞直接离心不需要消化。

（2）细胞固定 加入 1 mL 预冷 70% 乙醇 PBS 缓冲液中，轻轻吹打快速混匀，并用封口膜封口，4℃ 固定 2 h 或更长时间。置 4℃ 下可保存 15 d 左右。

2. 新鲜标本

（1）将标本切成 1~2 mm^3 的小块。

（2）PBS 缓冲液或生理盐水清洗后去除上清，加入 0.2% 胶原酶（或 0.15% 胰蛋白酶）37℃ 消化 10~30 min（根据实验及不同组织确定），并不断振动。

（3）300 目尼龙筛过滤，除去组织团块，PBS 缓冲液洗涤 2 次，300 g 离心 5 min，获得已消化的细胞。

3. 石蜡包埋标本

（1）标本在切片机上切取 3~5 片 50 μm 厚的组织片。

（2）将切片彻底脱蜡，梯度乙醇（100%、95%、70%）及蒸馏水水化。

（3）0.5% 胃蛋白酶（或胰蛋白酶）溶液 37℃ 消化 30 min，每隔 10 min 振动 1 次。

（4）300 目尼龙筛过滤，获得的细胞悬液以 PBS 缓冲液洗涤 2 次，300 g 离心 5 min。

注意：脱蜡一定要完全（若加入 100% 乙醇无絮状物飘起即可）；切片厚薄适宜，太薄碎片多，影响 FCM 分析结果，太厚易造成脱蜡不净；注意掌握消化时间，避免已释放的细胞被消化。

（三）直接免疫荧光标记的样品制备

用标有荧光素的特异抗体对细胞进行直接染色，然后用流式细胞仪检测，阳性者即表示有相应抗原存在。实验步骤如下。

1. 取 100 μL 1×10⁶ 个细胞单细胞悬液。

2. 一份加入相应量的 FITC 或 PE 标记的特异性荧光直标单抗，另一份加入荧光标记的无关单抗，作为同型对照样品。

3. 室温下避光反应一定时间（时间长短根据试剂说明书要求进行），一般在室温下反应 15 ~ 30 min 即可。

4. 加入 500 μL 1×PBS 重悬成单细胞悬液即可上机检测。

（四）间接免疫荧光标记的样品制备

1. 取 1×10⁶ 个细胞 /100 μL，先加入一抗混匀，置室温下避光反应 30 min。

2. 用孵育缓冲液洗涤细胞 2 次，离心沉淀弃掉上清液（离心转数一般为 800 ~ 1 000 r/min，5 min）。

3. 用 100 μL 孵育缓冲液重悬细胞，再加入 FITC 或 PE 标记荧光二抗（用量均按说明书要求加入）混匀，室温下反应 30 min。

4. 用孵育缓冲液再洗涤细胞 2 次，离心沉淀弃掉上清液（离心转数一般为 800 ~ 1 000 r/min，5 min）。加入 500 μL 1×PBS 重悬成单细胞悬液，上机检测。

注意：以上 2 种染色方法的抗体加入量和反应时间，一般根据试剂使用说明书的要求进行。若说明书上未说明，应先进行预实验，掌握好剂量与最佳反应时间后，再进行流式样品的制备。制备好的样品，若不能及时上机检测，用 1% ~ 4% 的多聚甲醛固定，4℃下可保存 5 d。

（五）DNA 荧光染色的样品制备

DNA 是细胞内含量比较恒定的参量，随着细胞增殖周期的各时相而发生变化。荧光染料（如 PI）可选择性地定量嵌入核酸（DNA/RNA）的双螺旋碱基之间，与细胞特异性结合，DNA 含量与荧光染料的结合量成正比，因此通过测定荧光强度可获知细胞的增殖情况。在样品的制备中存在的问题主要是细胞的聚集和碎片，建议在固定细胞时加入 3% FBS。

1. 将固定过的细胞离心（500 ~ 1 000 r/min，5 min）弃上清液，再用孵育缓冲液洗涤 2 次。

2. 用 PBS 缓冲液调整细胞浓度，每份为 1×10⁶ 个细胞 /100 μL。

3. 沉淀细胞用 100 μL 1 mg/mL RNase A 悬浮，37℃ 30 min，再加入 400 μL 50 μg/mL DNA 荧光染料 PI，室温下避光染色 10 ~ 15 min 后上机检测。

4. 上流式细胞仪检测。

5. 结果分析　流式报告中可给出 G_0/G_1、S、G_2/M 各期细胞的百分比，凋亡百分比和细胞倍体。

以上样品的制备可分析细胞周期各时相的百分比，同时可粗略观察有无凋亡细胞现象。

（六）细胞凋亡检测样品的制备

根据实验方案诱导细胞凋亡，制备单细胞悬液，使用 Annexin V–FITC 细胞凋亡检测试剂盒，通过 Annexin V 抗体与磷脂丝氨酸（PS）的特异性结合来检测细胞凋亡的情况。

1. 将 10× 的结合缓冲液用蒸馏水稀释成为 1×，冰上孵育。

2. 悬浮细胞在低温环境中，用孵育缓冲液洗涤细胞 2 次（800～1 000 r/min 离心，5 min）。

3. 弃上清，加入 490 μL 预冷的结合缓冲液重悬细胞（细胞浓度为 10^5～10^6/mL）。

4. 加入 5 μL Annexin V-FITC 和 5 μL PI 于细胞悬浮液中。

5. 4℃或冰浴避光孵育 10 min。染色完成后宜在 24 h 内完成流式检测，最好能在当日完成流式检测。

6. 流式检测和分析。

（七）微量全血法免疫荧光标记的样品制备

目前制备全血细胞样品的方法很多，且很成熟，常用的方法是用淋巴细胞分离液分离淋巴细胞，然后进行特异性荧光染色，其染色方法与前面介绍的方法相同。下文主要介绍与流式细胞仪配套的 Q-PREP（免疫学样品处理器）进行快速制备微量全血样品的方法。

1. 微量全血直接荧光染色法

（1）取肝素或 EDTA 抗凝全血（100 μL/ 份），置 12 mm×75 mm 专用塑料试管中。

（2）每份加入 20 μL 特异性荧光单抗，另一份加入荧光标记的无关单抗做同型对照，室温下避光染色 15 min。

（3）置 Q-PREP 仪上溶解红细胞、稳定和固定白细胞，静置 5 min。

（4）上流式细胞仪检测。

2. 微量全血间接荧光染色法

（1）取肝素或 EDTA 抗凝全血（100 μL/ 份），置 12 mm×75 mm 专用塑料试管中。

（2）加入 50 μL 特异的单克隆抗体（一抗），室温下孵育 30 min。

（3）置 Q-PREP 仪上溶解红细胞，稳定和固定白细胞。

（4）离心（800～1 000 r/min，5 min）弃上清液，用 PBS 缓冲液洗涤细胞 2 次。

（5）加入 50 μL 荧光（FITC 或 PE）二抗，室温下避光染色 30 min。

（6）上流式细胞仪检测。

【注意事项】

1. 整个操作需在 4℃下进行，洗涤液中可加比常规防腐剂量高 10 倍的 NaN_3，防止一抗结合细胞膜抗原后发生交联、脱落。

2. 洗涤要充分，以避免游离抗体封闭二抗与细胞膜上一抗相结合，出现假阴性。

3. 加适量正常兔血清可封闭某些细胞表面免疫球蛋白 Fc 受体，降低和防止非特异性染色。

4. 样品制备应注意的问题

（1）单细胞悬液的制备是流式细胞术分析的关键。如遇有细胞团块应先用 300～500 目的细胞筛网过滤后，再上机检测。

（2）标本采集后要及时固定或深低温保存，手术切除的新鲜标本或活检针吸标本取材时，要避免出血与坏死组织。

（3）免疫荧光标本应注意死细胞和碎片的去除，要求每份样品中杂质、碎片、团块重叠细胞应＜2%，尤其是稀少细胞或细胞亚群的测定时，否则这些细胞的非特异性荧光增加，会干扰免疫荧光测定。

（4）细胞样品的采集要保证足够的细胞浓度，一般每份样品要求的细胞数为 $5 \times 10^5 \sim 1 \times 10^6/mL$，对肿瘤细胞 DNA 异倍体的样品分析，至少应有 20% 的肿瘤细胞存在（占主峰 1/5 以上的异倍体才可确认为异倍体峰）。

（5）石蜡包埋组织单细胞制备时要注意：选取含待测细胞丰富的区域；石蜡组织片的厚度要适宜，最好为 40 ~ 50 μm；彻底脱蜡，以免残留的石蜡影响酶的消化活性；充分水化，使组织还原到与新鲜组织相似的状态。

5. 影响样品制备的因素

（1）温度对荧光强度的影响　一般认为，温度升高时荧光减弱，所以在荧光测量时要保持染色后的样品在适当低温环境下进行，并尽可能减少样品的光照射时间。有条件时，应使样品观察室做到恒温装备，使温度对荧光染色的影响减少到最小，会得到更好的荧光定量测定的结果。

（2）pH 对荧光强度的影响　每一种荧光染料分子发光的最高量子产额，都有自己最适合的 pH，以保持荧光燃料分子与溶剂间的电离平衡，如果 pH 发生改变，可能造成荧光光谱的改变，如 FITC 在酸性溶剂中呈蓝色荧光，为阳离子发光；在碱性溶剂中呈黄绿色荧光，为阴离子发光。

附：常用的荧光染料与标记染色

（1）焦宁 Y 与异硫氰酸荧光素（FITC，530 nm）　分别是 RNA 与蛋白质的特异性染料。

（2）碘化丙啶（PI，620 nm）与 FITC 双染　可测知单个细胞内 DNA 与蛋白质量的变化。

（3）丫啶橙（AO，488 nm）染色法　不仅可测定单个细胞 DNA 与 RNA 含量，还可区分出 G_0 与 G_1 期细胞。

（4）若丹明 123（rhodamin 123）　是线粒体特殊染料。

（范小芳　薛向阳）

第四节　全自动生化分析仪

全自动生化分析仪是将分析过程中的取样、加试剂、混匀、保温反应、检测、结果计算和显示及清洗等步骤进行自动化操作的生化分析仪器。

一、结构及工作原理

全自动生化分析仪主要由样品系统、试剂系统、条码识读系统、反应系统、清洗系统、温控系统、程序软件控制系统等构成。

全自动生化分析仪工作原理是基于物质对光的选择性吸收，即分光光度法。单色器将光源发出的复色光分成单色光，特定波长的单色光通过盛有样品溶液的比色池，光电转换器将透射光转换为电信号后送入信号处理系统进行分析。工作波长一般为 340 ~ 800 nm，属于紫外 – 可见分光光度法。

二、主要功能及应用

全自动生化分析仪具有肝功能、肾功能、电解质、血糖、血脂、心肌酶谱等的检测功能。

可检测的项目如下。

1. 肝功能　GPT/ALT（谷丙转氨酶），ALP（碱性磷酸酶），Alb（白蛋白），GOT/AST（谷草转氨酶），TBIL（总胆红素），CHE（胆碱酯酶），TTT（麝香草酚浊度），DBIL（结合胆红素），FB（纤维蛋白原），NH_3（血氨），TP（总蛋白）。

2. 肾功能　BUN（尿素氮），K（血清钾），Na（血清钠），Cr（肌酐），Fe（血清铁），Ca（血清钙），UA（尿酸），Mg（血清镁），Cl（血清氯），CO_2CP（二氧化碳结合力），Zn（血清锌），P（血清磷）。

3. 血糖血脂　T-CHO（总胆固醇），HDL-C（高密度脂蛋白胆固醇），TG（三酰甘油），LDL-C（低密度脂蛋白胆固醇），GLU（血糖）。

4. 心肌酶谱　CK（肌酸激酶），CK-MB（肌酸激酶同工酶），LDH（乳酸脱氢酶），HBDH（α- 羟丁酸脱氢酶），GOT（谷草转氨酶）。

（马建设）

第五节　脑立体定位仪

哺乳动物的脑是机体所有器官中最复杂、最重要的器官之一，在解剖结构上分为很多区域和核团，在研究脑部某个特定核团的生物学功能时，需要利用脑立体定位技术对其进行精确定位。脑立体定位技术是指以脑立体定位仪（又称脑固定装置，图 8-5-1）作为定位仪器，利用颅骨外表面某些特殊的解剖标记，如前囟点（bregma），位于冠状缝和矢状缝的交接处；人字点（lambda），位于后囟人字缝与矢状缝交会点，或其他位置参考点（如外耳道、眼眶等）所限定的三维坐标系统，在非直视暴露下以精确定位脑内部特定核团或区域位置的技术。该技术是神经解剖、神经生理、神经药理、神经生物学、神经外科

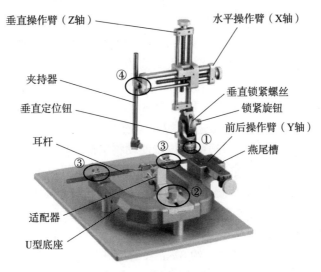

图 8-5-1　脑立体定位仪
①底座；②适配器；③耳杆；④夹持器

及新兴的光遗传学等研究领域重要的研究方法，广泛应用于脑核团的定位损毁和刺激、微电极或微导管的准确植入、中枢核团微量注射药物、脑脊液采集及脑细胞活动记录等研究中，亦可用于脑内神经干细胞移植与治疗、脑缺血损伤、脑内肿瘤诊断与治疗及颅内血肿定向排空治疗等研究，以及精神性疾病、帕金森病、运动障碍性疾病、慢性疼痛、癫痫、学习记忆、焦虑和抑郁等相关动物模型的构建及临床应用中。下面以大鼠海马核团微注射给药实验为例，介绍脑立体定位仪的操作。

【实验目的】

1. 了解脑立体定位技术及其应用。

2. 熟悉脑立体定位仪的操作方法。

【实验材料】

1. 实验动物　成年 SD 大鼠，体重 200～250 g，雌雄不拘。

2. 实验器材与试剂　数显型单臂脑立体定位仪（型号：瑞沃德 68900），由 U 形底座、燕尾、支座、左右操作臂组成，大鼠 18 度耳杆，大鼠适配器 - 鼻夹，小动物定位仪桌面型数显模块，对角式标准夹持器，颅骨钻，微量进样器，大鼠常规手术器械，手术刀柄及刀片，医用纱布，缝线，干棉球，1 mL 注射器，乙醇，生理盐水，10% 水合氯醛，3% 过氧化氢。

【实验步骤】

1. 脑立体定位仪安装与使用

（1）将底板取出置于水平桌面上，将支撑杆插入底板，并用锁紧螺丝锁紧。

（2）将 U 形导轨组件安装于支撑杆上，并用锁紧螺丝锁紧。

（3）将适配器安装于导轨组件上。

（4）将支座组件套入到导轨上，并用锁紧螺丝进行锁紧。

（5）将二维操作臂安装在支座组件上，使下方的"0"刻度线与支座组件上的竖线对齐，可通过弯头锁紧螺丝进行锁紧。

（6）耳杆置于导轨下方的固定块中，夹持器固定于二维操作臂上。

2. 大鼠海马核团微注射给药实验

（1）麻醉，保定　①取 SD 大鼠 1 只，称重，腹腔注射 10% 水合氯醛（0.3 mL/100 g），麻醉动物。②将左、右两侧的耳杆分别插入动物的左、右耳道，平衡调节左、右耳杆使动物的头部处于两耳杆正中位置，且动物两耳间连线与耳杆在同一直线上（可先固定左侧耳杆，后固定右侧耳杆），扭紧两耳杆上的固定螺丝。③用镊子拨开动物门齿，并将上门齿卡在大鼠适配器的孔内，压下鼻环，扭紧螺丝（松紧度适宜，否则会影响呼吸），同时上下调节门齿夹高度，以及前后调节适配器位置使动物头部颅面保持水平，锁紧螺丝，这时从各个方向推压动物头部均不会出现移动。④根据动物体型，在定位仪底座上用泡沫板（或 RWD 动物升降平台）等适当垫高动物身体，使动物头部与身体保持水平，防止后续手术过程中动物呼吸不畅导致窒息死亡。

（2）备皮　用剃须刀或手术弯剪剃净动物头部术野毛发，以 2% 碘伏及 75% 乙醇棉球进行头部皮肤的消毒，沿矢状缝做一约 3 cm 长的皮肤切口，分离皮下组织，用过氧化氢清洁并剥离颅骨表面的筋膜、肌肉及骨膜，以充分暴露前囟，并以该点作为三维坐标系的参考点。

（3）确定标准中线　移动定位仪三维操作臂，使其定位点（若夹持定位针，则其尖端为定位点）对准前囟点，记录此时操作臂 X、Y、Z 轴各坐标读数（标准型定位仪）或按数显模块 X、Y、Z 轴"CLR"键归零（桌面型数字定位仪）。

（4）大鼠海马定位确定　海马核团相对于 Bregma 的具体坐标值，即 ML 值（X 轴）、AP 值（Y 轴）、DV 值（Z 轴）。参照大鼠脑图谱，海马核团坐标为（ML：–2.20 mm，AP：–3.48 mm，DV：–2.22 mm）。

（5）开颅钻孔　以前囟点为参考零点，将操作臂移动相应距离（X 轴右移 2.20 mm，Y 轴后移 3.48 mm）至目标位置（Z 轴不移动），用定位针或记号笔在目标位置上做一标记。移开"十"字操作臂，颅钻开孔。

（6）注射药物　将微量进样器吸入适量药物后安置到夹持器上，将"十"字操作臂移回至目标位置（点），调节三维操作臂（Z 轴），使注射器针头由大鼠脑钻孔处垂直进入并下降 2.22 mm 至海马核团位置，通过微量注射泵将药物注射到大鼠脑海马处。

（7）制作脑组织切片　安乐死术处死大鼠，剥离全脑，液氮速冻后，于冷冻切片机上做冠状脑切片（200 μm），立体显微镜下观察大鼠脑中染料位置以验证海马位置是否定位准确（判断是否定位准确的方法：在药物注射完成后，可再注射适量染料如 FITC 或 Evanes blue，随后行脑切片进行确定）。

【注意事项】

1. 脑立体定位仪经搬动或长期不用后，使用前需先加以校验。

2. 手术过程中保持动物处于麻醉状态，防止动物挣扎而影响核团的精确定位。

3. 微量进样器将药物注入海马位置后，应留针 3 ~ 5 min 再缓慢退出进样器，防止药物或脑脊液倒流。若需长期观察药物作用时，宜用凝胶海绵填充钻孔，颅骨及皮肤用乙醇棉球消毒后，缝合皮肤，待动物恢复正常时再开始实验。

（范俊明　范小芳）

第六节　离　心　机

离心机是借离心力分离液相非均一体系的设备，是利用旋转运动的离心力及物质的沉降系数或浮力密度的差别进行分离、浓缩、提纯的方法。主要目的是达到液 – 液或固 – 液的分离，离心分离是液 – 液分离，离心过滤、离心沉淀是固 – 液分离。

一、分类

1. 根据转速区分

（1）普通（低速）离心机　一般最大转速在 10 000 r/min 以下，最大相对离心力小于 10 000 g，主要是固液沉降分离，转子有角式和外摆式，通常不带冷冻系统，于室温下操作。

（2）高速离心机　一般最大转速为 10 000 ~ 30 000 r/min，最大相对离心力为 90 000 g 左右，也是固液沉降分离，转头配有各种角式转头、荡平式转头、区带转头、垂直转头和大容量连续流动式转头、一般都有制冷系统和真空系统，离心室的温度可以调节和维持在

$0 \sim 4\,^{\circ}\mathrm{C}$，通常主要用于微生物菌体、细胞碎片、大细胞器、硫酸铵沉淀物和免疫沉淀物等的分离与纯化工作，但不能有效地沉降病毒、小细胞器（如核蛋白体）或单个分子。

（3）超速离心机　转速可达 50 000～80 000 r/min，相对离心力最大可达 510 000 g 左右，分离的形式为差速沉降分离和密度梯度区带分离。可以分离细胞的亚细胞器结构，也可以分离病毒、核酸、蛋白质和多糖等生物大分子。

2. 根据用途区分　离心机的种类：工业用途低速离心机（N＜10 000 r/min）、高速离心机（N 10 000～30 000 r/min）、超速离心机（N＞30 000 r/min）。实验用途：普通离心机、水平式离心机、斜角式离心机、冰冻离心机、大容量冷冻离心机、高速冷冻离心机、超速冷冻离心机。分析用途：分析超速离心机。

3. 其他　根据离心形式可分为：过滤、沉降、分离；根据驱动方式可分为：手摇式、气动式、油涡轮式、磁悬式、电动式等；根据使用温度可分为：冷冻和无冷冻；根据结构特点可分为：角式和外摆转子、分析型转子和区带转子；以旋转轴位置分为：立式、水平式、倾斜式；根据工作性质可分为：通用型、专用型、小型和大型。

二、使用方法

以常用的台式离心机 TGL-16 为例。

1. 放入离心管架离心的样品应连同离心管套、管垫等一起准确称量平衡，如只离心 1 个（或不成对的）样本，必须将另一空离心管套、管垫与有样品离心管套、管垫同时准确称量平衡。离心液面距离心管口至少应留 2 cm 的距离，以免离心时离心液溅出。

2. 将平衡好的离心套筒放于离心机支架对称位置的管架中。

3. 检查离心机是否安放平稳，电源开关及调速杆是否位于"零位"，若不在则应复位。

4. 拧紧转轴螺母，盖好离心机盖，锁牢。

5. 接通电源，打开电源开关。数码管亮并显示"0000"。用三角键调整运行参数并按记忆键确认储存。

6. 启动离心机使渐缓慢加速至所需转速，以此开始计算离心所需时间。

7. 离心时间到后，将调速杆缓慢退回到"零位"，关掉电门，拔下电源插头，必须逐渐缓慢减速直至停止转动后方可打开离心机盖，取出被离心样品。切记不能用手助停，以免沉淀物泛起、损坏离心转轴、碰伤人的肢体。

8. 待离心机完全停止转动后，打开缸盖取出离心套筒及离心管。

9. 清洁离心套筒、离心管及离心腔，关闭缸盖。

（三）注意事项

1. 离心机必须放置在坚固的水平实验台上且稳固，转轴上的支架要牢固，转轴润滑良好，吊篮应活动自如，保证离心机的正常运转。

2. 仪器必须有良好的接地。

3. 离心前必须平衡样品，对称放入离心机内。离心管盛液不宜过满，避免腐蚀性液体溅出腐蚀离心机，同时造成离心不平衡。

4. 离心开始前应检查转头是否拧紧。放入离心套筒后应紧盖、锁牢，防止意外事故的发生。

5. 离心完毕应关电门、拔掉电源插头任机自停，在离心机未停稳时，严禁打开离心机盖用手助停，以免伤人损机，使沉淀泛起。样品取出时应缓慢不要摇晃。

6. 注意离心机的保养和"四防"。离心机使用完毕，要及时清除离心机内水滴、污物及碎玻璃碴，擦净离心腔、转轴、吊环、套筒及机座。经常做好离心机的防潮、防过冷、防过热、防腐蚀药品污染，延长使用寿命。

7. 离心过程若发现异常情况应立即拔下电源插头，然后再进行检查。如听到碎玻璃声响，可能是试管被打碎，应重新更换试管。若整个离心机座转动起来，则是严重不平衡所致。若离心机不转动，则可能是电源无电或保险丝烧断，应重新更换保险丝。若发生机械或电机故障，应报告指导教师请专门维修人员检修。

8. 实验结束后关掉电源。

（范小芳）

数字课程学习

▶ 教学视频　　　⤓ 教学 PPT　　　✎ 自测题

参 考 文 献

［1］龚永生.医学机能学实验［M］.2 版.北京：高等教育出版社，2019.

［2］杨斐，胡樱.实验动物学基础与技术［M］.2 版.上海：复旦大学出版社，2019.

［3］温浩，侯月梅.人类疾病动物模型研究和实验动物管理［M］.北京：科学出版社，2012.

［4］周光兴.人类疾病动物模型复制方法学［M］.上海：上海科学技术文献出版社，2008.

［5］王柏沄，李玉松，黄高昇，等.病理学技术［M］.北京：人民卫生出版社，2000.

［6］Omar Bagasra.Protocols for the in situ PCR-amplification and detection of mRNA and DNA sequences［J］. Nature Protocols，2007，2（11）：2782-2795.

［7］O'Leary TP，Brown RE. The effects of apparatus design and test procedure on learning and memory performance of C57BL/6J mice on the Barnes maze［J］. Neurosci Methods，2012，203（2）：315-324.

［8］Cai L. Chronic all-trans retinoic acid administration induced hyperactivity of HPA axis and behavioral changes in young rats［J］. Eur Neuropsychopharmacol，2010，20（12）：839-847.

［9］Yuan ML，Yang Z，Li YC，et al，Comparison of different methods of intestinal obstruction in a rat model［J］. World J Gastroenterol，2013，19（5）：692.

［10］宋兴辉，徐阳，陈静瑶，等.脑组织双重免疫荧光标记方法介绍［J］.实验方法与技术，2016，35（5）：459-461.

［11］陈曦，刘哲，邓茂林，等.同种属来源一抗在免疫荧光双标记染色中的可行性［J］.四川解剖学杂志，2015，23（1）：13-15.

［12］武莎斐，刘媛媛，师晓华，等.石蜡切片原位 mRNA 表达检测技术的应用初探［J］.中华病理学杂志，2015，44（11）：794-796.

［13］汶希，陈楚杰，陈建新.大黄提取液干预运动应激性胃溃疡大鼠模型的实验研究［J］中医学报，2012，27（5）：585-587.

［14］李禹呈，杨拯，袁梦郎，等.新方法建立大鼠不完全性肠梗阻模型的实验研究［J］.四川动物，2013，32（2）：276-279.

［15］骆伟伟，余水平.梗阻性黄疸动物模型的研究进展［J］.临床肝胆病杂志，2017，33（09）：1820-1823.